集団精神療法の基礎用語

監修
日本集団精神療法学会

編集
北西憲二＊・小谷英文＊

池淵恵美・磯田雄二郎・武井麻子・西川昌弘・西村　馨

（＊編集代表）

Ψ
金剛出版

序

　私たちが精神療法を行うことはどのようなことであろうか。私たちの前に問題の解決を求めた人たちがやってくる。それに対して私たちは，ある見立てをして，その問題を同定し，それに対してある解決法を提案する。そこでクライエントが同意をしたならば，問題に見合った治療の器を作り，そして治療者とクライエントとの関係を軸に治療的介入を行い，望ましいクライエントの変化を引き起こすように働きかける。集団精神療法では，このグループという器を作り，そこでの問題に介入し，かつその器を治療的に維持していくかが，治療の実践となる。

　ではなぜこのような視点が必要なのであろうか。漠然と取り組む精神療法では，偶然さにその治療結果が左右される。たまたまその治療が成功するかも知れないし，失敗するかも知れない。しかしただ始めてみたという精神療法では，そこから学ぶことは極めて少ない。しかし見立てとそれに見合った器と介入を意識した治療では，成功したときも失敗したときもその原因を見いだすことが容易となる。そして成功したときには，同じ治療の器と介入を使うことでその治療効果の再現性が高くなる。つまりそれがひとつの治療の技術となる。

　また精神療法の研修はこのような視点から行われる。日本集団精神療法学会研修委員会でもその研修のあり方をめぐってさまざまな議論を積み重ねてきた。そして理論，体験グループ（被治療者としての体験），事例検討が研修の三本の柱として挙げられた。そこではたと困ったのは，日本に集団精神療法を学ぶ上での適当な教科書といえるものがないことである。もちろんそれまでも集団精神療法に関する本はあったし，優れた訳書もあった。しかしこれからの日本の集団精神療法の基本となるべき本が見あたらないというのが私の率直な印象だった。集団精神療法の初心者，実践家，そしてまた研究者が座右の書として使えるようなものである。それには２つの種類の集団精神療法に関する本が必要であると考えていた。一つは実践の手引き書というべきもので，集団精神療法の理論と実践の優れた解説書である。これは近藤喬一，鈴木純一編『集団精神療法ハンドブック』（金剛出版，1999年）として出版された。もう一つ

は多様な集団精神療法の技法，理論を網羅的に定義したものである。いわば臨床実践の足場の確認とも地図ともなるグロッサリーである。その役割を本書『集団精神療法の基礎用語』が担うことになる。

『集団精神療法の基礎用語』では，力動的な理解を基礎に持つ小集団精神療法，アクションを主体としたサイコドラマ，認知行動療法を基礎に持つSST，治療共同体から発展した大集団精神療法が基本的な枠組みとして取り上げられている。さらに，各種アプローチとそれらすべての基本となる集団力学が述べられている。

グループをどのように自分の臨床に使っていくか，を考える上でもこれらの大分類は役に立とう。小集団での対人関係そのものに注目する小集団精神療法，集団力動をその基礎にすえてアクションを自己表現の道具として用いていくサイコドラマ，問題解決を習得するSST（問題解決志向グループ）がまず考えられる。この枠組みから入院森田療法は，サイコドラマとSST（問題解決志向グループ）との中間に位置づけられる。大集団精神療法は，以上の3つのものとやや性格を異にしている。その柱が治療共同体であることからわかるように，改革への運動を内包する。「つきあげ」（コンフロンテーション）という言葉が大集団精神療法の特徴の一面を如実に示している。

自分がどのような対象に，どのような考えに基づいてグループという器を運営し，どのような技法を用いてクライエントの問題解決の取り組もうとしているのかを，自覚する上で本書は有用であろう。またこのことは臨床家個人のみならず，日本集団精神療法学会の成熟に学派の違いと共通点の意識化が欠かせぬものである。本書がそのいわば導き手として役割を果たすことを期待する。

日本集団精神療法学会理事長 　北西　憲二
（日本女子大学・森田療法研究所）

本書の編集主旨と利用法

　日本集団精神療法学会は，人の発達になぞらえると今どれくらいの成長を果たしているのであろうか。その成長を公にしていく場が，われわれ学会員の日々の研究産物が厳選されて掲載される学会誌『集団精神療法』である。今年ですでに 15 巻が発行されている。この暦年例がそのまま学会の成長年齢というわけには行くまいが，大事な成長期にあることは間違いない。どの成長期にあるかを知ることも育てて行くには重要な情報である。本書はその指標を見出す基礎知識を提供するものとして期待されてもいる。

　そもそも本書の発行が提案されたのは，私が第 2 代編集委員会委員長（1994 年〜 2002 年）を引き受けたと同時に直面した困難に起因している。投稿論文の審査責任を負って仕事を進めていくと，会員の間で用語の使用に一貫性にないことが目に付いた。さらにそればかりでなく，すでに概念化され研究が蓄積されている事象が，初めて記述された事象であるかのように扱われ，その概念化が論文の中心を成している投稿論文に出会うこともしばしばであった。学会のコミュニケーションは，少々大袈裟に聞こえるやも知れないが，「バベルの塔」崩壊後の混乱した言語様相を呈していたのである。

　臨床学的研究は，現象記述が言うまでもなく基本である。正確な観察と調査・実験により，現象はできるだけ事実に近い形で記述されることが第一歩である。そこからその事実を説明する原理が仮定され，実証の試みが種々成され，同じことが確実に再現される条件が整い，過程は傍証，実証されることによって普遍原理が同定されていく。したがって現象を忠実に記述していく言語は，意味が一貫しているものでなければならない。構成概念は，人によって使われ方が異なる多重の意味を持つものでは用具的価値が低くなるのである。

　研究者にとって当たり前のことを書いた。臨床家であり研究者でもある学会員には言うまでもないことであるが，このことが素朴な現実検証を大事にして臨床を追い始めると，なかなか難しいことに気付くものである。もともと本書は，混乱した専門言語および構成概念の統制的使用が必要との認識から，委員長として編纂することを提案したものであった。しかし項目選定から，執筆依

頼，そして編集の作業をたどっていくと，各部門編集責任者の言に明らかであるように，同じ専門用語と思えるものが領域やアプローチによって全く異なった意味あいを持って使われ，すでに定着しているという事実も見えてきた。これを強引に一本化はできない。言葉は生きているといわれるが，道具として言葉が独立して動き始めると，原義がどうであれ，それとはまったく異なった意味あいを持つこともまれではない。

　改めて，「バベルの塔」伝説をご存知であろうか。民が一致団結して天にも届けと塔を作っていく。正に神の領域にまで塔が迫ってきたところで，それは怒りに触れて崩され人々はそれぞれに異なった言語を話し始め意志疎通が不能になる。もはや二度と皆で一致団結して神に背くことは不可能となる。そういった神話であるが，これは人の発達になぞらえてその力動を考えると面白い。潜伏期（児童期）子どもたちは同じ目標を持って仲間で一致団結し活動を展開し，そこに自分たちでこそ作れる産物ができることにこの上ない喜びを感ずる。これをしっかり達成した子どもは，もはや集団の団結にのみ喜びを見出そうとはしなくなる。皆と同じから皆と異なる自分の行為，アイデア，思想，表現を求め個性化の道をたどり始める。これがバベルの道と私が呼んで潜伏期から思春期の発達力動として関心を持っている事柄である。「個人が，ねばり強く生産に取り組みなおかつ個性を磨く心性を獲得するには，バベル体験が必要だ」というのが私の発達力動仮説である。

　このことからすると，われわれの学会が学会誌を勢いよく発展させ，気がついてみると異なった言語を話していたと言うことも，集団としての成長の重要な意味を持っていることが改めて認識できよう。われわれ編者は，臨床家の基本に立ち返り使われている用語を権威主義的に統一することはしないで，慣用的に使われている用語はどの領域のものであれ，まずはそのまま生かしてそこに包含される意味内容を明瞭化することを狙った。科学大系としては，このような実情は曖昧性を大きく許していることであり，緩い科学の汚名を着せられてしまうかも知れないが，あくまで事実に忠実にとする臨床科学的態度に誤りはないと私は考えている。われわれが使っている言葉そのものが大事なのではなく，それによって描かれ指示されている事象そのものが重要なのである。やがてわれわれのルーズな言語使用が残っている部分も，その本体の事象の追求を止めないでいる限り，シャープでキレのいいものに収束されて行くであろう。

その意味で，本書はわが国における発展途上の集団精神療法を，様々な角度で可能な限りの言語および概念で照らし出そうとした実直な産物であると言ってよかろう。妥協をしていないのである。それぞれに専門とする執筆者が，妥協することなくその領域で文字通り実質使用言語を，説明し論じた集大成が本書である。わが国最初の集団精神療法の体系性を意識した用語・概念解説書である。ここを出発にし，学会員が自分の臨床をより広い視野でしかも一致性の高い共有言語で議論できる展開が期待されている。自分の臨床経験が言葉を持つことで，より大きなパワーを発揮するようになることを経験して欲しいものである。

　さてそこで蛇足ながらも，本書の楽しみ方である。まず時間があり，集団精神療法に本格的な関心を持っているとの認識があるなら，まずは自分の中心領域を定めてその部門のはじめの頁から普通の本を読むようにその全部を読み進めていってみよう。用語集であるが，各部門ごと読み物として楽しめる配列が工夫されている。さらに時間にゆとりがあるか関心があれば，普通の本を読む如くに最初からゆっくりゆっくり道草食いながら読み進むのは，結構楽しいであろう。道草は，例えば，関連項目に時折興味に任せて飛んでみる，連想をたどりながら項目の異なった配列を楽しんでみるといったものである。概念や用語の異なった側面が見えて来るであろう。
　もう一方が，辞典もしくは事典として，今最も知りたい用語，概念，人物を索引から引いて調べる読み方である。論文やレポートを書くときの読み方である。この時も先の道草も同様であるが，関心の展開によって引用文献や参考文献の原典に当たってみることができるとよい。深く検討して行くには，また慣れない用語や概念を論文作成にあたって用いる場合，この用語集のみでは孫引きに終わる面も否定できない。原典を検討しさらに別の原典へとネットワーキングしていくことが，止められない面白さを生むものであり，それがまた研究の重要な部分を成すものになる。論文を書くのでなくとも，集団精神療法を体系的に学ぼうとしている方々は，これを自分自身の用語・概念ノートを作る作業として進められるとよかろう。集団精神療法の理論について，独学を展開できるであろう。ノートを作り仲間と討論をし，疑問点や解答を求める問題を置いて，また事典としての利用を進めその問題を解決するべくさらに調べていく。これを繰り返しながら，自分だけのノートを構築していくのである。本書を出

発にして，新たな用語，概念集が自分の使い勝手よく作られていくことであろう。昔のわれわれ学者の卵が，文献カードを用いて手作業的に行っていた方法である。

　基礎概念は，科学体系の要素である。科学は，臨床を客観化しその効果を高める有効な手続きを供給してくれるものである。そして何よりも専門家同士のスムーズなコミュニケーションの展開が，個々の臨床経験を豊かなものにしてくれる。本書が次の版が出るまで，読者の手元で手あかにまみれるほどによきアシスタントとなることを願って止まない。また次の版のために，ご批判ご意見を出版もとにお寄せいただければ幸いである。

国際集団精神療法学会理事　小谷　英文
（国際基督教大学高等臨床心理学研究所）

読み方・使い方——凡例に変えて

　本書は集団精神療法とその関連領域における重要な基礎用語やキーワード，386項目を「小集団精神療法」「サイコドラマ」「SST」「大集団精神療法」「各種アプローチ」「集団力学」の6分野に分け，解説をしたものです。なお，この分野分けは任意な部分もあり，多くのキーワードは，複数分野にまたがっています。

〈項目記載例〉

老年期 ←①
　　　　　　　②→ Senescence

　団体や集団への所属を通じて社会的活動に参加したり，他人と交わることが，高齢者の精神的健康や情動の**リハビリテーション**↓132に好影響を与えることは，以前③知られていた。…（中略）…高齢者の集団では成員間の自由な会話の進行が困難なことがあるが，Silver, A. (1950) は次のような話題に集団を誘導す④面接技術を提唱した。…（中略）…高齢化が進むわが国の社会で，老年期集団療法の必要性が今後各分野から高まることが予想される。　　　　　　⑤→（近藤喬一）
関連項目：老人施設での実践↓76, ソシオドラマ↓77, 治療要因↓8　←⑥
参考文献　Linden, M.E. (1956), Toseland, R. (1980), Wolff, K. (1963) ←⑦

お読みになる前に

　各項目は，下記のような記載に基づいています。
　①項目のタイトル。
　②項目タイトルの英文表記。
　③下線部の**太字**は，見出し項目としてあげられていることを示す。項目内においては一個所のみあげた。矢印（→）の下の数字は，その項目のある頁数を指す。
　④引用文献は，このように発行年をつけ文中に記載し，巻末に一括して掲載。
　⑤この項目の執筆者。
　⑥この項目に関連のある項目。③とともに参照のこと。矢印の下の数字はその項目のある頁数を指す。
　⑦は，本文中に引用していないものの，項目執筆にあたって参考とした文献を示す。④と同様に，巻末に掲載。
　なお，本文中のイタリック（*italic*）体の箇所は，英語文献の書名もしくは誌名であることを示し，日本語時においては二重鍵カッコ内（『　』）に入れて

います。

　文献は筆頭執筆者のアルファベット順に並べており，文献中のイタリックは，書籍名か雑誌名です。

　索引は，人名索引と項目索引に分かれ，人名索引はアルファベット順。項目索引は数字・記号，アルファベット，五十音となっています。索引中の**太字**は，本文に項目として挙げられている頁数を指します。

使用法

　読み方・使い方として，大きく３つを想定し編集しました。

　１つは読み物的に，前から後ろへと読んでいく方法。基本的に，各分野ともに，キーワードは，主要な概念から各論，重要人物の小伝，の順に掲載されています。関連の深い項目をリンクしましたので，網羅的な学習の際に活用できます。

　もう１つの方法は，事典として利用する方法です。本書の巻末に2,500項目を超える索引を掲載しました。ここを手がかりに，本文へ遡ることで，事典として利用することもできます。

　３つめの方法は，集団精神療法分野における文献目録や情報のリソースとしての利用です。本書には500近くの書籍・論文等を引用文献，あるいは参考文献として挙げています。巻末にその一覧を設けました。人名索引は，文献一覧の中の執筆者ともリンクしていますので，研究の端緒としてお役立てください。また，同じく巻末に日本集団精神療法学会をはじめ，グループにかかわりの深い諸学会・関係団体を掲載しました。

目　次

序　北西憲二……iii
本書の編集主旨と利用法　小谷英文……v
読み方・使い方──凡例に変えて……ix

小集団精神療法 ……………1
　　　　　編者の覚書　小集団精神療法（西村　馨）……2

サイコドラマ ……………43
　　　　　編者の覚書　サイコドラマ（磯田雄二郎）……44

SST ……………81
　　　　　編者の覚書　SST（池淵恵美）……82

大集団精神療法 ……………119
　　　　　編者の覚書　大集団精神療法（武井麻子）……120

各種アプローチ ……………153
　　　　　編者の覚書　各種アプローチ（西川昌弘）……154

集団力学 ……………181
　　　　　編者の覚書　集団力学（西川昌弘）……182

文　献 ……………206

人名索引 ……………229

項目索引 ……………235
　　　　　欧文……235
　　　　　和文……240

付　録 ……………254
　　　　　集団精神療法に関連のある団体……254

編者および執筆者一覧……巻末

小集団精神療法

編者の覚書

小集団精神療法・西村　馨

　小集団精神療法はすべての集団精神療法の基本となる形式である。集団の精神療法であるためには，人格機能の改善を目指す精神療法作業という高度な専門的行為であることはもちろん，集団という形態とそこでの相互作用の持つ治療的機能を十全に生かすために入念に組み立てられたものでなければならない。日本集団精神療法学会では世界標準に基づいて，この要件を満たすものとして，精神分析的な小集団精神療法とサイコドラマを挙げている。ここで小集団精神療法と呼んでいるものは，したがって精神分析理論をベースにした狭義の Group Psychotherapy を指している。とは言え，その中にも多くの手法がある。近年の特徴として，システムズ理論を積極的に取り入れた手法の台頭，対象や目的に応じた柔軟で複次的なモダリティの構築，難治性患者に対する技法開発などが挙げられよう。本章では，そのような点をふまえ，治療目的の集団と訓練目的の集団（Tグループ）の構造と実践手法の基礎となる概念や理論およびその主要人物について，伝統的なもの，現在注目されている理論をできる限り網羅する形で扱っている。

　なお，本章に含められていてもよい項目が他章に含まれていることもあるが，我が国での展開経緯と本書構成のバランス上の配慮をふまえた結果としてご理解いただきたい。また，他の章で同じ言葉として用いられている用語が2つある。ひとつは「フィードバック」であり，本章ではシステムズ理論の用語として用いている。SSTで用いられているものとは異なっており，とりわけ「ポジティブ／正」，「ネガティブ／負」の意味の相異にはご注意いただきたい。もうひとつは「直面化」である。本章では，「Confrontation」という用語を精神分析技法の通常の意味合いで用いており，そのため一般的に用いられている「直面化」という訳語を当てている。大集団精神療法で用いられる「コンフロンテーション（つきあげ）」との相異にご注意いただきたい。

　本章では各流派の概略から始め，治療理論，実践手法，人名と並んでいるが，他の領域にも関わる基本的用語を集めた結果，big term とそうでないものとが混在することになり，項目の編成や分量がまちまちな部分がある。読み物というよりは実践家のためのガイドを目指したため，通読には難があるかもしれないが，一通り目を通された後に事典的に適宜利用してもらえれば有効であろうと思っている。また，小集団精神療法の対象については各種アプローチの中で述べられているので，ご参照されながら読み進められると学びが深まってくるであろう。

小集団精神療法の定義

Definition of Small Group Psychotherapy

　特別に訓練され治療責任を負った1～2人の専門家が，注意深く計画した7±α名の患者からなる小集団の情緒的相互作用を用いて，各患者の問題を生み出している人格機能の修復を効果的に行う精神療法。通常90±α分の一定時間の**セッション**➚を，ある一定の期間，一定の場所で定期的にもつことによって構成される。セラピストは，「精神病理，不安，不適応の基礎および原型は対人病理にある」との基礎仮説から導き出された「①患者の症状そのものを扱うのではなく，直接には対人病理を扱うことによって症状の改善に向かう，②個人の心理的課題あるいは精神病理は，小集団の対他者，対集団関係の空間に現われる」という治療仮説に基づき，結果としてではなく当初より治療的であることを意図して運営する。したがって，相互作用は**治療プロセス**➚として展開するべくセラピストによって組織され，保護され，統制され，患者の自己理解を進めるために，また患者の変化する能力を向上させるために最大限利用される。また，患者は精神療法としての目的と，それが自分たちの情緒的な問題に取り組むのを助けるものであることを理解し，受け入れている。

（井上直子）

関連項目：集団契約➚，集団構成➚，集団設計➚，治療的グループ➚

参考文献　Scheidlinger, S. (1982a), 井上直子ほか (1994), Pinney, E.L. & 小谷英文 (1987)

精神分析的集団精神療法

Psychoanalytic Group Psychotherapy

　精神分析的集団精神療法は集団精神療法の主流と言われるアプローチであり，アメリカのWender, L., Schilder, P., Wolf, A., イギリスのFoulkes, S.H.➚らの分析家たちによって発展した。精神分析の古典的概念や技法を使い，文字どおり自由連想や夢，**転移**➚，**抵抗**➚の分析などがグループ状況に修正されて適用される。メンバーの無意識の葛藤や不適応的パターンが解決され，より効果的な機能が獲得できるようグループメンバーの基本的な人格構造の変化を生じさせること，すなわち人格の再構成が目的とされる。この手法および**精神分析志向集団精神療法**➚を狭義の小集団精神療法とすることがある。

（秋山朋子）

関連項目：グループ・アナリシス➚，フークスの概念➚，直面化／明確化／解釈➚

参考文献　Glatzer, H.T. (1990), 小谷英文 (1999)

精神分析志向集団精神療法

Psychoanalytically Oriented Group Psychotherapy

　精神分析志向集団精神療法は，精神分析の理論や技法に依拠した集団精神療法を指す。**精神分析的集団精神療法**➚と同義に用いられることもあるが，一般的には，精神分析的集団精神療法の方がより精神分析的性格が強く，精神分析志向集団精神療法の方がより幅広い枠組みであると言われる。また，力動的なオリエンテーションをもって行う集団精神療法は力動的集団精神療法と総称される。治療メカニズムは精神分析的集団精神療法と同じだが，対象や状況に応じた構造や技法の自

由度が比較的高いため，適用の対象が広く，さまざまな臨床現場での応用が利きやすい。狭義の自由連想よりも対話や議論を基盤とした自由連想的発話を主たる**コミュニケーション手段**[185]として，自己のあり方についての学び，適応能力の増大，人格構造の部分的再構成が目指される。　　　　　（秋山朋子）

関連項目：集団設計[30]
参考文献　Tuttman, S. (1990)

集団精神分析

Psychoanalysis of Group

集団精神分析は Wolf, A. によって創始された手法で，グループの中で個人に焦点化する**精神分析的集団精神療法**[7]の一種である。適用される手続きは，自由連想や夢を主な素材とした，**抵抗**[77]や**転移**[78]の分析であるが，この手法に特徴的なのは，「ゴーイング・アラウンド」という技法が用いられる点である。これは，全員のグループメンバーが隣のメンバーに対して順々に自由連想を行うというものであり，いわばメンバーが補助アナリストになる側面があるという点で個人の精神分析にはない治療的要素となる。一方，**グループ・プロセス**[193]は個々のメンバーの抵抗を助長する側面があるとみなされるため，治療者はグループ・プロセスの必要以上の自由な展開を制限し，個人に焦点化して介入する。

（秋山朋子）

関連項目：「グループの中の個人」／「全体としてのグループ」[32]
参考文献　Wolf, A. & Kutash, I.L. (1990)

精神分析的システムズ・アプローチ

Psychoanalytic Systems Group Approach

発達の直線的因果論に陥りがちな精神分析理論に，有機体としての人間という視点に基づく**一般システムズ理論**[24]を導入することで，より多元的な接近法を追求しようとする新しいグループ・アプローチが，**Durkin, H.**[40]らによって着手された。当初は理論的な側面が強く，臨床理論としての展開には課題があった。その後 Kissen, M. (1993) や小谷英文ら (1993) によって展開され，自我心理学や対象関係論を越えた統合的アプローチの構築が進んできている。積極的な理論構築法に特徴があり，メンバーがセラピストや他のメンバーとの間で行う相互作用を**全体としてのグループ**[32]の力動関係と併せて統合的にとらえ説明していくだけでなく，臨床実践に有効な治療形態や介入技法の開発を，認知・学習理論や人間性心理学の知見をも視野に入れた理論的統合作業と並行で進めていく。また，さまざまな実践手法の有機的なかみ合わせを積極的に行い，中でも個人－小集団－大集団の階層的相互作用を活用する治療的試みは，**集中的多元統合集団精神療法**[158]として結実している。　　　　　　　（秋山朋子）

関連項目：精神分析的システムズ技法[33]，システムズ・センタード・セラピー[7]
参考文献　Durkin, H. (1983)

システムズ・センタード・セラピー

Systems-Centered Therapy

Yvonne M. Agazarian が創始したグループ技法体系で SCT と呼ばれる。機能的サブグルーピング (functional subgrouping)，バウンダ

リング (boundarying)，ベクタリング (vectoring)，防衛修正 (defense modification) といった介入がシステム発達位相の文脈に応じて系統的に実践される。理論背景に，Lewin, K.[178]の場理論[183]，Bion, W.R.[129]の全体としてのグループ理論[32]，Bennis, W.G. & Shepard, H.A. (1957) のグループ発達理論[70]，一般システムズ理論[31]などがあり，それらを消化変遷しながら，現在のシステムズ・センタード・セラピー[7]が構築されている。グループにおいて外見上の類似性でつながるステレオタイプ・サブグループ (stereotype subgroup)[199]は，自己探求を行うシステムとしての機能的サブグループに変えられなければならない。機能的サブグループにおいては個々人の差異が検討され，新たなサブグループ形成への道を開く。その連続性はグループ全体と個々人の再統合の過程である。グループでの探求を回避するために自己の問題を訴えるメンバーは IP (Identified Patient) と呼ばれ，それを援助しようとするメンバー達とともにグループの行動化[31]として理解され，グループに蔓延る怒りをリーダーに向け返させる。スケープゴートにおいても同様であり，リーダーは早期から積極的に介入する。

するどい眼光とチャーミングな笑顔を持つ Agazarian は，椅子にどかんと座り，足を大きく開いて，腰を奥にゆったりと座り，メンバーにも同様の姿勢を指導する（センタリング技法）。サブグループのテーマ以外の発言をする参加者には，「このいまの話に関係ないなら聞きません！」と厳しく制する一方で，サブグループ内の話には実に熱心に耳を傾けて機能的サブグルーピングを展開する。SCT は Agazarian を中心に組織化が進み，近年アメリカ集団精神療法学会において一大勢力となってきている。1993 年から *Systems-Centered Training News* が発刊され，1996 年には Systems-Centered Training & Research Institute が開設されて多くの訓練プログラムが提供されるとともに，同年より研究誌 *SCT Journal: Systems Centered Theory and Practice* が刊行されている。このアプローチは，グループだけでなく個人，カップル，組織にもその対象領域を広げている。　（中川剛太）

関連項目：精神分析的システムズ・アプローチ[7]，サブグループ化[12]，Tグループ[139]

参考文献　Agazarian, Y.M. & Peters, R. (1981), Agazarian, Y.M. (1997), Agazarian, Y.M. & Gantt, S.P. (2000)

対象関係集団精神療法

Object Relations Group Psychotherapy

Bion, W.R.[129], Ezriel, H., **Ganzarain, R.**[3], **Kernberg, O.F.**[124] によって集団精神療法に導入された，Klein, M. と Bion, Fairbairn, W.R.D., Guntrip, H., Winnicott, D.W. らのイギリス学派による対象関係論を基盤とし，患者の内的対象であると同時に容器でもあるグループにおける原始的対象関係に伴う葛藤，不安，空想，防衛の再活性化を強調する**精神分析的集団精神療法**[7]の一つ。前エディプス力動[28]に関連した葛藤を重視し，依存性と攻撃性の問題が常に重要な対象としての前エディプス的母親像と結び付いていると捉える。技法的には，Bion による**基底的想定グループ**[75]をパラメーターとして用い，妄想-分裂態勢と抑うつ態勢，およびそれらに内在する精神病的不安と原始的防衛——否認，分裂，取り入れ，**投影**[31]や**投影性同一視**[31]など——の**徹底操作過程**[73]を通して，症状を生み出す人格構造にまで探索を進めることを目的としている。これにより，症状と，その背景にある原始的対象関係に基づいて無意識的に繰り返し演じられる個人特有の人間関係が変化すると考えられる。　（井上直子）

関連項目：グループ・アナリシス[74]，タビストッ

ク・グループ[7]

参考文献　Ganzarain, R. (1989), Segal, H. (1964), 高橋哲郎 (1999)

対人関係集団精神療法

Interpersonal Group Psychotherapy

グループメンバー間の「今・ここで」[33]の対人的相互作用を取り扱うことで，個人の自己理解や不適応的対人関係パターンを修正することを援助する集団精神療法。人格の発達や精神病理における社会的力を強調するネオ・フロイディアンの流れを背景としており，とりわけパラタクシックなゆがみ (parataxic distortion) を合意による確認 (consensual validation) で修正するという **Sullivan, H.S.**[146] の対人関係理論を中軸に置いている。患者間のコミュニケーション・パターンを強調したサリヴァン学派の **Frank, J.D.**[31] から指導を受けた **Yalom, I.D.**[31] が，Tグループ[139]やエンカウンター・グループ[140]の研究から得た知見である「今・ここで」の介入を織り込んで，対人関係集団精神療法を包括的に集大成した。集団精神療法において数多くの**治療要因**[?]が挙げられているが，対人関係集団精神療法では，最も主要な変化のメカニズムとして「対人関係による学習 (interpersonal learning)」を強調している。　　　　（中川剛太）

関連項目：期間制限集団精神療法[32]

参考文献　Vinogradov, S. & Yalom, I.D. (1991), Yalom, I.D. (1983, 1994)

タビストック・グループ

Tavistock Group

タビストック・グループは，**Bion, W.R.**[149] や Ezriel, H. がタビストック・クリニックにおいて行った技法に従う訓練グループの手法で，「スタディ・グループ (study group)」として始まり，「自己分析グループ (self-analysis group)」として普及し，**Tグループ**[139]にも多大な影響を与えた。その目的は自己理解の増大と集団力動の理解であり，集団への参加や分析活動への**抵抗**[71]は，Bion の理論化した基底的想定活動の現れと見なされ，探求される。その典型的なものをビオン・タビストック・グループと呼ぶこともある。Ezriel は，Bion のアプローチを発展させ，グループ全体がセラピストに向ける無意識的葛藤，とりわけ**転移**[18]の**解釈**[35]を強調した。そこでのセラピストは非指示的で受動的な位置を取り，メンバー個々人ではなく集団全体に対して解釈を与える。それらを通して，構造化を求めるメンバーの欲求を阻み，**基底的想定グループ**[73]の退行的活動[30]が活発化する。それがまた解釈されるのである。アメリカのA.K.ライス研究所では，この形態の集団治療を展開させてきた。一方 **Yalom, I.D.**[31]のように，このアプローチには治療効果がないとする見方もある。　　　　　　　　　　（西村　馨）

関連項目：「グループの中の個人」／「全体としてのグループ」[32]，能動的治療者／受動的治療者[37]

文献　Ezriel, H. (1952), Rioch, M.J. (1970), Yalom, I.D. (1975)

グループ風土／治療的雰囲気

Group Climate / Therapeutic Atmosphere

グループを支配するような，感情的雰囲気や優勢なムードのことをいう。社会心理学では，**集団雰囲気**[185]あるいは**社会的風土**[185]という用語が使われている。これはリーダーの行動によって規定される成員行動の特徴をもと

に集団をひとつの全体的まとまりとしてとらえて，その集団の特徴を記述するためにLewin, K.[178]が用いた概念である。

集団精神療法において，治療者はさまざまな責任を負っているが，治療的雰囲気をつくるのもその一つである。このとき，セラピストの仕事を助けるのが，セラピストの基本的な態度，**治療要因**[8]の理論，**グループ発達**[10]の理論である。セラピストの基本的な態度とは，**Rogers, C.R.**[150]と同様に**Yalom, I.D.**[11]が強調したもので，①率直さ，②無条件の肯定的関心，③共感，である。グループの形成期において，セラピストの基本的な態度がグループ内行動のモデルともなり，グループに基本的な安全感や相互理解の風土をもたらす。また，動乱期には，それに反するようなグループ風土が生ずる。セラピストは常に治療要因が働きやすいようなグループ風土やグループ・ダイナミクスを考え，技法を組み立てる必要がある。　　　　　（丹野ひろみ）

関連項目：集団力学の対象[183]
参考文献　Yalom, I.D.(1975)，小谷英文(1987)

セラグノーシス

Theragnosis

治療集団においてしばしば生じる，精神療法（therapy）過程と診断（diagnosis）過程が根底を深く分かち合って展開することを意味するBach, G.R.(1954, 1957)による造語であり，患者の精神内的および対人関係的出来事に関する合意された診断的意識がグループ内に成立するプロセスを指す。グループのセラグノーシス作業には次の7つの位相がある。すなわち，①メンバーが特定の行動に対して問題を感じる，②その行動の問題に関わる葛藤を認める，③認知されたその問題に対する抑制ないし反応として回避が生じる，④行動の問題を煽動することをグループが抑止する，⑤その問題に潜む無意識的欲求を認識する，⑥防衛的欲求の非現実性が提示される，⑦環境を利用する方法を発見する，である。この過程はグループを越えて精神療法作業の本質的な過程を明らかにしている。すなわち，診断や**アセスメント**[104]は単に専門家からの病名のラベル貼りという静的な一方向的行為にとどまるのではなく，患者の体験の力動的構造を相互了解する動的過程になったときに理解が真の深まりを見せ，治療の意味を持つのである。また，グループでは複数のメンバーがこの作業に参与していくため治療的パワーが増大する。　　　　　　　　（西村　馨）

関連項目：治療要因[8]，グループ風土／治療的雰囲気[6]，グループ発達[10]

メンタル・メイトリックス

Mental Matrix

Foulkes, S.H.[49](1957b)が初めて提唱した精神活動の総体を意味する概念。刻々と移り変わる全人格的機能と言ってもよい。Foulkesは集団全体の精神活動をひとつの脳の機能になぞらえ，相互作用の総体をグループ・メイトリックス（group matrix）と呼び，個人を神経の結節点（ノーダル・ポイント）と見なした。そして，さまざまなレベルでの集団内**コミュニケーション**[185]の変化と機能的向上が個人の精神機能の変化過程と並行して生じると考えた。**Pinney, E.L.**[11](1993, 1994)は，Foulkesとは別に個人の心的過程をとらえてこれをメンタル・メイトリックスとし，ニューラル・ネットワークとの並行性を積極的に仮定し，全人格的相互影響が神経の変化をもたらす過程を精神療法における変化機序として論じた。すなわち治療グループ内でのさまざまな連想的思考のパターン相互作用の

中で，適応的な連想は維持，強化される一方，不適応的な連想は合理的な連想パターンと対照していくことで，消去，修正されていく。またこの過程を，閾値下の刺激でも与え続けられることで，ある時ニューロンが発火することを意味する神経学用語のキンドリング (kindling) を援用して説明した。わが国では小谷英文 (1995a) が Pinney との共同研究を通してこのアプローチを展開している。

（西村　馨）

関連項目：フークスの概念🗗，精神分析的システムズ技法🗗

治療要因

Therapeutic Factor

　患者の状態改善に寄与する集団療法において生じる過程で，治療者やグループの他のメンバー，そして患者自身の言動の一機能と見なされるものである。変化のための条件や治療技法とは区別される必要がある。

　Yalom, I.D.🗗は，実証研究によって 12 の治療要因を見出した。その後，彼の手法は Bloch, S. & Crouch, E. (1985) をはじめとする多くの研究者達によって展開され大きな成果を収めた。**Scheidlinger, S.**🗗 (1997) はそれらを概観し，以下のようにまとめている。①受容 (acceptance)：所属の感覚；集団および／あるいは個人に受容・評価されること，「抱える環境」。②普遍性 (universality)：自分の問題が特殊なのではないことを知ること，「同船している」「我々は皆ここに共に在る」。③カタルシス (catharsis)：さまざまな感情の風通し，情緒的解放。④**修正情動体験** (corrective emotional experience)🗗：より良い結果を伴った早期の変動的情緒状態の再体験。⑤家族**転移** (family transference)🗗：両親，同胞，**全体としてのグループ**🗗。⑥モデリング (modeling)🗗：治療者および／あるいは仲間との競争，**同一視**🗗。⑦**現実検討** (reality testing)🗗：誤った認知の修正。⑧対人的相互作用による学習 (learning from interpersonal interaction)：セラピストやメンバーの行動，およびそれが他者に与えるインパクトに注目することによる**フィードバック**🗗。⑨代理学習 (vicarious learning)：他者との共感的同一視を通した体験。⑩洞察 (insight)：対人関係的，精神内的，発生論的軸における意味属性の掌握。⑪仲間からの援助 (help from peers)：愛他性。⑫ガイダンス (guidance)：情報の伝達。⑬希望の注入 (instillation of hope)：混乱への対抗。

　入院／外来，対象患者等による各種グループ毎に治療要因の特徴的な布置がある。よって，その特定要因が生起するように**グループ風土**🗗，グループ・ダイナミックス，技法アプローチを考慮することで豊かな効用をもたらす指針となる。

（中川剛太）

関連項目：集団力学の対象🗗，徹底操作過程🗗

参考文献　Yalom, I.D. (1995)

修正情動体験

Corrective Emotional Experience

　Alexander, F. & French, T. (1946) が精神分析における治療的変化を説明するために提唱した概念。洞察をもたらす**解釈**🗗より，患者のこれまでの外傷の体験を修復するようなセラピストが提供する新しい情動体験（修正情動体験）こそが治療的変化をもたらすという彼らの主張は，大きな議論を呼んだ。エディプス葛藤を有する**神経症**🗗を主な対象としていた古典的精神分析とは異なり，より幅広く前エディプス葛藤を有する人格障害や精神病をも対象とした，対人関係的場としてセラピストと患者の相互作用を重視する表出的

な精神療法の需要が高まるにつれ，その意義が認められ，従来のブランクスクリーンではない技法的**中立性**[38]など，**転移**[18]の取り扱いをめぐる技法論に影響を与えた。

集団精神療法は修正情動体験の提供に優れた処方であると言われる。**Frank, J.D.**[71] & Ascher, E. (1951) や Vinogradov, S. & **Yalom, I.D.**[71] (1989) は，これを促進する集団精神療法の独自性として，①安全環境としてのグループと誠実な患者相互の支持，②問題に関わる態度や情動を**今・ここで**[3]喚起する豊かな刺激，③対人関係認知の歪みと問題に関わる態度や情動の今・ここでの**フィードバック**[95]による現実吟味，を挙げている。修正感情体験とも訳される 　　　　　　　　　（井上直子）

関連項目：エディプス力動[76]

心理損傷

Casualty

グループ体験が，メンバーに対して心理的に破壊的な効果を与えること。**エンカウンター・グループ**[140]等では，参加メンバーの**退行**[30]を刺激し，転移神経症を活性化させ，強力な人格変化を起こす作用が見られるが，反面，それまで抑えられていた内的問題が顕在化し，急性の**神経症**[173]，心因反応，そしてときには精神病の発病が生じることがある。これらは，グループの形態や構造が治療の形をとっていないことから起る，実施者（ファシリテーター）の技能の問題や，責任の不明瞭さの問題から生じるものと考えられ，1960年代から1970年代にかけてのアメリカでのエンカウンター・ムーブメントの中では，上院で問題になるほどその逆効果の問題が問われたことがあった。**心理損傷**[7]には，グループ内でスケープゴートにされるなどして，メンバーがその場で外傷体験を負ってしまう場合だけでなく，必要な防衛をグループ内で不用意にはぎ取られることによって，メンバーが必要以上に**退行**[30]し，かつての外傷体験を繰り返してしまう場合がある。

　　　　　　　　　　　　（室城隆之）

関連項目：集団精神療法の倫理[178]，スケープゴーティング[22]

参考文献　小谷英文 (1987b)，Yalom, I.D. & Lieberman, M.A. (1971)

フークスの概念

Concepts of S.H. Foulkes

翻訳（translation）：**コミュニケーション**[185]をとること，体験を共有すること，表現することなど，理解や洞察を導くようなあらゆるプロセスを指す。非言語的表出から**言語的表現**[30]へ，理解から洞察へ，精神分析的には一次過程から二次過程へ，あるいは未発達な原始的表現から論理的・理性的表現へ，といういわゆる「抑圧された無意識を意識化する」プロセスを意味する。

共鳴（resonance）：他者と接触を持つ時に，その意識的・無意識的メッセージから影響を受けるプロセスを指す。グループ内のいかなる出来事に対しても，メンバーは自身の精神性的発達水準あるいは**退行**[30]や固着した水準に応じて，それぞれに反響し共鳴を示す。このようなメンバーの深い無意識的な準拠枠は人生の早期に形成され，グループ状況で示される個々人の連鎖反応を決定するとされる。

ミラーリング（mirroring）：メンバーが他のメンバーの行動を鏡として自分の行動の性質や問題に気づいていくプロセスを指す。治療集団では他のメンバーの行動や発言の中に自分自身のパーソナリティの抑圧された部分を見出すことがある。これはミラー反応（mirror reaction）と呼ばれるミラーリングの一

側面である。似通った問題を持つ2人の患者を意図的に導入することで，お互いの行動を反射し，自らを客観的に見る機会を提供することもできる。このようなメンバー間の微妙なプロセスから得た自己発見の意義は大きいものがある。

グループ・メイトリックス (group matrix)：グループで連帯して共有されるコミュニケーションの心理的ネットワークを指す。すべてのメンバー間の関係とコミュニケーションの基礎となる場として操作的に定義されたもの。単に対人関係的 (interpersonal) ということを超え，集合的無意識とも結びついたトランスパーソナル (transpersonal) なものであるとされている。

ノーダル・ポイント (nodal point)：ネットワークの結節点のこと。神経ネットワークの節目であるシナプスが刺激を受けるとニューロンがさまざまに連結されて有機体としての機能を高めるように，グループ・メイトリックスの中ではメンバー個々人がネットワークの節目として機能し，コミュニケーションの深まりとともに個々人の機能性を増していくプロセスをたどる。　　　（秋山朋子・中川剛太）

関連項目：フークス↗，集団構成↗，メンタル・メイトリックス↗，グループ・アナリシス↗

参考文献 Foulkes, S.H. & Anthony, E.J. (1957a), Foulkes, S.H. (1957b, 1965)

治療プロセス（治療過程）

Therapy Process

治療プロセスとは，人格病理の改善に狙いを定めた**治療要因**↗を包含すると仮定される一連の臨床的介入様式によって促進されるものである。グループ・セラピストは，グループにおける治療プロセス（力動的原因）を扱い，一方，社会科学者はグループ・プロセス自体（力動的影響）を扱っている。集団**抵抗**↗が示唆するように，自然な**グループ・プロセス**↗そのままでは治療プロセスとはなりえない。グループセラピストは，グループ・プロセスを見極め，治療プロセスを起動・維持する介入を適宜行う必要がある。（中川剛太）

関連項目：グループ風土／治療的雰囲気↗

参考文献 Durkin, H. (1957), Scheidlinger, S. (1997, 1998)

グループ発達

Group Development

個人が発達するようにグループもまた発達する。集団精神療法を有効に運営するためには，セラピストがグループ発達に関する展望を持っていることが重要である。グループが時間経過と共に自然に展開する**グループ・プロセス**↗は，必ずしも患者にとって望ましい**治療プロセス**↗を辿るとは言えないからである。グループ発達（集団発達）理論を基盤として，セラピストはグループ・プロセスが治療プロセスとして展開するべくモニターし，その展開を促進するために技法・技術を駆使するのである。

Tuckman, B.W. (1965) は，臨床実践の蓄積から理論構築を行い，グループ発達を形成期 (forming)，動乱期 (storming)，活動期 (norming)，遂行期 (performing)，分離期 (adjourning) の5期に分けた「タックマン・モデル」を提出した。

形成期とは，グループによる治療空間を創るために，セラピストと各患者のみならず患者相互も含めたグループ**治療同盟**↗を**集団契約**↗として言語化し，実際の相互作用と内的作業によってこれを展開しようとする時期である。新たな対人関係の場に臨んだ不安に対する患者それぞれ固有の適応／防衛様式およ

び**抵抗**[77]が，グループ全体の反応と絡み合いつつ豊かに展開する過程である。動乱期とは，初期の抵抗が発達し，各患者の先鋭化した反応として現われ，自分自身，他の患者，グループに対する疑問と反発が強くなり，グループ崩壊の可能性が潜むグループ発達の第一次危機となる時期である。否定的感情の活性化によって浮上する葛藤体験を通して，患者自身が自己に直面し，内的作業を進める基礎体力を培う過程である。

活動期とは，動乱期を経てグループおよび各患者に養われた力によって相互作用への関心を高め，グループ内の**役割分化**[192]が進み，グループ全体としての規範とまとまりが発達する時期である。相互作用を通して各患者が新しい適応様式を学習し始める過程である。

遂行期とは，充分にまとまりをもって活動を始めたグループにおいて，各患者それぞれの自己理解が展開すると同時に，それに対する抵抗も現われ，グループ全体が大きく揺れて動乱期まで戻ることも珍しくない時期である。グループ内の今ここでの現実と日常生活の現実を照らし，精神内的な課題を徹底操作する過程である。

分離期とは，集団契約において共有されていた当初の目標設定と成果の現実的な突き合わせによって迎える終結を意識した際の，各患者およびグループのさまざまな反応を吟味し，ひとまとまりの内的作業を完了する時期である。セラピストや他の患者そしてグループとの別れの作業をすると同時に，この喪失を乗り越える体験を通して揺るぎない治療的変化が再確認され，一連の大切な作業にかかわった人々を内的対象として**内在化**[3]する過程である。

Dies, R.R. & MacKenzie, K.R. (1983) は，Tuckman の研究を継承しつつ，**一般システムズ理論**[3]の知見からグループを生きた社会システム (a living social system) と捉え，契約段階 (engagement stage)，構造化・分化段階 (differentiation stage)，作業段階 (working stage) [個別化 (individuation)，親密性 (intimacy)，相互関係 (mutuality)]，終結段階 (termination stage) の4段階に分けた「ディーズ・マッケンジー・モデル」を展開した。契約段階では，集団契約の共有によってグループ・システム境界に焦点を当て，**集団同一性**（グループ・アイデンティティ）[196]と**集団凝集性**[194]を発展させる。各患者は，尊重感と寛容に満ちた雰囲気の中で，内的課題や今ここで感じていることを表現するよう励まされ，グループの一員として受容されている体験をする。これによって，その後の積極的なグループへの関与と自己開示が生じる。構造化・分化段階では，各患者それぞれの差異の再保証によって個人システム境界に焦点を当て，個々の固有性のぶつかりあいによって顕在化する葛藤への取り組みを開始させる。対人緊張が高まるこの段階では，**スケープゴーティング**[22]が発生する可能性がある。これによって生じ得るグループ崩壊や**ドロップ・アウト**[24]の危険性を防ぎ，有意義な作業へと転換させるためには，セラピストの積極的で巧みな理解と介入が必要である。作業段階では，個人精神内界システム境界，個人システム境界，グループ・システム境界に順次焦点を当て，本来の治療目標である内的課題を軸とした自己探究へと展開させる。終結段階では，集団契約の完了という現実によってグループ・システム境界に焦点を当て，喪失によるグループ体験の内在化と自己責任の受容を目指す。

その他，Kissen, M. (1976) によってまとめられた論文集には，精神分析理論の「精神性的発達」を基盤とした，**快感原則**[3]と**現実原則**[3]に着目した Appelbaum, S.A. (1963) や**Bion, W.R.**[749]の業績に着目した Rioch, M.J. (1970), Bennis, W.G. & Shepard, H.A. (1956) などの示唆に富む研究が幾つか載せられている。

(井上直子)

参考文献 小谷英文 (1990)

関連項目：作働グループ[17]，基底的想定グループ[17]

初期依存位相

Early Dependency Phase

Scheidlinger, S.[35] (1968) の概念で，セラピーグループの**グループ形成**[194]における初期のプロセスに生じる依存性への退行状態[70]の位相をさす。自我機能が一時的に退行し，原始的なリビドー層が再活性化することも含めた局所論的退行を起こすことで生じる。この位相の特徴は，多様な個人**同一視**[19]および集団**同一視**[19]が優勢になる依存的自己愛に基づいた対象関係，口愛的幻想を含む魔術的思考，貧しい現実知覚といった，自我機能の幼児的パターンの再活性化である。初期依存位相は，**転移**[78]や真の対象結合が優勢となるより進歩した位相，すなわち，性的・攻撃的表現を含む現実知覚と結びついた位相へと発達する。　　　　　　　　　　　　（能　幸夫）

関連項目：マザー・グループ[20]，前エディプス力動[16]

参考文献　Scheidlinger, S. (1964, 1974)

喪の過程（喪の作業）

Process of Mourning (Mourning Work)

対象喪失，すなわち重要な人物との別離や喪失によって引き起こされる苦痛に満ちた不機嫌な気分と外界に対する興味の喪失や愛する能力の喪失といった自我の抑制と制限を伴う状態からの心理的な平衡を回復していく心理的過程のことで，悲哀あるいは喪の作業 (mourning work) ともいう。個人精神療法であれ，集団精神療法であれ，治療的な変化が生じる**徹底操作過程**[12]は，古い自分との別れや過去の内的対象関係との別れという意味で，一つの喪の過程である。また，集団精神療法の終結段階では，意味ある重要な対象として存在していたグループから離別するという意味で，喪の作業はセラピストが担う重要なテーマとなる。　　　　　　　　　　　（能　幸夫）

関連項目：治療プロセス[10]，グループ発達[10]

参考文献　Freud, S. (1917b), Fenichel, O. (1941), Scheidlinger, S. (1998)

徹底操作過程

Working through Process

徹底操作とは，元来は，本能衝動が習慣化した解放パターンに執着するという傾向に密接に結びついた，変化への**抵抗**[75]を克服するための分析者と患者の両者に課せられた作業を意味する。これは，反復パターンを意識化する準備的プロセスとそれに続く体験的洞察，洞察に基づいた心理的な実験と新しい様式の積極的探究，変化のフォローアップという段階からなるプロセスを持つ。集団精神療法という場が，集団精神療法や**コンバインド・セラピー**[31]，コンジョイント・セラピー[32]の個人療法での洞察に基づいて，徹底操作過程の心理的な実験と新しい様式の積極的探究を可能にする豊かな機会を提供することが知られている。集団精神療法事態では構造的に一者，二者，三者，そして家族構造をも多元的に捉えることができるため，個人療法にはない徹底操作過程をたどることが可能である。　　　　　　　　　　　　（能　幸夫）

関連項目：直面化／明確化／解釈[35]，修正情動体験[8]，喪の過程[12]

参考文献　Freud, S. (1914), Sandler, J. ほか (1992), Tuttman, S. (1995)

問題患者

Problematic Patients

　この"問題"には、セラピストやグループにとって問題であるという意味が込められている。たとえば、グループでたった一人の異質な患者は問題患者となることがある。これはグループ設計(**集団設計**ガ)の問題である。また、**逆転移**ガも含めたセラピスト自身の問題によることもある。セラピストはしばしば「メンバーがセラピストやグループによっても影響を受けない」と考えることがあり、セラピストの葛藤、無力感、無能感を扱うことが"問題"患者を扱うことになる。さらに、"問題"がメンバー個人の問題の表れであったり、グループ力動の結果によることもある。シゾイド的(分裂病質的)患者や回避的患者、自己愛的な患者、**境界例**患者ガ、精神病的な患者はその病理によって"問題"を引き起こすメンバーとなる。

　問題患者はまず理解、分析されなければならない。それに役立つ視点をあげたい。まず、グループにおける役割という視点である。メンバーは俳優のようにある役を演じる。型にはまった行動パターンは過去の人生の重要な出来事に関係している。メンバーはグループでも人生でもその役割を演じ、不満足な状況に囚われている。次に、**抵抗**ガという視点である。問題患者を個人抵抗の表れとみることもできれば、グループ抵抗(**集団抵抗**)とみることもできる。つまり、メンバー自身が役割を取ることもあるし、他のメンバーが役割を押しつけることもある。後者を役割配分(role allocation)といい、この典型例はスケープゴートである。

　多くのセラピストにとって問題となる患者は以下のようなカテゴリーに分けられる。

　占有者(monopolist,monopolizer)とは、ひっきりなしに喋り続け、グループの注意をできうる限り自分にひきつけようとするメンバーである。グループの初期には、不安な状況でしゃべりすぎることがあり、苦痛な沈黙を避けるために占有者が歓迎されることもある。この場合には、グループの不安が減るにつれて、占有者は活動的でなくなる。一方、しばらくして占有者の活動が目立ってくるときは、人格的な問題による。多くの場合、他のメンバーは占有者をさえぎらないが、明らかに怒りを感じており、セラピストが積極的に介入しないと、占有者をスケープゴートに選ぶこともある。セラピストは自由に話すという風土を壊さず、占有者にとって非難や攻撃とならぬよう扱うことが肝要である。

　援助拒否的不平家(help-rejecting complainer)とは、Frank, J.D.ガ(1952a)の命名による占有者の亜型である。彼らは問題や不満を語ることによって、グループの助けを求めるが、提供される助けを拒否する。これは依存に対する葛藤解決の試みである。彼らは無力感を抱いており、助けを拒否することで、それを減じようとしている。これに対し、報復ではなく、無力感を共感的に理解し共有することが取り扱いの第一歩であるが、決して容易ではない。Frankは、新規のグループではなく、より進んだグループへの導入を奨めている。

　沈黙メンバー(silent member)とは、**セッション**ガの間中、ほとんど黙ったままのメンバーのことをいう。自分と同じ問題を持つ他の患者の活発な発言に、ある種の**同一視**ガを起こし、治療から有益なものを得ていることもある。しかし、沈黙から成果を得ることは難しいとされている。沈黙とは理解すべき行動であり、グループの初期には自分を曝け出すことへの恐れや自分の攻撃性への葛藤の表現かもしれない。また、グループに対する怒りの表現のこともある。セラピストの課題は、沈黙という行動を変化させるだけではなく、そこから自分自身について学ぶことを助ける

ことである。

　喧嘩好き (war lover) は,グループにいつも悪感情や葛藤を引き起こすメンバーである。グループ全体を相互に,あるいはセラピストと戦うように挑発するが,その外見の下には,恐怖と不安定さを隠している。挑発者 (provocateur) は,対決や疑問によって,他のメンバーやセラピストに対し敵意や葛藤などの反応を引き起こすメンバーである。

　このようなメンバーとは対照的に,中和者 (neutralizer) や調停人 (mediator) という役割をとるメンバーもいる。彼らはリーダーの忠実な部下として動き,リーダーに対する攻撃をかわすように動く。先生のペット (teacher's pet) とは,セラピストのお気に入りになるように発言し振る舞う患者である。リーダーの意向をいつも先取りし,グループが無難に運ばれるように動く。アシスタント・セラピスト (assistant therapist) は自らの意志でセラピストの機能をとり,**解釈**したり質問したりする。あたかも,セラピストの助手のようである。意識的には愛他主義的な助けたいという望みであるが,無意識的にはセラピストに対する敵対心と競争心があり,依存欲求や他の不適切な感情の否認があると考えられる。

　門番 (gate keeper) はグループの相互作用が続くように促し,他のメンバーが参加するように励ますメンバーである。**グループ・プロセス**への興味というよりも,秩序と外交儀礼に対する興味があり,アシスタント・セラピストとは区別される。他のメンバーの反応を刺激するが,その反応に参加したり自分の感情を表現しないメンバーを触媒者 (catalytic agent) という。世話焼きハンナ (helpful Hannah) は他のメンバーの問題の議論にだけ言語的に参加し,表向きは彼らの助手であるが,しばしば自分の問題を見ることを避けているようなメンバーである。リピーター (repeater) は他のグループでの体験を持ち続けているメンバーであり,今ここでのグループに参加し,そこから成果を得ることが難しい。また,はっきりと**治療プロセス**を妨げると見えるメンバーもおり,サボリ魔 (saboteur) とは,意識的あるいは無意識的に他のメンバーの進歩や士気を次第に減ずるようなメンバーである。ときに,あるメンバーは,自分の経験や直感や訓練によって,セラピストと協力して,グループの核となりうる。このようなメンバーは治療者代理 (therapist surrogate) と呼ばれる。

　Hinshelwood, R.D. (1987) はドラマ化 (dramatization) という概念を中心概念として,**コミュニティ・ミーティング**における集団力動について深く考察している。ドラマ化とは,グループという公の場でのメンバー個人の幻想活動であり,内的対象関係を演じることである。これはメンバー個人の問題の表れであるが,同時にコミュニティの問題の表れでもあるといった二重性を有する。それゆえ,メンバーがコミュニティの必要とする役割に原子価 (valency),特異的な適合性を持っていることがドラマ化の鍵となる。ドラマ化において,メンバーは無意識的に「ドラマ」に参与しているので,ドラマ化のプロセスに陥りやすく,そこから自分自身で抜け出すことは難しい。また,ドラマ化のプロセスには,分裂,**理想化**,**投影性同一視**,摂取性同一視といった防衛機制が関与し,これらの防衛機制が集合的防衛として働いている。

　ドラマ化にはまざまな形があり,敵意が暴君と犠牲者としてドラマ化されるのはよく知られている。また,Hinshelwood は沈黙メンバーや占有者を次のように理解している。両者はグループに融合するという未分化な同一化を起こしており,グループの活動を自分自身の精神内的な活動として感じている。それによって,沈黙メンバーは排除や分離への怖れ,自分自身やコミュニティの**凝集性**を失うことへの怖れを回避し,占有者は喪失体

14

験から来る孤立を克服しようとしていると考えられる。さらに，Hinshelwoodは治療的コミュニティにおいて問題となる**リーダーシップ**をあげている。シゾイド，精神病質なマフィア，要求がましい依存の強迫的な官僚である。彼らは前述の沈黙メンバーや占有者と異なり，グループにおいて自分自身の支配的形態を作り出すメンバーである。彼らはコミュニティを窮屈で不自由なものにしたり，情緒的世界の探求を妨げるように動くという。　　　　　　　　　　　　　（丹野ひろみ）

関連項目→役割吸引，スケープゴーティング，劇化

参考文献　Friedman, W.H. (1989), Yalom, I.D. (1975)

中心人物

Central Person

Redl, F. (1942)は「リーダー」という言葉の代わりに心理学的機能の視点から「中心人物」という言葉を用いた。彼はメンバーと中心人物の関係性を次の3つのカテゴリーに整理し，これらの関係性がグループの展開を可能にするものと考えた。この3つのカテゴリーとは，①グループ・メンバーの自我理想的結合（Freud, S.の理論による）を基礎とした**同一視**の対象としての中心人物，②グループ・メンバーのリビドー的ないしは攻撃的な衝動の対象としての中心人物，③類似した内的葛藤をもち，救いを感じさせる対象としての中心人物である。　　　（丹野ひろみ）

関連項目：グループ発達，リーダーシップ

集団伝播（感染）

Group Contagion

ある者の行動や情緒が，模倣させる意図がないのに周りの者によって模倣される現象。Freud, S. (1921)はこの現象を原始的**同一化**の一種として説明したが，Redl, F. (1949)は集団と個人との相互関係に関するより広い概念として概念化した。怒りや恐れ，愉快さなどの情緒は，集団内で素早く拡がる。他のメンバーの病気や強い情緒の影響を避けることが**ドロップ・アウト**の要因となったり，セラピストも影響を受けて**逆転移**の原因となったりする一方，**コミュニケーション**の一形態として治療的にも働きうる。

（室城隆之）

関連項目：集団心，同調性

役割吸引

Role Suction

グループの中で特定の個人がグループ・リーダーとして出現する際には，その人の個人的な欲求とグループ全体の欲求とが重なりあっている。グループは全体として活動しており，その時々のグループ全体の感情や衝動を表現する役割を，ある特定の個人が担うといった現象が生じる。グループの中で，気づかないうちにさまざまな役割が個々人に課せられる。このような現象を役割吸引と呼ぶ。

その一つとして，グループ全体の要求，思考，感情などを代弁するような役割をとるメンバーが出現する現象が挙げられる。そのようなメンバーのことを集団の代弁者（スポークス・パーソン）と呼ぶ。他のメンバーはこの代弁者によって発言を逸し，無意識的に依存

することになりがちである。個人力動に目を向けるなら、セラピストに対する**転移**感情[18]から気に入られようとしがちなメンバー、不安や欲求不満などに敏感なメンバーがこの役割をとりやすい。集団**抵抗**[17]、個人**抵抗**[17]の両面から取り扱われる必要がある。

（山田恵美子・西村　馨）

関連項目　問題患者[17]
参考文献　Horwitz, L. (1967), Kissen, M. (1976), Redl, L. (1963)

エディプス力動

Oedipal Dynamics

　子どもが異性の親に性的幻想を含めた愛着を向け、同性の親に憎しみを向けるというエディプス・コンプレックスに基づいた、父、母、子からなる三者関係に生じる嫉妬と競争を特徴とする力動をいう。Freud, S. はエディプス・コンプレックスの起源に関する系統発生的説明を追究した「トーテムとタブー」(1912-1913) において原始群仮説を提示した。原始群を絶対的な権力を持って率いていた専制的な原父を同胞達が一致協力して反抗し打ち倒しその肉を食べたという仮説である。グループ・メンバー達は、セラピストに対して反抗あるいは依存欲求の反動形成としての反依存的振る舞いを団結して行ったり、罪悪感にさいなまれたりするといった現象が生じることがある。また、特に**青年期**[71]のグループでは、メンバーが連帯してセラピストに向かう反抗や反依存が生じやすい。これらの現象は、このようなエディプス力動に基づいた、父親**転移**[18]による権威像への攻撃と父親殺しの罪悪感として理解できよう。これらの徹底操作は、メンバー間の**作業同盟**[35]を強化するとともに、グループに勢いを与える。

（能　幸夫）

関連項目：前エディプス力動[16]、マザー・グループ[20]、仲間集団現象／同胞葛藤[24]、グループ発達[10]
参考文献　Freud, S. (1921), Kissen, M. (1976)

前エディプス力動

Pre-oedipal Dynamics

　精神性的発達におけるエディプス期以前に特徴的な心理力動を総称して前エディプス力動と呼ぶ。母親対象との関係が中心テーマであり、精神病的不安や三者関係を十分に営むことができない二者関係における依存の葛藤が問題となる。Klein, M. による妄想－分裂態勢の概念や **Bion, W.R.** [149]の**コンテイン**[36]の概念は精神病性のプロセスを記述するものである。一方、Mahler, M.S. の提唱した分離個体化過程での再接近期危機における発達の失敗は自我欠損の病因となり、そこでの見捨てられ不安は**境界例**[73]の治療での中心テーマとなる。それらは原始的防衛機制によってさまざまに表出される。

　マザー・グループ[20]の概念に見られるように、グループを「良い」母親象徴としてメンバーが体験するときには安全感や所属感の源泉となるが、「悪い」母親対象がグループに**投影**[31]されるときは、「悪い母親グループ」(Ganzarain, R., 1982) としてメンバーに体験されることになる。一方、治療の初期位相はメンバーの**退行**[30]を惹起しやすく、メンバーからの集団構造化の欲求をリーダーが拒絶するときにはとりわけ前エディプス力動が現出しやすい。一般患者に対する集団精神療法展開のコツとしては、安易に退行を促進せず、治療課題を定め展開することがあげられる。精神病患者の場合、この前エディプス的グループ展開をゆっくり進め、安全な**グループ風土**[?]のなかで個としてのバウンダリー形成

を進めていくことが治療機序となる。

(橋本和典)

関連項目：エディプス力動 *76*，ホールディング *35*，統合失調症 *174*，初期依存位相 *12*

参考文献　Scheidlinger, S.(1974)

作働グループ

Work Group

　集団の一次的課題を理性的・科学的に遂行しようとする集団の状態，あるいは時にその集団そのものを意味する **Bion, W.R.** *70* (1961)の用語。どの集団にも作働グループと**基底的想定グループ** *17* の両側面があるが，作働グループには現実吟味，感情統制，欲求不満耐性といった自我の働きに似た特徴が見られ，そこにおいて集団とメンバーは心的成熟，成長へと向かっていくことができる。Bion はこれを Klein, M. の抑うつ態勢の概念と関連づけた。作働グループの機能は，話し合うこととそれによって行われることであり，メンバーは原子価に基づく連帯ではなく，個別性に基づいた協力をすることができる。成熟した社会集団ではこの様式が優勢である。一方，特定の基底的想定を実現した集団は特殊作働グループ（specialized work group）と呼ばれ，社会のサブシステムとして機能している。その代表例として Bion は教会，軍隊，貴族集団をあげている。治療集団においては，メンバーが治療契約に基づいた作業を行い，基底的想定グループの情緒や思考を言語化する過程が作働グループの展開といえる。

(西村　馨)

関連項目：タピストック・グループ *7*，対象関係集団精神療法 *3*，コンテイン *36*

参考文献　Grinberg, L. ほか (1977), Rioch, M.J.(1970)

基底的想定グループ

Basic Assumption Group

　集団全体が特定の衝動や幻想に突き動かされて，その充足が最も重要なことであるという匿名的な仮説を共有しているかのごとくに振る舞う状態を意味する **Bion, W.R.** *70* (1961)の用語。基底的想定（基本仮定とも訳される）グループには，依存（dependency），闘争－逃避（fight-flight），つがい（pairing）の3種類がある。依存グループでは，グループはリーダーによって守られ，すべての仕事がリーダーによって遂行されなければならないと確信しているかのように行動する。闘争－逃避グループでは，グループはその内部あるいは外部に敵がいるために自己防衛したり逃げたりしなければならない，という観念に支配されている。つがいグループでは，一対のメンバーが何か新しいものを産み出し，それがグループを絶望から救うに違いないという救世主待望の希望を共有している。これらの基底的想定に没入しやすい個人の傾向を原子価（valency）と呼ぶ。さらに Bion は Klein, M. の理論を用いて，この基底的想定グループをグループが精神病的不安から身を守るために用いる**投影性同一視** *31* の作用によると考え，妄想－分裂態勢と関連づけた。

(西村　馨)

関連項目：作働グループ *17*，タピストック・グループ *7*，対象関係集団精神療法 *3*

参考文献　Grinberg, L. ほか (1977), Rioch, M.J.(1970)

抵抗

Resistance

　精神療法作業を妨げるために患者が行うこ

と，とりわけ自己を理解したり，自身の真正性を体験したりすることを避けることであり，態度，発言，行動によって表れる。**精神分析的集団精神療法**☞においては，絶え間なく続くさまざまな抵抗の克服を通して人格を再構成することが本質的な**治療過程**☞と見なされる。その際，集団抵抗，急性個人抵抗，個人性格抵抗の順で扱われることが有益であると言われる。集団抵抗はグループの何らかの事態に反応してグループ全体が抵抗を共有することであり，適切な素材を話し合うことの回避，沈黙あるいは多弁を始めとする**集団契約**☞の違反として表れる。ひとつの典型例として集団儀式（group ritual）が挙げられる。これは，グループの中で繰り返し行われるお決まりの行動や標準的な進行の仕方のことを指している。メンバーはグループ全般に受け入れられてはいるが，純粋な感情や思考の表現を避け，機械的，反復的で，治療的なゴールに向かって前進することを回避しているのである。このような集団抵抗に対して，個人抵抗は文字通り個人の治療的変化への反応である。急性個人抵抗は個人が所与の事態に反応して表れる一過性のものであるのに対して，個人性格抵抗は反復的な葛藤的パターンを指しており，主に**転移**☞の領域で表れる。これの解消と生産的様式の習得を行うのが**徹底操作過程**☞である。いずれの場合も，その理解よりも欲求の即時的充足が求められ**行動化**☞されやすいが，治療者はグループを守らなければならない。

抵抗は，**グループ発達**☞の転換点に生じ，前進か後退かを見定める必要がある。特異な個人の反応も一人の抵抗と見るだけでなく，グループ全体（セラピストも含む）の抵抗の鏡であると認識するべきであろう。抵抗はグループの治療過程を理解する最重要の力動である。抵抗を扱うことを回避するのは治療者の側の抵抗（逆抵抗）である。

〈西村　馨・室城隆之〉

関連項目：逆転移☞
参考文献　Spotnitz, H.（1952），Ormont, L.（1968），Pinney, E.L. & Slipp, S.（1982）

転移

Transference

転移とは，過去の重要な対象との関係で体験された感情や観念や行動が現在関係を持っている対象に置き換えられることをいう。患者はこれらの過去の関係にしたがって，現在における他者との関係を受け取り経験する。

集団精神療法においては，セラピスト，他のメンバー，グループ全体，グループに多少なりとも関係するグループ（治療機関など）が転移対象となる。このように，グループでは転移対象が豊かであり，メンバーは他のメンバーやセラピストに対し，それぞれさまざまに反応する。これを多重転移（multiple transference）という。Shindler, W.（1951）は母親としての集団の実体への転移について初めて言及し，父親としてのセラピストへの転移，兄弟姉妹としてのメンバーへの転移を区別した。

また，患者のセラピストに対する転移感情は，個人精神療法に比して弱く，グループの色々なメンバーに分散する。これを転移の希釈（transference dilution）という。転移が強く圧倒的であるが脆弱でもある**境界例**患者☞に対して，グループ治療に利点があるのはこれによる。**Slavson, S.R.**☞（1950）は転移を深く考察し，転移の希釈という概念に加え，同胞間転移，同一化転移という概念を提唱した。一方，Wolf, A. など，転移が希釈されるか疑問であるとする研究者もいる。

メンバーの病理によっては，両価性の統合ができないために，転移が数人のグループメンバーにスプリットされ投射されることがある。これを転移の分裂（splitting of the trans-

ference）という。例えば，1人のメンバーだけが悪い母親感情を受け，別のメンバーが良い母親感情だけを受けるというような場合である。この現象は，コ・セラピストがいるグループにおいてもよく観察される現象である。
（丹野ひろみ）

関連項目：逆転移[19]，同一視[19]，マザー・グループ[20]，投影／投影性同一視[21]，仲間集団現象／同胞葛藤[22]，コ・セラピー[31]

参考文献　Wolf, A. & Schwartz, E.K. (1962)

逆転移

Countertransference

　治療者が持つ未解決の葛藤によって主観的歪曲が生じ，治療の作業が妨害されるようなプロセス。集団精神療法においては，特定のグループメンバーの思考や行動，感情だけでなく，グループ全体に対して向けられることもある。複数の対象に対する複層的な情緒反応は多重逆転移（multiple countertransference）と呼ばれる。患者からの**転移**感情[18]への特異的な反応や患者が無意識的に誘発しようとしているものへの反応などは広義の逆転移と考えられる。治療者は逆転移によって**中立性**[20]を損ない，葛藤的状況を抱え込み，悪性の**行動化**[21]を起こすことさえある。しかし，無意識的葛藤を解明していく点で，このような転移－逆転移の相互関係は**精神分析的集団精神療法**[3]の中核部である。個人療法と同様に，集団療法家はグループによって引き起こされている自分の反応に気づいている必要がある。また，そのような逆転移感情を綿密に観察することで，特定のメンバーやグループが表している思考や行動，感情の意味を理解していくことができる。その習熟のためには，治療者の自己探索やスーパービジョンなどの**訓練**[26]が必須である。
（西村　馨）

関連項目：禁欲規則[37]

参考文献　Spotnitz, H. (1952), Kernberg, O.F. (1984)

同一視（同一化）

Identification

　同一視とは，人が人間関係や環境との関係の過程をたどっていくなかで，他者の属性を取り込んでいく現象を説明する概念である。そこには大きく分けて一次的同一視と二次的同一視の2種類がある。前者は自己と対象が未分化な段階における同一視である。それに対して後者は，自他の区別が成立し，対象の一部を選択的に自己の一部に取り入れて自らのものにする同一視である。いわば「この点ではあなたが好きだし，あなたのようになりたいと思うが，他の点ではあなたのようになりたくない。私は自分自身になりたい」と望むプロセスであり，選択的同一視とも呼ばれる。また，同一視する内容は，怒りや性的欲求のようなイドに派生するものから，興味や性格構造，表現スタイル，道徳的価値観のような超自我要因によるものまで多様な幅がある。

　集団精神療法においては，治療者だけでなくメンバーや集団そのものも同一視の対象となり，そのプロセスは重要な治療的要因となる。仲間同一視（peer identification）は自己評価の低いメンバーにおいて最もよく見られる無意識的プロセスで，グループで改善したと見なされたメンバーの性質や属性を取り入れることであり，魔術的願望によるものではあるが，治療促進的な部分も多い。一方，集団実体との同一視とは，集団の体制，構造，理想，風土との同一視である。そうした集団と自己との関係表象は集団同一視を通して幼児期から記憶として蓄積されるが，重篤な自我

障害を持つ患者は家族集団体験やその他の集団との関係が粗悪である場合がほとんであり，その内的な集団体験の飢餓感を埋めようと集団への所属感を強烈に求めがちである。Scheidlinger, S.[30] (1955) は母親表象としての集団の検討から，そうした所属欲求は孤立への基本的な恐怖に対抗するためのものであり，その根底には発達最早期の葛藤のない至福を前エディプス的母親との排他的一体感の中で回復したいという願望がひそんでいると論じた。集団精神療法では，グループの治療的風土への同一視によって，所属感の充足や自尊心の高揚などが生じるだけでなく，現実検討能力を始めとした，治療的作業の習得に基づく自我機能の強化や自己理解の深化がもたらされる。　　　　　　　　（橋本和典）

関連項目：マザー・グループ[20]，転移[18]，仲間集団現象／同胞葛藤[24]
参考文献　Freud, S. (1921), Kissen, M. (1974)

マザー・グループ

Mother Group

Scheidlinger, S.[30] (1974) の概念で，グループ・メンバーが**全体としてのグループ**[32]を慈悲深く欲求を満足させる力を持った母性像としてとらえる複雑な**同一視**[70]の過程についての力動的検討から導き出されたものである。

歴史的には，グループにおける親の象徴に関する力動の検討は，Freud, S. の原始群仮説以来，メンバーがリーダーを一種の父性像とみる，**エディプス力動**[70]における父性**転移**[18]が強調されてきた。マザー・グループ力動は，発達的には一次的ナルシシズムの段階から対象転移がまとまりを持つ対象恒常性の確立の段階の間に位置する，母親との間における欲求－充足関係への復帰願望を示す**前エ**ディプス力動[70]として捉えられ，同一視を主軸とする，初期の母親との葛藤のない合一を維持しようとする無意識の願望と仮定される。

マザー・グループの概念から，**グループ発達**[70]の初期においてグループが脅威になるという力動は，**全体としてのグループ**[32]が脅威となるのではなく，リーダーや他のメンバーが敵意感情の対象となるという仮説が示唆され，その発展的な検討として，Ganzarain, R.[30] (1991) は「悪い母親グループ」に関して考察している。　　　　　　　　（能　幸夫）

関連項目：退行[20]，初期依存位相[72]
参考文献　Freud, S. (1912-1913)

退行

Regression

退行とは，発達の比較的早い時期に特徴的であった精神機能の様式を再生することである。初期の精神分析においては精神病理や不適応との連なりで発展してきた退行概念であったが，自我心理学の発展とともに「自我の奉仕による一時的・部分的退行」(Kris, A.O.) や「葛藤が生じる以前への退行」(Alexander, F.) のように，退行の持つ適応的側面，成長促進への貢献，そして自我機能再生の治療的重要性が指摘されるようになった。集団精神療法の領域では，とりわけ初期位相と退行との関連が議論されてきた。

Bion, W.R.[70] (1961) は，**基底的想定グループ**[70]の概念とともに，治療集団の初期位相における原始的情緒に基づく活動をリーダーとの関連で論じた。Scheidlinger, S.[30] (1968) は集団そのものの退行を否定し，状況や集団力動に対して，自我の統制下で行われる退行を「現在－力動的レベル」の退行とし，個人の病的な固着点に受動的，自動的に生じる「発

生-退行的レベル」の退行と区別した。病的な退行を誘発するようなグループ運営はしばしばメンバーに**心理損傷**♂をもたらす。自我の統制下の退行を維持することは治療上重要な課題である。　　　　　　　　　　（橋本和典）
関連項目：前エディプス力動♂, マザー・グループ→20
参考文献　Arlow, J.A. & Brenner, C. (1964)

投影／投影性同一視

Projection / Projective Identification

投影や投影性同一視（投影同一化ともいう）といった防衛機制は，グループにおける多様な相互作用，集団精神療法の心臓ともいうべき集団力動を生み出すものとして重要である。投影とは自分では受け入れられない衝動や観念を外界に帰するという心的過程である。この防衛機制の結果，自分の衝動や観念はあたかも他人のものであるかのように知覚される。一方，投影性同一視は3つの位相を含むような一連の心的過程である。まず，自己の受け入れられない側面を自己から取りのぞいて投射し，外的対象を内から支配するという幻想を持つ。さらに，投射と一致するように考え感じ行動するよう，対人関係的相互作用によって受け手に圧力を及ぼす。そして，受け手によって心的に処理されたものを再内在化する。この心理機制は妄想－分裂態勢から見られ，発達の全過程を通じて持続すると考えられている。**境界例**♂，精神病患者は分裂－妄想態勢にとどまっており，この防衛機制を頻繁に使う。これらの患者にとって，コンテイナーとしてのグループに意味があるといえよう。**Bion, W.R.**♂はこの概念を集団精神療法に適用したことで知られる。
　　　　　　　　　　　　　　（丹野ひろみ）
関連項目：基底的想定グループ♂, 転移♂, 逆転移♂, 同一視♂, 退行♂, コ・セラピー♂, コンテイン♂
参考文献　Klein, M. (1964), Moore, B.E. & Fine, B.D. (1990), Ogden, T.H. (1982)

理想化

Idealization

Klein, M.の理論化した妄想－分裂態勢における原始的防衛機制で，依存や敵意を防衛するために用いられる。依存**基底的想定グループ**♂で顕著に働く。また，同じ原始的防衛機制の中でも深い抑うつや無力感を隠すために用いる防衛は躁的否認（manic denial）と呼ばれ，つがい**基底的想定グループ**♂で顕著に見られる。またこれとは別に，Kohut, H.の自己心理学では，自己愛の平衡を維持するために野心（ambition）と理想を自己の双極的機能として想定しているが，理想化は理想の極の働きとしてとらえられる。

グループにおいては容易にグループ全体がこの機制に巻き込まれる。これが悪いのではなく，**グループ・プロセス**♂の力動的な意味を理解することが重要である。（西村　馨）
関連項目：転移♂
参考文献　Schermer, V.L. (1985), Arensber, F. (1990)

行動化

Acting Out

もともとは，分析状況において心的過程が自由連想ではなく行動によって表現されること，という意味であった（Freud, S., 1914）。しかし現在ではより広くさまざまな意味で用いられている。最も一般的なものは，治療状況

で賦活された衝動や欲求不満を治療的素材として作業するのではなく、その充足や解消を治療場面外で行うこと、というものである。性的逸脱行動、自他に対する破壊的行動、物質濫用などが重篤な典型例である。このような acting out と対応する形で、治療場面で行う非合理的な欲求充足行動、加えて言語的なのめり込みが、acting in と呼ばれている。見かけ上はあるテーマを引き出しているように思える状況とは別の状況によって無意識的に決定された行動、すなわち情緒が置き換えられた行動を意味することもある。いずれにせよ行動化は探求の対象であり、治療の文脈から適切に理解され、より適切なものへと導かれる必要がある。破壊的行動に対しては、その時の適切な対処だけでなく、当初よりメンバー選定や治療契約および環境調整などの統制がグループとメンバー自身の保護のために求められる。重要なのは、治療者がこの言葉に付着した否定的な意味合いから解放されていることだろう。　　　　　（西村　馨）

関連項目：導入面接[28], 集団契約[25], 抵抗[17]

サブグループ化

Subgrouping

グループ内の数名のメンバー間に生じる愛着や同盟の関係をサブグループ（subgroup）という。この関係は共通特性あるいは補償的特性に基づいた相互支持の意味合いを持っているが、治療グループにとっての**抵抗**[17]としての役割も内包している。サブグループそのものあるいはサブグループ間の対立はグループ全体の欲求不満を表していることがしばしばある。そのため、グループの発達位相に応じた戦略的な介入が求められる。

Agazarian, Y.M. (1997) はグループ内でのサブグループ化をメンバー個々人の**ステレオタイプ**[199]に基づくものとしてステレオタイプ・サブグルーピング（stereotype subgrouping）と呼んだ。さらに、このサブグループ化を治療的に有益なものとして活用していくために積極的にサブグループを形成させる治療技法を開発し、これを機能的サブグルーピング（functional subgrouping）と呼んだ。ここでは、サブグループ間が交流するだけでなくサブグループ内でのメンバー間の差違を明らかにすることによってメンバーに積極的な表現の機会を与えて個々人の体験を活性化し、相互作用を通して発見することを学ばせ、**グループ発達**[10]を促進していくことが目指される。

（橋本和典）

関連項目：「グループの中の個人」／「全体としてのグループ」[32], システムズ・センタード・セラピー[7], 社会行動の対人間－集団間連続性[199]

スケープゴーティング

Scapegoating

スケープゴーティングとは、ある特定のメンバーを犠牲者に選び生贄にする過程で、犠牲者に痛みを与え、**グループ風土**[7]に脅威をもたらすものである。選ばれた犠牲者はスケープゴートと呼ばれる。これらの概念はヘブライの贖罪の儀式とそこで生贄となる2頭の山羊に起源を持つ。この現象の力動的理解に関して、いくつかの見解がある。まず、グループリーダーや他のメンバーに対する敵意の置き換えとする見解である（Foulkes, S.H., 1980)。一方、それをスケープゴーティング概念に含めない研究者もいる（Scheidlinger, S., 1982b)。彼は、スケープゴーティングを相互に関連する2つの異なるプロセスを含むものとして考えた。グループの受容できない衝動や考えを犠牲者に**投影**[31]する防衛的プロセス

と，スケープゴートとスケープゴーターとの長期間にわたる無意識的相互作用として生ずる，**投影性同一視**と同種の，より原始的プロセスである。前者は，新メンバーの導入や分離など，どんなグループにも起こりうる問題に際して生ずるという。このとき，傷つきやすいが罪のないものがスケープゴートとなることが多い。また，後者は境界性人格構造といった個人病理の反映と考えられている。

（丹野ひろみ）

関連項目：ドロップ・アウト，集団規範，異質性を生み出す条件

参考文献　Foulkes, S.H. (1983), Bennis, W.G. (1961)

集団心

Group Mind

McDougall, W. (1920) が *The Group Mind* の中で用いた概念である。個々人の主観的な意識状態を越えて集団全体に共有された意識のことをいう。グループメンバーは個人に特徴的なやり方ではなく，**全体としてのグループ**を表現するようなやり方で振る舞う。あたかも一人の人間のように感じ思考し行動する。グループはしばしばメンバーの意図や意識にかかわりなく一つの単位として機能するという事実から，**Bion, W.R.** はグループ心性を仮定している。グループ心性は個人の欲求，意見，思考との間に葛藤を起こすことがある。

（丹野ひろみ）

関連項目：基底的想定グループ，タビストック・グループ

集団伝統

Group Tradition

グループによって歴史的に確立された活動や価値のことであり，メンバーの持つ共通体験の記憶のすべてを集団伝統という。集団伝統はメンバーにとってグループが重要なものとなることの基盤であり，部分的にはグループの顕在的な行動を決定するものである。集団伝統に対して，メンバーは共有された感情を持っている。たとえば，メンバーはグループの一員であることを価値のある重要なことだと感じている。**児童期**から**青年期**の長期グループなどで，集団伝統が大きな治療目標となることもある。　　　（丹野ひろみ）

関連項目：集団規範，集団同一性，集団標準，集団凝集性

参考文献　Pinney, E.L. & Slipp, S. (1982)

ゴシップ

Gossip

他人のうわさ話のことであり，Fine, G.A. & Rosnow, R.L. (1978) は「ある人の資質や行動についてのその場の意見であり，多くは人から聞いたことに基づいている。自分との関わりでは，取るに足らない，特に重要なわけではないものである」と定義している。ゴシップは情報伝達の機能を持つと同時に，ターゲットとなる人への社会的制裁の機能を持ち，**集団規範**への個人の**同調性**を作り上げる。集団精神療法においては，Gomez, A.G. によってグループ・リーダーが不在の時に，メンバー達の間に起きるおしゃべりを指して用いられる。　　　（室城隆之）

関連項目：エディプス力動

ドロップ・アウト（脱落）

Drop Out

　治療契約に反して，メンバーがグループを離れ，治療を中断することをいう。ドロップ・アウトはグループに罪悪感や怒り，グループ士気の低下をもたらす。その原因はさまざまである。転居や勤務の都合など，外的な理由もある。また，**集団設計**👉の段階で，グループに適さないメンバーを入れたこと，十分なスクリーニングがなされていないことも一因となる。セラピストがもっとも注意を払うべきは，個人力動と集団力動の反映としてのドロップ・アウト，つまり**抵抗**👉（個人抵抗と集団抵抗）によるものである。ドロップ・アウトはグループにとれば集団の死を意味することもあり，**喪の作業**👉と新たな出発という視点が重要となる。　　　　　（丹野ひろみ）
関連項目：スクリーニング・オリエンテーション・グループ👉
参考文献　池田由子(1968), Ormont, L.(1968)

仲間集団現象／同胞葛藤

Peer Group Phenomenon / Sibling Rivalry

　グループ状況は，グループメンバー個々人の内的世界をグループに映し出すものである。仲間集団現象とはメンバー個々人の内的葛藤が刺激されることによって，それがグループのメンバー間関係に現れる現象を意味する。同胞葛藤はグループで刺激されやすいものである。メンバー間で競争が生じることは，しばしばセラピストの愛情を得るためのものであり，親の愛情を得ようとして兄弟姉妹を排除したいと願う葛藤の**転移**の現れ👉でもある。このような現象を理解するために，セラピストは**全体としてのグループ**👉の視点を持ちながら，個人力動を理解していくことが必要である。　　　　　　　　　（山田恵美子）
関連項目：集団現象👉, エディプス力動👉
参考文献　Pinney, E.L. & Slipp, S.(1982)

連鎖反応現象

Chain Reaction Phenomenon

　ある一つのセラピー・グループから，他のセラピー・グループへと情報が流出すること。この現象は，内密性が守られない時に生じる。例えば，Ⅰグループに参加しているAさんが，Ⅱグループに参加しているBさんと接する機会があった際に，Ⅰグループの中で興味を持った事柄や他メンバーの個人的な事柄についてBさんと話したい誘惑にかられ，話してしまう。セラピストは，このような**行動化**👉を防ぐように**集団契約**👉に留意しなければならない。治療集団の破壊やメンバーの自己破壊に連なる動きに対しては，適切な介入が早急に求められる。　　　　（山田恵美子）
関連項目：グラウンド・ルール👉, 抵抗👉
参考文献　Kaplan, H.I. & Sadock, B.J.(1993)

一般システムズ理論

General Systems Theory (GST)

　von Bertalanffy, L.(1968)によって構築された，システムの一般的構造とそれらの力動的関係，およびその進化過程に関する理論。一般システムズ理論は，生物学，特に有機生物学と開放システムの理論を基盤として，内容において異なるさまざまなシステムの一般的構造の類似性に着目し，その構造的，機能的原理を明らかにした。すべてのシステムは

亜原子的な粒子（陽子や電子）から社会全体まで，さまざまなレベルの統合的階層性の一部であると見なされる。人格をとらえようとする際に，一般システムズ理論では，多元的システムの中にあって緊張状態に置かれているシステムとしての人間に焦点をあてる。それは機械的な刺激－反応モデルと比較して人格の全体的な性質に基づいており，病理的現象もシステムのホメオスタシス維持に寄与しているという視点を提供し，人間理解と援助介入の幅を大きく広げた。アメリカ集団精神療法学会では一般システムズ理論の研究委員会を設置し，その原理の積極的導入を試み，集団精神療法の理論と技法に大きな影響を与えた。
　　　　　　　　　　　　　　　　（西村　馨）
関連項目：システムズ概念 ↱, 精神分析的システムズ技法 ↱, システムズ・センタード・セラピー ↱

参考文献　Miller, J.G.(1969)

システムズ概念

Concepts of General Systems Theory

システム (system) は境界 (boundary) によって外界と区別される構成体の単位である。生体システム (living system) は外界と絶え間なく出入力を行っている点が大きな特徴である。このようなシステムを開放システム (open system) と言い，やりとりのないシステムを閉鎖システム (closed system) という。生物システムにおいては物質－エネルギーのやりとりによって，また心理システムにおいては情報－エネルギーのやりとりによって，システムの平衡状態すなわち定常状態 (steady state) が保たれる。このようにシステムが自己保存のために能動的，有機的に調節していくことをホメオスタシス (homeostasis；恒常性) と呼ぶ。

システムが物質，情報，エネルギーの出入力を調節するのは境界によってである。この調節機能のコントロールの度合いを透過性 (permeability) という。透過性が適度であればシステムの秩序は維持されるが，不適切なときはシステム内秩序が混乱していく。このような秩序の混乱の測度をエントロピー (entropy) という。エントロピーの低さはシステムの秩序性の高さを意味している。生体システムは負のエントロピー (negentropy) を取り入れることで秩序だった体制を有機的に維持していく。逆に閉鎖システムでは秩序性の維持機能がないためエントロピーが最大化する方向に向かう。エントロピー最大，すなわちまったくの無秩序状態はシステムの死を意味する。

システムの定常状態からの**逸脱** ↱ を調節する信号を**フィードバック** (feedback) ↱ と言う。**正の** (positive) **フィードバック** ↱ は定常状態から逸脱していくように調節し，システム変化を起動させる。これに対して，負の (negative) フィードバックは定常状態からの逸脱を減少させるように調節する。また，境界を通過することのないフィードバックを内的 (internal) フィードバックと言い，通過するものを外的 (external) フィードバックと言う。さらに，すばやく行われるフィードバックをタイトな (tight) フィードバックといい，遅く行われるものをルーズな (loose) フィードバックという。

ある特定のシステムを当該システム (target system) として注目するとき，当該システムを構成しているシステムをサブシステム (subsystem), 当該システムを構成要素としているシステムをスープラ・システム (supra system) と言う。すなわちスープラ・システムは当該システムとその環境を指すものであり，システムの統制機能上の優位性を意味するものではない。一方，サブシステムの中でも，当該システムの力動的過程の重要な部分

を統制し命令情報を伝達するシステムを決定者サブシステム (decider subsystem) と言う。当該システム，サブシステム，スープラ・システムとの間には，開放システムとしてのホメオスタシス的なバランスを取る力動的連関性があり，このような力動的関係を階層性 (hierarchy) と言う。階層性のさまざまなレベルにおいては，さまざまなシステムにおいて，内容的に異なっていても，形式－構造的水準においては機能的な共通の法則や類似性を見出すことができる。これを同型性 (isomorphism) の原理という。

生体システムは誕生から死までの発達過程を持つ。閉鎖システムにおいては初期状態がその後の過程を決定する唯一の要因であるのに対して，開放システムは初期条件（例えば出産時体重）とは独立的に，その時々のさまざまな媒介変数によってのみ決定される状態を達成する。開放システムの定常状態を特徴付けるこのような性質を等終局性 (equifinality) という。システムはこのように現況に最適に適応しようとする傾向を持っているが，その時間的推移の途上で構造・機能上の質的変化を生じる。これを変形 (transformation) という。変形は単独で起こるものではなく，システム間の分離を溶解させる基本メカニズムによって生じる。その操作はシステミング (systeming) と呼ばれる。それによって，同じ階層にあるシステムの境界は浸透しあい，透過性は高まり，相互の変形が生じる。フィードバックの視点から言えば，当該システムのタイトで内的な負のフィードバック（反復的な自己維持パターン）がシステミングによってルーズで外的な正のフィードバック（定常状態からの逸脱を生じさせる新たなパターン）に取って代わられ，新しい内的フィードバック・ループを作り出すと言うことができる。一方，システムの分離を保持し安定性を維持するための基本メカニズムをサミング (summing) と呼ぶ。サミングの操作において，境界は互いに押し合って一時的に形を崩すものの透過性は乏しく，浸透や相互的変形は生じない。しかし内的フィードバックを活性化する働きを持っている。　　　　　　　　　　（西村　馨）

関連項目：一般システムズ理論 24，精神分析的システムズ技法 23，精神分析的システムズ・アプローチ 7，冗長性 201，曖昧性 201，ノイズ 201

参考文献　Miller, J.G. (1969), von Bertalanffy, L. (1968), Kissen, M. & Kotani, H. (1983)

グループの設定

Setting of Group

クローズド・グループ (closed group)：一連のセッション 93 を通じてメンバーが固定された，始まりと終わりのある精神療法グループ。新しいメンバーは追加されず，治療開始時点で選ばれたメンバーが，規定された期間あるいは規定されたセッション数の間，そのグループにとどまることを期待される。

オープン・グループ (open group)：治療を終了したメンバーがグループから一人離れると，その後に新しいメンバーを一人補充するという形で，メンバーを入れ替えながら継続していく精神療法グループ。**Slavson, S.R.** 150 は「継続グループ (continuous group)」と呼んだ。イギリスでは，スロー・オープン・グループ (slow open group) と呼ばれている。**集団凝集性** 194 のできあがっているグループに新メンバーを迎えるため，家族に新しい子どもができた時のような体験をメンバーがしたり，グループを離れる者がいることから，別の体験を治療的に持つことができ，力動的に意味のある現象を生じさせることができる。また，日本においては，1回のセッションの途中で出入りが自由なグループをオープン・グループと呼ぶことがあるが，これは集団精神療法用語の使用としては不正確であ

る。さらに日本においては，時間と空間構造は固定するがメンバーは短期間に頻繁に入れ替えていくセミクローズド・グループと呼ばれる方式もとられているが，これはオープン・グループの一種である。

調整会合（coordinated meeting）：オルタネート・セッション，アフター・セッション，プレ・ミーティング・セッションなど，セラピストのいる正規の集団精神療法のセッション外に，セラピストを除いたメンバーだけで持つ会合の総称。メンバー間の同輩関係（peer relationship）を発達させたり，セラピストに向けられるさまざまな反応をメンバー自身で精査する上で，効用がある。

オルタネート・セッション（alternate session）：計画的，定期的に，集団精神療法の補助セッションとして行われる，セラピストなしのセッション。セラピストのいる正規のセッションと交互に行われる。Wolf, A. によって考案され，彼の集団精神療法の一部で行われた。料金はとらない。オルタネート・セッションの中でもたらされる素材は，通常のセッションの中で紹介される。

プレ・ミーティング・セッション（pre meeting session）：調整会合のひとつで，セラピストのいる正規の集団精神療法のセッションの前に，セラピストを除いたグループメンバーが持つ会合。ウォームアップ・セッション，待合室セッションとも言われる。

アフター・セッション（after session）：ポスト・セッション（post session）とも呼ばれ，セラピストのいる正規の集団精神療法のセッションの後に，セラピストを除いたグループメンバーが持つ会合。セラピストのオフィスや，近くのレストランや，メンバーの家で，時々開かれる。

レビュー・セッション（review session）：**Kaplan, H.I.** [179] & Sadock, B.J. (1972) によって提唱された構造的相互作用集団精神療法（structured interactional group psychotherapy）においておこなわれるセッションであり，そこでメンバーは，順番にグループにおける自分の目標とその進行状況について**レビュー**[123]することに専念する。

主題セッション（subject session）：構造的相互作用集団精神療法においてしばしば用いられる集団技法のひとつであり，セラピストやメンバーがひとつのトピックを提出して，グループ全体でそれについてディスカッションするセッション。

外郭グループ（expanded group）：正規のセラピー・グループ外で患者が関係を持つ人々の社会的ネットワークをさし，家族，友人，その他患者が関係を持っている親類を含む。

（室城隆之）

関連項目：集団構成[26], 行動化[21], 集団設計[30], 社会的ネットワーク・セラピー[158]
参考文献 小谷英文 (1998), Wolf, A. ほか (1993)

スクリーニング・オリエンテーション・グループ

Screening Orientation Group

初診やインテーク面接実施後，本契約前に行われる，仮設計されたグループによる数回から10回位の試行グループのことで，初診やインテーク面接で得た**アセスメント**[104]の資料（患者の治療的要求の具体的内容，動機づけ，基本的能力，発達的課題，パーソナリティ傾向，家族および社会生活システムの特徴，対人様式の特徴，病態水準，適応能力の程度と様式等）を基にして，当該患者にとっての集団精神療法の効用と適応性を検討することを目的として行われる。すなわち，患者に集団精神療法固有の効果を直接体験する機会を提供して，それによって集団精神療法の適応性を実地検討する手法である。

この手法は，心理力動のアセスメントをより立体的にし，治療目標を仮説的に設定する

のみならず，患者にとっては短期の治療的体験となり，また集団精神療法への**ウォーミングアップ**[30]，あるいは練習の効果がある。ここでの，わくわくどきどきする体験が，後の集団精神療法の動機ともなる。セラピストはこの段階で，アセスメントや**集団設計**[30]を修正する。なお，入院治療の場合，治療や病棟適応へのサポートシステムとして機能する側面もある。　　　　　　　　　　（室城隆之）
関連項目：集団契約[29]，導入面接[28]，セラグノーシス[7]
参考文献　石田スミ子ほか(1985)，小谷英文(1990)

導入面接

Preparation Interview

インテーク面接，**スクリーニング・オリエンテーション・グループ**[30]の結果を基に，集団精神療法導入に際しての約束事を起点にした個人契約を結ぶための面接。

患者はこれから始まる集団精神療法についてファンタジーや不安を抱きやすいため，それが治療開始後の**抵抗**[29]の源となりやすい。そのため集団精神療法の導入に際しては，患者の不安を取り除いたり，ファンタジーを修正して，現実的にどのような効果が期待できるのかを説明することが重要である。具体的には，セラピストがメンバー候補者に，集団精神療法がどういうものであり，何が期待されるかについてのオリエンテーションを行い，その上で患者の動機づけおよび参加の意志の確認をする。そして患者の個人目標の確認に始まり，グループ内活動の**グラウンド・ルール**[30]，時間，料金と支払い方法，その他の実務的な約束事を起点にして各患者との間で個人契約を結ぶ。その際セラピストと患者が，お互いの責任を確認し，主体性をもって契約に臨むことが大切であり，ここでの作業が，後の**治療同盟**[29]の基礎を作るものとして，極めて重要である。　　　　　　（室城隆之）
関連項目：集団契約[29]
参考文献　小谷英文(1990)

治療構造

Therapeutic Structure

Freud, S. が創始した精神分析学は，仮説に基づき，一定の心理学的空間設定において，治療者の客観性を保持するための一定の心理機能操作（**中立性**[30]）を基盤にした体系的な介入手続きから得られる臨床資料の積み重ねによる経験科学である。Freud 自身による論理的組み立ては，極めて自然科学的心理学のパラダイムによるもので，実験心理学の創始者のひとりといわれている Helmholtz, H.L. にのっとったものであり，患者に対して，設定された心理学的空間が，治療構造空間である。治療者が，この治療構造空間内で，理論的仮説に基づいた逐時の治療仮説を実験的に投げ入れ，その反応のプロセスにおいて仮説の検証を共同研究者となる治療者と患者の共同作業によって果たしていくのが精神分析である。成果の最終的検証は患者の治癒によってなされる，というものである。1970年代の集団精神療法家による精神分析への**一般システムズ理論**[31]の導入以降，治療構造の機能的様態の分析と，積極的な活用が共に可能になった。例えば，病棟グループと小集団療法グループ，さらに個人療法との相互影響性を踏まえた治療デザインの構築である。

　　　　　　　　　　　　　　　（西川昌弘）
関連項目：セラグノーシス[7]，集団設計[30]，集団構成[29]

グラウンド・ルール

Ground Rule

　集団精神療法の開始時に，セラピストとメンバーとの間で設定される基本ルール。治療契約の基となり，集団精神療法システムを動かしていく基本ソフトである。**精神分析的集団精神療法**においては，①思ったこと，感じたことは何でも話す（自由連想的発話），②他の人の話を聞いてみる，自分の意見を言ってみる，③グループ内での話は外に持ち出さない（内密性），④遅刻，欠席をせず，時間を守る，がその中心的内容である。

　自由連想的発話（free associative talking）は，むろん精神分析における自由連想の等価物であり，ルールとして共有することで**抵抗**の扱いが可能となる。一方セラピストは**治療的雰囲気**を醸成する必要がある。メンバーから発せられるものがモザイク・メイトリックス的に何でも取り上げられるとき，グループ内の言語活動の幅は拡がり，治療的な素材を生み出す。**Foulkes, S.H.**（1964）は「自由に漂う議論（free floating discussion）」という言葉を用いた。

　内密性（confidentiality）とは，治療状況において，そこで話されたことを治療外にもらしてはいけないという原則である。グループ境界が明確となり，グループ内の安全性が保証されると共に，グループが治療のための特別な空間として位置づけられる。（**室城隆之**）

関連項目：集団契約，精神分析的システムズ技法，導入面接

参考文献　小谷英文（1998）

集団契約

Group Contract

　個人契約とは別に，グループ内でメンバーとセラピストとの間に真に要求されるすべての責務と見込みをあげたグループ全体の合意。**抵抗**が契約に従うのに失敗することで表現されることからも非常に重要である。集団契約の基本要素としては，**セッション**を行う場所，時間厳守，メンバーの追加や変更，出席，料金，グループ外行動に関する契約，内密性，グループに参加する態度，**集団目標**に関する方針などがある。

　セラピストとメンバー全体との合意によって設定される，具体的にどのようなグループ内活動ができることを目指すかというグループ全体の目標を集団目標と言い，このグループで具体的にどうなれることを目指すかという各メンバーの治療目標を個人目標と言う。集団目標は個人目標の共通部分から個人目標を遂行していく治療的作業の基盤となる治療的風土を創ることを前提として構成され，個人目標は集団目標との関連から構成される。集団目標も個人目標も，個人およびグループの進展によって，修正，再構成される。

（**室城隆之**）

関連項目：グラウンド・ルール，導入面接，グループ風土／治療的雰囲気，集団基準

参考文献　小谷英文（1998），Pinney, E.L. & Slipp, S.（1982）

集団構成

Group Composition

　ヘテロ・グループ（heterogeneous group）：性別，年齢，診断カテゴリー，人種的背景等

において，異なった性質を持ったメンバーで構成されたグループ。ヘテロ・グループの限界は，効果的な**コミュニケーション**[185]を提供するのには，充分な同質性が必要であることにある。

ホモ・グループ（homogeneous group）：同じ性別，同じ一般的な診断カテゴリー，同じ年齢層，同じ社会経済的，同じ人種的背景等，同じカテゴリーのメンバーで構成されたグループ。すべてのカテゴリーが必ずホモである必要はなく，部分的にホモである場合も含む。ホモであることは，**集団凝集性**[194]を促進する傾向があるが，ヘテロの構成の場合に見られるような**フィードバック**[95]の多様性は制限される。

ミラー・パーソナリティ（mirror personality）：グループ内でミラー反応を起こすような人物。精神療法グループの構成においては，同じあるいは類似した問題を持つ2人の患者を置くと，お互いの行動を反映し，お互いに自分自身を対象化して見る機会を与える，という効果がある。　　　　　　　　（室城隆之）
関連項目：集団設計[30]，治療構造[28]，導入面接[28]，フークスの概念[3]
参考文献　小谷英文(1998)，Pinney, E.L.(1982)

集団設計

Group Design

集団精神療法の有効性を高めるには，準備段階としての集団設計が非常に重要である。セラピストの治療責任において集団設計のプロセスを進め，各候補者に一貫した自我への支持体験を提供することによって展開する**治療同盟**[31]の基礎体験にこそ集団精神療法の成功の鍵がある。集団設計には，その対象と臨床現場の現実によって決定される。まず，仮設計として，対象となる候補者を具体的に思い浮かべ，その事例資料分析による**アセスメント**[104]の結果から，各候補者にとって意味のある目的と治療目標を立て，その実現のために必要なメンバー構成と**治療構造**[28]を検討する。次に，各候補者の個別面接によってさらなるアセスメントを進めながら，仮設計に基づく期間限定の**ウォーミングアップ**[30]を兼ねた**スクリーニング・オリエンテーション・グループ**[27]へと導入する。そこでの実際から得られる各候補者の事例資料によって，仮設計に必要な修正を加え，本設計を行うのである。

設計にあたっては，**集団サイズの影響**[194]を無視することができない。理想的なセラピー・グループのサイズは4〜8名であるとLoeser, L.H. (1957) は指摘している。また，治療方法，治療構造，治療メカニズム，メンバーという資源，薬など，治療を促進させるあらゆるもの，すなわち治療的エージェントの活用可能性がさまざまに，総合的に検討されるべきである。　　　（井上直子・山田恵美子）
関連項目：グラウンド・ルール[29]，集団契約[29]，集団構成[28]
参考文献　小谷英文(1999)

オブザーバーシップ

Observership

オブザーバーとは，グループの中，物理的にはセッション室に居ながら，発言はせず観察を通じて参与する観察者のことである。オブザーバーは発言はしないものの，観察作業を通じて，**グループ・プロセス**[193]に参与するスタンスを保つ。**Tグループ**[139]やプロセス・グループでは，グループ・プロセスの理解を促進するために集団成員の中から一人オブザーバーを選び，グループ・プロセスの全体，雰囲気，患者間のやりとり，黙っている

患者，相互の感情などを観察する方法を取ることがある。その場合，オブザーバーは，**セッション**[31]の最後に数分間や振り返りのためのセッションで，観察した事柄を報告し，集団成員のプロセス理解に貢献する。集団成員はグループの中で生じたことをすべて覚えていることは困難であり，また，自己の感情に強く影響されていることが多く，独立した機能単位であるオブザーバーの報告は，重要な役割を果たす。また集団精神療法において設定されたグループシステムに包含されるオブザーバーという独立した観察ユニットの存在は，集団成員にとって，**行動化**[31]の頻出を抑制する支持的機能を果たす。他方，オブザーバーシップを**グループ・メンバーシップ**[191]の機能のひとつに組み込む考え方もある。これは，セラピストのリーダー機能としての **Sullivan, H.S.**[146]の言うところの「参与しながらの観察」を，セラピスト以外の集団成員もグループ内相互作用機能の展開に働かせるという意味であるが，それは本来メンバーシップ機能の重要な一側面である。（稲村　茂）

関連項目：集団成員性[191]，リーダーシップ[193]

参考文献　Sullivan, H.S. (1953a), 鈴木純一(1999a), Wong, N.(1985), Yalom, I.D.(1983)

コ・セラピー

Co-therapy

2人以上のセラピストで行う精神療法の形態。**Yalom, I.D.**[31] (1970) は，コ・セラピーの利点として，①相互に補足，支持し合うことから，観察等の幅が拡がること，②患者が各々のセラピストに対して異なった反応をするため，**転移**反応[78]の可能性が拡がること，③異なった役割を担ったセラピスト同士が，率直に協力し合う姿を見ることで，患者が葛藤を克服するモデルを得られること，④初心

のセラピストの成長に役立つこと，等を挙げている。しかし一方で，コ・セラピスト間の関係が良くない場合には，患者の葛藤をそのままコ・セラピスト間で再現（例えばコ・セラピスト間の競争，分裂等）してしまう。

患者の持つアンビバレントな感情が，各々のコ・セラピストに分裂されて**投影**[31]されることは，コ・セラピストの分裂（splitting of co-therapists）と呼ばれる。分裂は原始的な防衛機制であり，対象はすべて良いか，すべて悪いのどちらかに見られ，1人のコ・セラピストはネガティブな感情の対象となり，もう1人のコ・セラピストはポジティブな感情を受けることとなる。このプロセスは患者がアンビバレントな感情を1人の対象に向けて表現することを妨げるが，セラピストが巻き込まれずに協力することで，治療的展開が可能となる。　　　　　　　　　（室城隆之）

関連項目：精神分析的集団精神療法[31]，作業同盟／治療同盟[31]，集団設計[30]

コンバインド・セラピー

Combined Therapy

コンバインド・セラピーとは，同一の治療者が同一の患者に対して個人精神療法と集団精神療法を組み合わせる並行療法（concurrent therapy）の一種である。人格障害や**境界例**[173]といった性格防衛の強い困難患者や**思春期**[169]，**青年期**[171]の患者への効果が示されている。並行療法としての導入や内密性の取り扱いなどの技法的留意点に関しては，**Scheidlinger, S.**[31]& Porter, K. (1980a) がまとめている。わが国では，小谷英文 (1981) が，青年期の患者の**抵抗**[31]の克服を中心に，その技法的留意点に関して事例に基づいて検討している。個人と集団の両治療法の境界を明瞭にしておくことが**治療構造上**[28]重要である。

(能　幸夫)

関連項目：コンジョイント・セラピー[32]
参考文献　Bieber, T.B. (1971)

コンジョイント・セラピー

Conjoint Therapy

コンジョイント・セラピーとは，異なる治療者が同一の患者に対して個人精神療法と集団精神療法を組み合わせる並行療法の一種である。**Scheidlinger, S.**[39] & Porter, K. (1980a) によれば，**作業同盟**[37]と**転移**[18]にかかわる**治療構造**[23]が積極的に分けられていることへの効果性が**コンバインド・セラピー**[31]とは異なり，多重転移と転移の分裂が容易に発達しやすいことが指摘されている。患者の意識的無意識的操作によるこの治療構造を利用した**抵抗現象**[17]が生じやすく，治療者間の**逆転移**[2]が誘発されやすい。治療者同士の信頼関係と安定した**コミュニケーション**[185]が肝要である。
　　　　　　　　　　　　　　（能　幸夫）
関連項目：徹底操作過程[12]

期間制限集団精神療法

Time-limited Group Psychotherapy

あらかじめセッション数などの期間が定められた集団精神療法。短期集団精神療法 (short-term / brief group psychotherapy) とも言う。マネージド・ケア (managed care) の台頭による費用効果性の要請が強い昨今，非常に関心の高い処方のひとつである。期間制限様式の積極的意義を活かした特有の集団精神療法技法を展開した MacKenzie, R. (1990, 1993) は，**心理教育**[103]や危機管理や支持などの多様な目標を達成することができるとしている。集団構成[30]は，早期にグループ発達[70]の第一段階を乗り越えるために，**集団凝集性**[194]や普遍性を促進するメンバーの同質性を重要視しており，治療目標，診断カテゴリー，発達段階などがその指標として挙げられる。また，期間制限様式には，時間のプレッシャーが治療的作業を加速し，長期の依存を妨げ，変化に対する個人の責任感の増加や分離－独立を勇気づけるという特徴が指摘されている。
　　　　　　　　　　　　　　（中川剛太）
関連項目：治療要因[3]，集団設計[30]
参考文献　Piper, E. ほか (1992)

「グループの中の個人」／「全体としてのグループ」

"Individual within a Group" / "Group as a Whole"

「グループの中の個人」アプローチと「全体としてのグループ」アプローチは，ともに**精神分析的集団精神療法**[3]の代表的な技法的アプローチであり，集団の力動的プロセスを**治療プロセス**[70]のなかでどのように用いるかの力点の違いと，介入の軸の違いによって，区別される。

「グループの中の個人」アプローチは歴史的には，集団精神療法の初期に強調されたアプローチで，Wolf A. & Schwartz, E.K. (1962) に代表される。介入の軸は個人力動に置かれ，**転移**[18]に重要な精神内的問題にすべての焦点が当てられる。集団力動は，治療プロセスの妨げとなるとされていた。「全体としてのグループ」アプローチは，イギリスで発展したアプローチで，**Bion, W.R.**[749]に代表される。介入の軸はグループ全体に置かれ，集団の深層心理学的流れとしての基底的想定への**直面化**[35,125]に限定することを強調する。集団力動が治療プロセスの中心となる。現代の集団精神療法の実践は，これら二つのアプロー

チをシステム論的に統合したアプローチ (Kissen, M., 1976, 1993; 小谷英文, 1985a) が主流となっているが，個人の心理的成長という治療の観点からは，「グループの中の個人」アプローチが基本となる。　　　（能　幸夫）

関連項目：精神分析的システムズ・アプローチ[7]，精神分析的システムズ技法[33]，コンフロンテーション[125]

「今・ここで」/「あのとき・あそこで」

"Here-and-now" / "There-and-then"

「今・ここで」の介入とは，現在の治療セッション[33]の出来事，現在，ここで生じている現象に焦点化された介入である。「今・ここで」の介入は，現象学的，実存的な体験過程を重視する介入であり，**Rogers, C.R.**[150] の**エンカウンター・グループ**[140] や **Yalom, I.D.**[71] の**対人関係集団精神療法**[7]で強調される介入アプローチである。「あのとき・あそこで」の介入とは，集団精神療法で再演される現象の歴史的・発生論的洞察を促す介入で，人格の再構成を助ける精神力動的介入である。Wolf, A. ら以降の伝統的な**精神分析的集団精神療法**[7]は，基本的にこの介入を重視する。技法論的には，「今・ここで」の介入は，グループの「見えるプロセス」を正確に記述する基本介入で，「あのとき・あそこで」の介入は，グループの「見えないプロセス」を，**グループ・プロセス**[193]の経過や歴史を繋ぎながら想起させる介入である。「今・ここで」の介入は，グループが防衛的に「あのとき・あそこで」の話題に終始しているときに，「あのとき・あそこで」の介入は，グループが「今・ここで」の**転移現象**[73]に体験的に巻き込まれているときに，それぞれのプロセスの展開を可能にする意味ある機能をもった介入となる。　　　（能　幸夫）

関連項目：精神分析的システムズ技法[33]
参考文献　小谷英文（1985a, 1987b），Yalom, I.D.（1975）

精神分析的システムズ技法

Psychoanalytic Systems Techniques

1970年代以降に試みが始まった，**精神分析的集団精神療法**[7]の理論をシステムズ理論の原理によって再構築した技法論。集団，個人，個人精神内界のそれぞれを他と区別可能なシステムと仮定し，それぞれの境界を形成すること，保持すること，開くこと，閉じることを援助すること，すなわち境界機能に着目した技法が中心に位置づけられる。これが境界操作（boundary operation）であり，境界そのものを変化のための介入ターゲットと捉え，刺激し，その機能に変化をもたらそうとするのである。境界には情報とエネルギーの交換を調整する重要な機能を持っている。この透過性機能を変化させることは当該システム内に力動的な変化をもたらす。**一般システムズ理論**[33]の集団精神療法への適用可能性をレビューし，技法構成を行ってきた Kissen, M. & Kotani, H. (1983)，小谷英文 (1985a, 1993b, 1995a) から以下に技法をいくつか紹介する。

サミング（summing）とシステミング（systeming）：当該システムの境界を閉じたり開いたりする介入。セラピストは両介入を適切に組み合わせることによって境界機能を活性化させる。サミングとは，当該システム境界に焦点をあて，境界を閉じ，透過性を低めることによって，システムとしての**凝集性**[195]を高め，安定を維持する介入である。外との情報やエネルギーのやり取りを一旦控え，今ある自己システムを実感し，感情過程を活性化させることを起動する。一方，システミン

グとは，当該システム境界を開き，透過性を高めることによって，他のシステムとの交流を増進させる介入である。外との情報やエネルギーの交換によって，新しい自己システムの構築や再編成の材料を得ることを起動する。

コンテイニング（containing）：当該システムから出された情報やエネルギーを，他のシステムが器となって一旦預かる介入である。メンバーの抱え切れないものを，器としてのセラピストあるいはグループに預けることによって，メンバーの心理的空間が広がり，再び抱えることのできるように自己システム内を整えることがきる。境界機能の抱える力がつくまで，他のシステムの境界機能の力を借りると言ってもよいであろう。

ジョイニング（joining）とミラーリング（mirroring）とパラダイグマティック・アプローチ（paradigmatic approach）：治療困難な人々への取り組みとして発展してきた，**抵抗**分析↗を促進する技法とその技法を中心としたアプローチ。ジョイニングとは，当該システムのサブシステムとしての抵抗に加担する介入である。ミラーリングとは，ジョイニング技法の一手法として，自我機能のパターンをそのままに映し返す介入である。これらを総称するパラグマティック・アプローチは，**解釈**↗以上に体験的要素を生かし，防衛を保護しつつ，メンバーの自覚を高め，抵抗がより自我の統制下で吟味できるように助けることによって，自己理解を深めることを目指す介入である。

モザイク・メイトリックス（mozaic matrix）：**統合失調症**↗を対象として発展してきたが，どの病態水準であっても，**グループ発達**↗の初期において重要かつ有効な介入。メンバーがそれぞれのままにグループに安心して居られることを積極的に保障するために，分裂機制を利用したぶつ切りの**コミュニケーション**↗を促進する。当該システム境界の透過性を高め，かつ境界をそのまま保持することを支持することによって，自由連想的発話を活性化すると考えられる。

モデリング（modeling）↗：グループ発達の初期において，安全な表現・表出空間としての**グループ風土**↗を形成するために，セラピストがメンバーの無意識的／意識的な表出・表現への支持的反応と共感を示しながら，セラピスト自身も自由な表現をモデルとして提供すること。グループ境界が形成されるにつれて，メンバー相互のモデリングも生じるようになる。

モールディング（molding）：メンバーそれぞれの自己表現を吟味し，自我システム境界の再構成を起動するために，セラピストがモデリングによって表出・表現された各メンバーの特徴に対して理解と**フィードバック**↗による型どりを行うこと。メンバー固有の存在感が浮き彫りにされるにつれて，メンバー自身およびメンバー相互によるフィードバックも活発になされるようになる。

パターニング（patterning）：モールディングによってフィードバックされた固有の表現型をメンバー自身が自分の型として納得できるかどうかを探究するために，グループ内相互作用を活性化し，相互に型を認め合い保証する過程を促進すること。次第にメンバーそれぞれの主張が強くなり，互いに自己感を高め，自己の凝集性を高め強化するようになる。

シェイピング（shaping：**行動形成**↗）：パターニングによって安定したパーソナリティ構造を基盤とするメンバー固有の表現をさらに練り上げるために，メンバー相互が表出に対する解釈を行う過程を促進すること。個人の境界の内と外における体験が区別され，無意識的体験へのコンタクトが付き易くなり，表出がより表現へと化し，表現に深みが生まれるようになる。

（井上直子）

関連項目：システムズ概念↗，コンテイン↗，スポ

ットニッツ →40, 境界例 →173, グラウンド・ルール →39, 問題患者 →13

直面化／明確化／解釈

Confrontation / Clarification / Interpretation

　精神分析における洞察を促進するための分析技法には主な技法として直面化，明確化，解釈，徹底操作があげられる。

　直面化とは，これまで避けていた葛藤，防衛の存在，現実意識の弱化を指摘することで，患者に自分自身を探究する素材を提供することである。明確化は，直面化と前後して用いられる技法であり，患者が提供する不鮮明な情報の中から暗示された精神内界のすべての要素を掘り起こし，言葉をシンプルにして患者が表現していることを明確にすることである。とりわけ防衛の動因や様式が焦点化される。解釈は，意識されている素材と無意識的な意味，源泉，歴史とを結びつけることである。例えば，メンバー同士の緊張感が高まると笑みを浮かべるメンバーに対して，彼らが話しをしているときに笑いますね，とその笑いを指摘するのが直面化である。次に，あなたは何かを回避しているように見える，とか，笑っている時にとても怒っているようだ，と伝えるのが明確化である。そして，笑いがメンバーたちへの怒りを隠し，父親の前で良い子を演じる一つの戦略である，と伝えるのが解釈である。

　その時々で，不必要な手順は省略されるが，どの技法も**作業同盟** →37 に基づいて，作業可能と判断される適切なタイミングで，患者にとって利用可能な形にして伝えられるべきである。それらは治療者の側の**中立性** →38 の維持に基づいている。また，個人療法において患者がこれらの作業を自発的に行うように，集団精神療法においてもメンバーが分析技法の担い手になる。精神病者，人格障害，**神経症者** →173，**児童期** →169，**思春期** →169，**青年期** →171 といったポピュレーションを問わず，「親から言われることは素直に聞けないが，仲間からの指摘は胸に響く」ように，メンバー同士の介入は心理作業を効果的にする (Glatzer, H.T., 1978)。そこに集団精神療法の治療的潜在力と醍醐味がある。メンバー同士での自発的な直面化，明確化，解釈が深化していくことは作業同盟の確立と**グループ発達** →70 の指標である。また特定個人のみならず，サブグループやグループ全体に向けてもなされる。**タビストック・グループ** →7 では，グループに共有された無意識の解釈をグループ全体に向けて行うことが治療者の主な仕事となる。

（橋本和典）

関連項目：コンフロンテーション →125，抵抗 →17，徹底操作過程 →72，「グループの中の個人」／「全体としてのグループ」 →32，「今・ここで」／「あのとき・あそこで」 →13

参考文献　Greenson, R.R. (1967)

ホールディング（抱え込む）

Holding

　Winnicott, D.W. (1965) が，自我の脆弱な**統合失調症者** →174 への治療技法として用いた概念。これは「ほど良い母親（good enough mother）」が乳幼児に対して感受性豊かに適応して子どもの欲求を汲むときの機能であり，それが継続され，維持されて，あてになることによって，子どもの自己が統合され存在し始めるための基盤となっていく。そのような機能が存在する発達促進的な環境を「**ホールディング環境（抱え込む環境：holding environment）**」 →130 と呼ぶ。この機能が破綻するとき，想像を絶する不安を体験したり，生きることの流れを中断されたりし，子どもは自らを抱えるために迎合的な「偽りの自己

(false self)」を発達させることになる。治療集団においては，さまざまな活動に没頭して十全な自己探求を営めるようなグループ環境に対する安心感を提供することが，とりわけ初期位相においては重要な課題となる。また，自我の脆弱な患者を対象とする場合，このようなホールディング環境の醸成は中核的課題であり，その体験そのものが治療的成果となる。　　　　　　　　　　　　（秋山朋子）
関連項目：コンテイン[36]，精神分析的システムズ技法[33]
参考文献　Winnicott, D.W. (1972)

コンテイン

Contain

　Bion, W.R.[149] (1970) が，自我の脆弱な**統合失調症**患者[174]の治療機序に関する中核概念として挙げた用語。患者が自分の精神機能によって処理しきれずに放出した有害な要素（β要素）を害のない要素（α要素）へと解毒，変形させること。表象を用いた**コミュニケーション**[185]が十分にできない患者は，絶えがたい不安や恐怖，自己の人格の一部や対象関係を分裂して治療者に**投影**[31]したり**行動化**[31]を起こしたりする。治療者は患者の内的過程の動揺や混乱を掘り起こすことはせず，そのまま包みあげ，自我境界を再保証し，意味を理解し，言語化することを通して毒性の中和を果たす（α機能）。この，**投影性同一視**[31]によって治療者に投げ込まれたものを内容（コンテインド；contained），治療者の受けとめの機能を容器（コンテイナー；container）と呼ぶ。このコンテインの過程によって患者は一度放出したものを再摂取することができ，次第に治療者の果たすその機能を取り入れ，自らをコンテインできるようになり，それによって心的成熟を遂げることができる。治療集団においてはグループそのものが容器の役割を果たすため，安全感を保障する守りの機能を大きく持つことができる。　　　　　（西村　馨）
関連項目：精神分析的システムズ技法[33]，作働グループ[17]

快感原則／現実原則

Pleasure Principle / Reality Principle

　人間のすべての精神機能は，当初は快を求めて不快を避けるという快感原則に支配されているが，自我の発達とともに，幼児期のイドの一次過程に変わって自我の二次過程（知覚，判断，学習，推理，想像，記憶，言語などの現実的思考）が発達し，現実原則に従って行動できるようになると Freud, S. (1911) が指摘したことはあまりにも有名である。快感原則の下では，緊張の解消や欲求の充足が直接的，即時的に図られる。そこには，現実，時間，秩序の影響を受けない，幼児的結果を考えない，といった特徴が見られる。一方，現実原則においては環境に適応していくために，不快に耐え，欲求の充足を延期したり，あるいは欲求の充足を断念したり，別の充足の道を探したりして，より息の長い満足や自己保存を求めるようになる。諸々の精神病理は，この発達に失敗し，快感原則のもとにある状態と言えよう。集団精神療法においては，集団全体が欲求充足に駆り立てられることがある。Appelbaum, S.A. (1963) は**Tグループ**[139]のリーダーに関わる諸々の反応から快感原則を検討し，現実原則へと移行する過程の集団力動を詳細に論じた。また，**Bion, W.R.**[149] は快感原則優位の集団の心的活動と現実原則に基づくものとを**基底的想定グループ**[17]，**作働グループ**[17]と概念化した。いずれにせよ，治療集団活動に現実原則が打ち立てられることが治療成果と言え，その具体的共有物とし

て治療活動の起点となる**グラウンド・ルール**や契約が重視されるのである。（室城隆之）
関連項目：抵抗🔗, 行動化🔗, 禁欲規則🔗, 集団契約🔗, エディプス力動🔗

禁欲規則

Abstinence

Freud, S. (1915) によって提唱された精神分析の技法規則の一つで，セラピストが患者に**転移性の満足**🔗を与えてしまうことを戒めた規則である。元々は，転移性の満足を与えないことによって欲求不満を増大させ，**退行**🔗を促し，転移神経症の出現，認識，理解を推進し，徹底操作と構造変化を期待したものであるが，同時に，患者の欲求，エネルギーを患者の中に保持し，それを患者が変化をすることに駆り立てる力として役立てるべきだということを意味している。物理的な禁欲だけではなく，患者の**快感原則**🔗を充たすような行為すべてに対する禁欲を言っているのであり，現在は，セラピストが自らの快感原則に基づいて，治療に逆行するような言動をとることをすべてを戒めることを指して，用いられている。 （室城隆之）
関連項目：神経症🔗, 中立性🔗, 抵抗🔗

作業同盟／治療同盟

Working Alliance / Therapeutic Alliance

作業同盟は，グループで治療的作業に取り組むところに内在するセラピストとメンバー同士およびグループ全体の自我による現実的かつ意識的な協力関係であり，治療促進的な力として働く。そこには，自由連想，相互**フィードバック**🔗といった**グラウンド・ルール**の作業課題を土台として，それらを自分の改善や成長のために用いることができるという感覚がある。

一方，治療同盟は治療目標に取り組むところでの，セラピストとメンバーの間の意識的な協力関係を意味する。心理療法システムのイメージが共有され，**修正情動体験**感覚🔗の実感および相互の信頼感が基盤となって，洞察や統制を達成するようにともに作業することに合意したところで形成される。そこには，観察自我と体験自我とに治療的分裂（therapeutic splitting of the ego）が起きていることが欠かせない。また，強い陰性**転移**🔗および**抵抗**🔗が生じる位相において治療を継続させるためにも必要である。セラピー体験を基に，治療目標がより焦点化されることは治療同盟の展開と言えよう。 （山田恵美子）
関連項目：グループ風土／治療的雰囲気🔗, 集団契約🔗

参考文献 Greenson, R.R. (1982), Glatzer, H.T. (1978), Zetzel, E.R. (1956)

能動的治療者／受動的治療者

Active Therapist / Passive Therapist

治療者の役割特徴は，かつて能動的－受動的連続体でみなされ，指示－非指示ラインで捉えられていた。しかし指示と能動を同義ととらえることには問題があった。現代では，理論の発展，立体化を経て，治療者の能動的態勢と行動的指標としての非指示性は矛盾しないことが明らかであるので，直線的，一義的な能動－受動ラインで治療者役割を規定することは棄却されつつある。統合的アプローチが必要と強調される重要なポイントがここにある。治療者システム機能としては，患者および患者集団が展開する心理・集団力動への積極的関心および分析的機能を能動的に常

時働かせておかなければならない。その一方で，患者および集団に対しては最大限の自由反応空間を提供する，その行動・表現的特徴は受動的なものとなる。この態度と表現行動の立体的組み合わせが，現代の治療者の統合的な能動／受動的あり方である。

(山田恵美子)

関連項目：精神分析的システムズ・アプローチ *7*, システムズ・センタード・セラピー *7*
参考文献　Rutan, S. & Stone, W. (1984, 1993a), Rutan, S. (1993b)

垂直的様式／水平的様式

Vertical Form / Horizontal Form

集団精神療法は大きく言って，「過去から抜け出そうとする個人」が「グループという現実を生き切る」営みと言えよう。Kissen, M. (1976) は前者への接近法を垂直的様式，後者への接近法を水平的様式と呼んだ。垂直的様式は，「あのとき・あそこで」の介入 *33*,「グループの中の個人」アプローチ *32* を特徴として，個人の歴史的再構成と精神内的力動パターンの分析に焦点を当てるものである。Freud, S. に由来する1対1状況の精神分析手法をグループ状況に移し変えることを主張する Wolf, A. や Schwartz, E.K. らがその代表である。一方，水平的様式は垂直的様式と対をなすアプローチであり，「今・ここで」の介入 *33*,「全体としてのグループ」アプローチ *32* を特徴として，グループの全体的メイトリックスに見られる相互作用パターンの解釈 *33* に焦点を当てている。Lewin, K. *748* の場理論 *783* や Foulkes, S.H. *749* の影響が大きい。Kernberg, O.F. *744* (1975) や Kissen (1976) は両様式の有機的統合を一般システムズ理論 *24* の視点から検討し，技法原理として示唆している。

(中川剛太)

関連項目：精神分析的集団精神療法 *7*, メンタル・メイトリックス *7*, グループ・アナリシス *724*, タピストック・グループ *7*, 精神分析的システムズ技法 *33*
参考文献　Wolf, A. (1949, 1950), Lewin, K. (1948)

中立性

Neutrality

中立性とは治療者の態度を規定する特性の一つで，社会的，道徳的，宗教的な価値観といった外的基準に対する非判断的な姿勢だけでなく，患者に生じる**転移**的欲求 *78* を忌避せず，展開を妨げることなく分析素材とする姿勢を意味している。当初，中立性は分析家の「真っ白なスクリーン」の機能を保証するものとしてとらえられ，受動性や反応の乏しさといったニュアンスを多分に含んでいた。しかし，患者との相互作用が重要視されるにつれてより機能的な技法的中立性 (technical neutrality) が注目されるようになった。**Kernberg, O.F.** *744* (1984) は**境界例** *773* の分析治療から，患者が多用する**投影性同一視** *73* に治療者が巻き込まれ，患者の内的世界に取り込まれる必然的過程を治療者自身が認識することから治療的展開が生じることを示した。患者の超自我，自我，イドとの距離を中立的に取るという能動的な関与は人格障害をはじめとする自我欠損を持つ患者や自我発達途上の**思春期** *769* や**青年期** *771* の患者には不可欠の姿勢である。なお，集団療法や**家族療法** *756* においては，複数のメンバーに対して平等な注意を向けることを意味することがある。　　(橋本和典)

関連項目：禁欲規則 *37*, 逆転移 *79*

オルモント

Louis Ormont (1918-)

アメリカ人心理学者。元コロンビア大学 (Columbia University) 教育学部教授。集団精神療法における契約とそれに関連する**抵抗**[17]、およびその取り扱いに関する理論化と技法開発に多大な貢献をした。治療的効果を妨げ、早期に**ドロップ・アウト**[24]を生じさせる集団抵抗を軽減し、メンバーの自律性を促進するために、セラピーの準備期やその初期に高度に系統だったオリエンテーション法を導入した。メンバー達はお互いにグループ契約（**集団契約**[20]）からの**逸脱**[137]を指摘し、個人的な抵抗を処理するように訓練され、メンバー達が契約からの逸脱を処理するのに失敗しているときには、集団抵抗が働いているものと想定して、探究を行った。また、**Spotnitz, H.**[20]とともに働き、頑固で手に負えない抵抗を弱めたり、最終的にはグループでの分析的探究を可能にしたりする上で非常に効果的な介入であるジョイニングとミラーリングを用いた。　　　　　　　　　　（中川剛太）

関連項目：精神分析的システムズ技法[31]、問題患者[73]、境界例[173]

参考文献　Ormont, L. (1959, 1962, 1968)

ギャンザレン

Ramon Ganzarain (1949-)

アメリカ人精神科医、精神分析家。チリ精神分析協会の初代会長、チリ精神分析学会の初代理事。1968 年から 1987 年までトピーカ精神分析研究所、1987 年以降はアトランタ精神分析研究所で臨床・研究を行った。カール・メニンガー精神医学校の元教授、カール・メニンガー集団精神療法元部長でもある。**Bion, W.R.**[149]から指導を受け、Bion による集団精神療法技法を展開し、**対象関係集団精神療法**[7]を提唱した。対象関係論と**一般システムズ理論**[24]の統合を試みたことでも知られる。苛酷なイメージを呼び起こす「悪い母親」グループに関する理論検討を行った。また、近親姦の外傷体験を持つ人とのグループ実践研究を行った。　　（中川剛太）

関連項目：前エディプス力動[76]、マザー・グループ[20]

参考文献　Ganzarain, R. & Buchele, B.J. (1988), Ganzarain, R. (1989)

シャイドリンガー

Saul Scheidlinger (1918-)

アメリカ人心理学者。金品を持たず、英語も話せないままポーランドから 1938 年、20 歳の時に移民。ユダヤ人後見人協会において、**Slavson, S.R.**[150]のもと、集団精神療法に出会う。潜在期の子ども達の**活動集団療法**[157]を皮切りに、自我心理学の立場から集団精神療法の実践・研究面に多大な功績を残した。ニューヨークにあるアルバート・アインシュタイン医科大学の精神医学（心理学）元教授。1970 年から 1980 年まで *International Journal of Group Psychotherapy* の編集委員長を務めた。1982 年から 1984 年までアメリカ集団精神学会の会長を務めた。**思春期**[169]・**青年期**[171]の集団精神療法の世界的権威であり、**マザー・グループ概念**[20]の提唱者である。グループダイナミックスと集団精神療法の統合に向けて貴重な仕事を続けている。　（中川剛太）

関連項目：同一視[19]、スケープゴーティング[22]、退行[20]、初期依存位相[12]、治療プロセス[10]

参考文献　Scheidlinger, S. (1980b, 1982a, 1997)

スポットニッツ

Hyman Spotnitz (1908-)

アメリカ人精神科医。ハーバード大学卒業後、ベルリンのフリードリッヒ・ウイリヘルム大学で医学博士号を取得。また、コロンビア大学で神経学における医療科学の学位を取得。臨床実践を始める以前は、ニューヨーク州神経学研究所とニューヨーク州精神医学研究所において神経生理学の研究に従事した。その後、ニューヨーク市での個人開業のかたわら、数多くの精神分析研究所の名誉会長を歴任した。精神分析や精神医学への貢献が認められ、1988年にジグムント・フロイト賞をアメリカ精神分析医協会より受賞した。現代集団精神療法の様式に関する創始者のひとりであり、**統合失調症者**[174]に対する個人／集団精神療法の理論・技法研究に多大な貢献をした。集団精神療法特有の集団抵抗に最初に注目した。また、クライアントの抵抗に沿うことで変化を生じさせるパラディグマティック・アプローチの技法論を展開した。

(中川剛太)

関連項目：精神分析的システムズ技法[3]、エディプス力動[16]

参考文献　Spotnitz, H. (1961, 1969, 1976)

ダーキン

Helen Durkin (1901-1996)

アメリカ人心理学者、精神分析家。1937年に患者とセラピストとの間に生じている関係性を強調する関係性療法 (relationship therapy) を実践しているランク派の Levy, J. とともに働き、後の仕事に大きな影響を受ける。ブルックリン児童相談センターでは、Glatzer, H.T. や Slavson, S.R. [150] とともに働き、子ども達やその母親達のグループ治療を行った。その後、ニューヨークにある精神保健卒後センターの訓練アナリストとなった。アメリカ集団精神療法学会では、集団精神療法の歴史および**一般システムズ理論**[3]に関する委員会の会長を務めた。精神分析理論に一般システムズ理論を導入する意義を論じ、**精神分析的システムズ・アプローチ**[7]を提唱した。

(中川剛太)

関連項目：治療プロセス[70]、集団過程[193]、システムズ・センタード・セラピー[7]

参考文献　Durkin, H. (1957, 1964, 1972)

パーロフ

Morris Parloff (1925-)

アメリカ人心理学者。米国立精神保健研究所において、精神療法と行動に関する介入部門、パーソナリティ部門の責任者を歴任。精神療法に対する臨床調査研究を促進することに多大な貢献をした。代表的な研究に、各種センターの協力による**うつ病**[174]に関する大規模な調査研究がある。1960年代後半に**精神分析志向集団精神療法**[7]を精査し、その理論的統合に向けて集団精神療法の主要アプローチを精神内界派 (Intrapersonalist; Slavson, S.R.[150], Wolf, A., Schwaltz, E.K.)、交流分析派－対人関係派－ (Transactionalsit-Interpersonalist-; Frank, J.D.[7], Bach, G.R., Berne, E.[180], Yalom, I.D.[71])、統合派 (Integralist; Ezriel, H., Whitaker, D.S., Lieberman, M.A.) の3つに分類した上で、集団社会システム理論と個人力動との統合の重要性を論じた。また、精神療法による変化のメカニズムへの関心が高く、理論の臨床技法への具体化に関して精緻な研究を行った。

(中川剛太)

参考文献　Irene, E. ほか(1989), Parloff, M. (1968,

1970)

パインズ

Malcom Pines (1925-)

英国人精神科医, 精神分析家。**Bion, W.R.** ₁₄₉の後を継いでタビストック・クリニックでグループセラピーの理事を務めた。1980〜1983年の間, **国際集団精神療法学会**₂₃の会長。グループ・アナリシス研究所の創設時からのメンバーであり, 現在 Group Analysis の編者も務める。Hopper, E. と並び, **Foulkes, S.H.** ₁₄₉の流れを汲む**集団分析**₁₂₄の重鎮。ロンドンを中心に集団分析の実践, 研究, 訓練にあたっている。　　　　　（中川剛太）

関連項目：タビストック・グループ 7, 治療共同体 121, ジョーンズ 143, メイン 143

参考文献　Pines, M.(1985), Pines, M. & Scheidlinger, S.(1998), Roberts, J. & Pines, M. (1991)

ピニー

Edward L. Pinney (1925-)

アメリカ人精神科医。ニューヨーク大学, テキサス大学の医学部精神科教授を歴任。アメリカ精神医学会レジデント研修委員, アメリカ精神分析医協会の会長を務めた。国際力動的心理療法研究会の創設者の一人でもある。**統合失調症者**₁₂₄に対する集団精神療法の臨床実践とその研究の先駆者の一人。集団精神療法の基本的原理, 技法, 留意点とともに, 実際の**セッション**₂₃の逐語録とその解説に大部を割いた古典 A First Group Psychotherapy Book を著すとともに, 集団精神療法の用語集を出版した。**Foulkes, S.H.** ₁₄₉のグループ・メイトリックス概念を継承しつつ, 独自の理論展開である**メンタル・メイトリックス**概念 7 を提唱して, 精神療法の治療メカニズムを説明している。　　　　（中川剛太）

関連項目：精神分析的システムズ技法 23

参考文献　Pinney, E.L. & Stein, A.(1970), Pinney, E.L. & Slipp, S.(1982), Pinney, E.L.(1994)

フランク

Jerome D. Frank (1909-)

アメリカ人精神科医。ジョン・ホプキンス大学精神医学名誉教授。心理学の大学院生時代にドイツで **Kult Lewin** ₁₇₈から直接指導を受けた。ハーバード大学で1934年に文学博士号, 1939年に医学博士号を取得した。サリヴァン学派の対人関係精神医学の流れにあり, **Yalom, I.D.** ₂₁とともに集団精神療法の**対人関係集団精神療法** 7 の代表である。入院患者や外来患者に対する集団精神療法の大規模な臨床調査計画を始めて実施した。また, 集団精神療法における患者の行動に関する再帰的パターン（役割）を記述した。とりわけ, 援助拒否的不平家, アシスタント・セラピストなどについて詳細に記述した。治療グループにおける**凝集性**₁₉₅の効用とその葛藤の理論化に貢献した。　　　　　（中川剛太）

関連項目：問題患者 73

参考文献　Powdermaker, F. & Frank, J.D.(1953), Frank, J.D. ほか(1952b), Frank, J.D.(1957)

ヤーロム

Irvin D. Yalom (1931-)

アメリカ人精神科医。スタンフォード大学医学部精神科教授。ジョン・ホプキンス大学での研修医時代に, **Frank, J.D.** ₂₁が行ってい

た集団精神療法に出会う。**治療要因**[?]と**集団凝集性**[194]に関する研究において多大な貢献をした。**エンカウンター・グループ**[740]の調査研究において，いわゆる「エンカウンター・グループの**心理損傷**[?]」という否定的な治療効果とその対策に対する貴重な研究を行っている。また，Sullivan, H.S.[746]の対人関係理論を背景に，メンバー間の「**今・ここで**」[33]の対人的相互作用を取り扱うことで，個人の自己理解や不適応的対人関係パターンを修正することを援助する**対人関係集団精神療法**[?]を包括的に集大成した。主著 *The Theory and Practice of Group Psychotherapy* は第4版までが改訂出版され，集団精神療法領域で最も広く読まれているもののひとつである。

（中川剛太）

参考文献 Vinogradov, S. & Yalom, I.D. (1989), Yalom, I.D. & Lieberman, M.A. (1971), Yalom, I.D. (1995)

サイコドラマ

編者の覚書

サイコドラマ・磯田雄二郎

　サイコドラマは集団精神療法においては特殊な位置にあるものとして認められている。それは外形的には非言語的・動作によるものであり，しかも運動と表現とを中心に組み立てられている。しかし，こうした外形的な差異は大きいものの，そこには集団精神療法としての大きな共通性が存在しているといって過言ではない。その共通性とは**集団力動**に他ならない。言語的なものであれ，サイコドラマであれ，そこには集団があり，集団力動があり，集団の治療的営為は集団力動を通じて行われるという点は共通なのである。そのためこの本においてはあえて集団の共通した側面としての「サイコドラマの集団力動」や「グループ・プロセス」についての解説は小集団精神療法や大集団精神療法等の部門に譲ることにした。他方，サイコドラマの独自の側面を示す用語や用法については理論的側面からも（「役割理論」のように），実践の側面からも（「コミュニティにおける実践」のように）取り上げて論じるようにした。特に後者の実践側面については，従来のこうした書籍においては看過されがちであるが，実際にサイコドラマを行う人間にとっての必要は大きいことからあえてこのグロッサリーに採用した。こうした実践項目は20項目に上っており，これは本章の大きな特色となっている。

　この部門ではサイコドラマの定義から，理論的背景，他の療法との関係，基本概念，個別的に重要な理論的概念等をあげて，実践の項目に繋げ，さらにこの部門の先駆者達を網羅するという形を取った。先駆者としては本来であれば入れるべき人物がまだまだ他にもいるが（例えば増野肇，台利夫等），基本的にまだ現役で活躍され，本書の項目を分担されている方もいることから省かせていただいている。また項目についてはもう少しロールプレイの関係を増やすべきかもしれない。わが国ではロールプレイは独自の発展を遂げているからである。この点は残された課題としておく。

サイコドラマの定義

Definition of Psychodrama

サイコドラマとは，**Moreno, J.L.**☞によって開発された，行為法（action methods）による集団精神療法の一技法である。サイコドラマという言葉については，「心理劇」と従来は翻訳されてきたが，磯田雄二郎（1994）がMorenoに淵源を持つサイコドラマを，従来わが国で行われてきた「心理劇」と明確に区別する目的で用いだしたことから，徐々に用いられるようになってきた。「心理劇」はMorenoに影響されて生まれながら，わが国で独自に発達した，人－自己－物の関係性を重視するものであり，むしろMorenoがいう**ソシオドラマ**☞に類似するところが多い。実際，「心理劇」においてはサイコドラマの5つの道具の一つとされる主役を，必ずしも必要としないこともあるとされる（台利夫，1982）ことをみると，このことが理解される。Morenoの自身の定義によれば，サイコドラマは以下の5つの道具が必要不可欠であるとされている。それは，①**主役**☞，②**監督**☞，③**補助自我**☞，④**舞台**☞，⑤**観客**☞である。他方，Morenoの定義では，ソシオドラマは集団間の関係とイデオロギーを取り扱うとされている。

（磯田雄二郎）

参考文献　Fox, J.(1987 ; Chap.3)

ソシオメトリー

Sociometry

ある限られた集団内のメンバーが相互に抱く「選択と排斥」という感情・行為を観察あるいは計測することで，現実に存在する外部社会の陰に隠れている心理的関係としての内部社会を明らかにし有効に用いることができるとする，提唱者**Moreno, J.L.**☞の社会精神医学的思想を色濃く反映した理論であり，そこには人間は自己が選択した相手と共に行動する時にこそ最大限の自発性を発揮できるとする彼の思想がある。ソシオメトリーという言葉はサイコドラマ理論の中核として**ソーシャル・アトム**☞，**カルチュラル・アトム**☞といった概念などと結びついていたが，その計測法であるソシオメトリック・テストが**グループ発達**☞，**集団凝集性**☞の研究に用いられて以降，社会心理，教育，矯正，医療等の幅広い分野における人間関係の数量的研究の方法全般を指すようになっていった。現在では後者の意味合いで用いられることが多く，ソシオメトリック・テストと同義に使われることも多いようだが，テストを実施する際にはソシオメトリーの理論的な背景を考慮したものでなければならない。わが国では，田中熊次郎が教育分野での応用を研究し，その実施法は彼の著書（1970）に詳しく書かれている。

（横山太範）

関連項目：自発性の理論☞，テレ☞
参考文献　Fox, J.(1987)

カルチュラル・アトム

Cultural Atom

この概念は**ソーシャル・アトム**☞の概念と密接に関係する。簡単に言えば，ソーシャル・アトムが現在の人間関係を示す図式であるとすると，カルチュラル・アトムは役割が個人の歴史的背景の中で，どのようにして発達形成されてきたかを示す概念である。そこには個人の歴史性が反映しているということ，そして役割の定義からわかるように，役割によって引き起こされる対象からの反応（それは，役割を示す個人およびそれに反応する個人

の所属する社会の，文化的な伝統を反映せざるを得ない。ここに，文化的な摩擦の根源がある）との関係から，**Moreno, J.L.**はこれをカルチュラル・アトムと呼んだ。カルチュラル・アトムの測定は，個々の対人場面における役割分析の手法を用いて行われる。具体的には個々の場面において，そこに出現したすべてのロールを分析し，それらがどのようにして発生してきたかを具体的な場面を通して解明していくことにより，行われる。この技法はオーストラリアにおいて，Morenoの弟子 Clayton, M. の手で発達させられ，確立されている。

〔磯田雄二郎〕

参考文献　Fox, J.(1987)

ソーシャル・アトム

Social Atom

ソーシャル・アトムは**カルチュラル・アトム**と対を成す概念であり，**Moreno, J.L.**のサイコドラマに関する基本となる鍵概念のひとつである。Morenoによれば，われわれは常に他人との対人関係のネットワークの中で存在している。そうしたものを具体化して，視覚化した形にしたものがソーシャル・アトムであるという。こうした対人関係は当然，濃淡や反発－魅了といった要素によって彩られる。こうした誰と親しく，誰と反発するか，その人物が現在有している対人関係を示すものがソーシャル・アトムである。こうしたソーシャル・アトムの測定には Hale, A.(1981)の考案によるアクション・ソシオメトリー（これは元来は集団の内部構造を研究するための方法である）がよく用いられる。これは集団を個人の集合体と捉えると，個人の対人関係の広がりは，集団の内部構造に影響するからである。

〔磯田雄二郎〕

関連項目：ソシオメトリー

参考文献　Fox, J.(1987; Chap.3)

自発性の理論

Pontaneity Theory

Moreno, J.L.の概念においても最も理解が難しいとされる概念が自発性である。彼の定義によれば，自発性は「新しい状況に対しては適応的に，そして慣れ親しんだ状況にはまったく新しく振る舞う能力」であるとされる。この定義はすぐに理解できるように二重の意味を含む。慣れ親しんだ状況に新しく振る舞う，ということは了解できても，新しい状況に"適応的に"振る舞えるかはかなり問題がある。したがって彼の言う自発性とは，単に自由であったり，思い通りに振る舞うことではなく，実は高度に発達した心的な能力（自己制御機能を含めた）であることを意味している。Morenoによれば私たちがもっとも自発的であるのは出生時であるという。それが適応を身に着けることによって，自発性が失われて**ステレオタイプ**に陥るという。ここでは自発性は内的な自由エネルギーとして理解されている。この点で自発性は創造性と密接に関連している。そしてMorenoのアプリオリな前提は，自発的なこと（創造的なこと）は"適応的"であるということにある。つまり最も発達した自発的な選択は「必ずや」個人にとって最善の解決となるという，楽観主義的な信念がそこにはあるのである。

〔磯田雄二郎〕

関連項目：実存的投企
参考文献　Fox, J.(1987; Chap.5)

アクシオドラマ

Axiodrama

価値劇と訳している本もある。**Moreno, J.L.**がウィーン時代に，サイコドラマを考案する以前にさまざまな取り組みをしているが，その一つであり，**ソシオドラマ**の前身とも言える即興劇である。当時のウィーンを支配していた体制を**文化的遺残**であると考えていた Moreno は，それを壊して新しい文化を作るためには，価値観を変えるドラマが必要だと考えた。彼は，実際の場でそれを演じてみせた。その一つは，『ツァラトゥストラ』を上演している舞台に上り，演じている俳優に「おまえは本当のツァラトゥストラなのか？」と問い掛けて，単なる俳優にすぎないことを明らかにさせたエピソードがある。オーガルテン公園で子どもたちを集めて劇をやらせていたときに，「本当の父親探し」をさせたりしているのも，牧師に街のなかで説教をしないのはなぜかと問い掛けたりしたのも，既成の親や牧師という概念を変えようとしたアクシオドラマなのである。

（増野 肇）

関連項目：自発性の理論
参考文献　Marineau, R.F. (1989)

ソシオドラマ

Sociodrama

社会的な問題を扱うサイコドラマである。サイコドラマでは，個人の問題がテーマとなるが，ソシオドラマでは，〈高齢者問題〉とか〈人種差別〉といった社会的問題がテーマとなる。サイコドラマでは，名前を持った個人が演じて，自分を表現することで自分の課題に気づき，葛藤を解決するのであるが，ソシオドラマでは，医師，教師，父親，高齢者といった社会的ロールが演じられ，その目的は社会的問題の解決である。サイコドラマが精神療法であるのに対して，ソシオドラマは社会的真実を解明していくための教育的技法だといえる。高齢者の問題を考えるソシオドラマでは，家族やケアワーカー，介護福祉士，福祉事務所，医師，看護婦等の社会的役割を各人が演じながら，問題の所在を明確にしたり，それぞれの役割がどのような可能性を持っているのかを確かめることになる。総合学習や社会科の授業，社会教育のなかで利用されると良い。

（増野 肇）

関連項目：サイコドラマの定義，アクシオドラマ
参考文献　Fox, J. (1987; Chap.2)

サイコドラマと精神分析

Psychodrama and Psychoanalysis

サイコドラマの創設者である **Moreno, J.L.** は，同時に精神分析に対する批判者としても有名であった。しかし彼の精神分析批判は，彼が著書 *Who Shall Survive?* (Moreno, J.L., 1953) において書いているように，Freud, S. を補完し，発展させるものと考えられていた。この点では，Eysenck, H.J. をはじめとする多くの精神分析批判がその科学的根拠のなさを取り上げて，まったくその価値を否定したのと大きな違いがある。むしろ，彼の精神分析批判はその人工性，不自然さにこそにあったのである。彼は「診察室ではなく，街頭で人々と出会い」「夢を分析することではなく，人々に再び夢を見るように」させたのである。実際，Moreno は精神分析を批判するどころか彼の弟子たちにニューヨーク精神分析研究所での**教育分析**を受けさせているほどで

ある。Moreno の批判点である，分析の人工性については，精神分析の中でも，**Sullivan, H.S.**[740]や Fromm-Reichmann, F. に代表される対人関係学派でも取り入れられて，修正されてきている。この点では分析とサイコドラマ両者の間に相互理解が進んできているといえる。最近になって，イギリスの Holmes, P. (1992) は対象関係論をサイコドラマと結び付けて，著作を出しているが，こうした試みは今後も進展することが期待される。

(磯田雄二郎)

関連項目：サイコドラマの定義[25]，精神分析的集団精神療法[?]

サイコドラマと森田療法

Psychodrama & Morita Therapy

サイコドラマも**森田療法**[760]も過去を問題とせず，現在を取り上げる点では類似している。森田正馬は，過去の体験を重視する精神分析に批判的で，あくまで現在の気持ちに焦点をあてた理論を発展させたが，**Moreno, J.L.**[76]も過去を分析する Freud, S. に批判的で，「**今・ここで**」[53]を重視した。また，言葉よりも行動を重視している点も共通といえる。Moreno は行動のなかでの洞察 (action insight) に触れているし，森田は不安のままに行動をすることが治癒への道だとした。Moreno は自分が集団精神療法という言葉を最初に用いたといい，**国際集団精神療法学会**[23]を組織した。森田療法も集団精神療法学会に属しているが，本来は集団とは限らない。個人的にも行われるが，入院治療では，集団生活そのものが治療に役立っている。森田療法は**神経症**[733]から抜け出す生き方を指示する，指示的精神療法であるが，サイコドラマの治療者は**監督**（ディレクター）[53]であり，指示的といえるだろう。サイコドラマでは，ドラマ的状況で生じる〈自発性〉が鍵であり，問題を解決へと導いていくのだが，森田療法では，絶対臥褥と呼ばれる不安との**直面化**[75]，[125] のなかで気付くことができる〈生の欲望〉が発揮されて，解決へと向かうのである。

両者の違いは，サイコドラマがドラマ的状況を必要とするのに対して，森田療法は日常の生活のなかで指導されることである。サイコドラマでは問題の**明確化**[25]をドラマ的技法で行うのだが，森田療法では，事実唯真とは言うものの，問題は触れずに，本来その人が持っている〈生の欲望〉に焦点をあて，より健康な生活に目を向けさせるところが異なる。

(増野　肇)

サイコドラマと SST

Psychodrama & SST

サイコドラマと SST の治療目的は異なっている。サイコドラマはドラマ的手法を用いる集団精神療法である。演ずるという体験を通して，本人（**主役**[53]）が自分自身への感情や，自分と他者との関係について洞察を深め，新しい感情体験をし，グループメンバーから助けられて，自分の持つ対人的葛藤の解決をはかっていくのがサイコドラマの目的である。

SST は**認知行動療法**[53]に属し，本人が自分自身の社会生活上の問題対処能力と社会参加能力を強め，自己効力感（self-efficacy）を増し，**生活の質**（QOL）[715]をあげていくことが目的である。そのために SST の治療者は本人の認知的・行動的能力の**アセスメント**[704]を行い，現実にそって，対人場面での認知的・行動的学習を段階的，体系的に指導していく。SST は 1988 年に **Liberman, R.P.**[717]によってわが国の精神医療関係者に紹介され，1994 年から診療報酬点数化が実現した。現

在では，福祉，教育，労働，司法関係の分野にも有効な方法として浸透しつつある。

サイコドラマのあとに登場した SST には行動練習として**ロールプレイ**☞を行うなど，サイコドラマの技法を取り入れている。対象者によっては**ウォーミングアップ**☞の諸活動，ダブルの技法，役割交換など，サイコドラマが発達させてきた諸技法が SST にも有効である。また，本人がサイコドラマで得た洞察を現実の生活の行動で実現できるように SST グループで適切な行動の取り方の練習を重ねる場合もある。このようにサイコドラマと SST は治療と**リハビリテーション**☞において相互補完的な役割を果たすことが少なくないので，サイコドラマと SST の指導者はそれぞれ，この二つの方法に習熟していたい。　　　　　　　　　　　（前田ケイ）

関連項目：生活技能訓練の定義☞
参考文献　前田ケイ (1989, 1999)

テレ

Tele

Moreno, J.L.☞が提唱した，**ソシオメトリー**☞における重要概念の一つ。元来，テレはギリシャ語に由来し，「遠い，遠隔の」という意味を持つ。Moreno はこの意味を拡張し，個人が他者に対して直観的に感じる，魅了（attraction）や反発（compulsion）をこのように名づけている。彼のソシオメトリーはこのテレによる関係を，数値によって表したものといえる。彼はこのテレがサイコドラマにおいて重要な対象選択の基準となることを主張し，それを実証的に示した。我々がドラマにおいて，相手役を選択する場合，多くはこのテレによる関係で相手を選び，その結果として，同じ課題を持つ人間，同じ苦悩を持つ人間を選び，この結果として，相手役との間に深い情緒的な交流が行われることは，しばしば観察される事柄である。Moreno は精神分析における「**転移**」感情☞に対比されるものとしてこのテレを考えている。

（磯田雄二郎）

参考文献　Fox, J. (1987; Chap.3)

役割理論

Role Theory

役割は通常の演劇でも用いられる用語であり，一般には Mead, G.H. らが定義した「対人関係で期待される行動」という社会学的な役割の定義が受け入れられていることが多い。しかし，サイコドラマで用いられる役割の定義はより広範囲なものであり，具体的には「個々の瞬間において個々の状況の中で，個人が相手に対して取る行動の総体」と定義される。ここにいう行動は，一般的な行動よりもより広範囲のもので，具体的には生理学的な変化，行動の根本にある心の動きまでも包含するものである。この結果 **Moreno, J.L.**☞のいう役割は三次元において理解される。精神身体的（Psychosomatic）な役割と心理的な役割（これはサイコドラマを通じて表現されることからサイコドラマティック（Psychodramatic）と名づけられるが）と，社会的（Social）な役割という3層構造である。実際の場面ではこの3層の各々が人とかかわりを持つことになる。また，ボディーランゲージとはこの Psychosomatic な役割そのものであることになる。

役割は精神および肉体の発達に応じて多様化し，発達を遂げる。こうした役割の発展について Clayton, M. (1994) は「幼児的な世界（ゲシュタルト）」「適応的な世界」「個性的な世界」という3段階にわたって役割が発達することを跡付け，システム論的役割理論を構築

した。自発性はこの世界の間を飛び越えるために用いられる重要な器具であるということが理解される。個人の役割システムは対象との関係の中で，対象との交渉を通じて発達し，幼児的な世界から適応的な世界を通じ，究極的には個性的な世界に発展していくことになる。これがサイコドラマ的な意味での個人の成熟であると捉えられる。　　（磯田雄二郎）

関連項目：自発性の理論🔗
参考文献　Fox, J. (1987; Chap.6)

ウォーミングアップ

Warming Up

サイコドラマの最初のプロセスである。集団精神療法の始まりにおいては，メンバーは不安と緊張のなかにいて，なかなか自由に自己表現ができない。そこで，メンバーがリラックスして，自由に自己表現ができるようにするための準備の段階が必要になる。言語的なグループでもこのようなプロセスは必要であるが，さまざまな役割をとってドラマを演じるサイコドラマにおいてはとくに重要であり，重視される。クローズド・グループでの最初の**セッション**🔗は，全体がウォーミングアップにとられることもある。ストレッチや簡単なゲームなどで体を動かしたり，楽しかった出来事や好きな食べ物などの話しやすいテーマで簡単な自己開示ができるとよい。それによって，お互いに知り合い，相互の信頼感や親密性が生まれてくることになる。また，**監督**🔗にとっても，ウォーミングアップのあいだに，メンバーについての大体の目安をつかむことになる。

セッション全体のウォーミングアップの他に，**主役**🔗が演じるにあたり，自分の世界に漸次入っていくプロセスもウォーミングアップということができる。　　　　　（増野　肇）

関連項目：劇化🔗
参考文献　増野肇(1990)

サイコドラマの基本技法

Basic Technique of Psychodrama

サイコドラマの基本的な技法には，場面設定，ロールリヴァーサル，ミラー，ダブルの四つの技法がある。ある意味では，サイコドラマとは，これらを駆使し，集団の力動を利用して，ドラマティックな状況で自発性を発揮してもらうための技術であるといってもよい。

場面設定は**主役**🔗が**舞台**🔗という空間に，あることが起った時やある場面を生みだすことである。**監督**（ディレクター）🔗が言語的に聞きながら，主役のテーマを探り，関係する他者を見出し，具体的なものにしていく。いつ，どの場所で起ったかを，主役は椅子や用意されている小物を使い舞台の中に位置していく。**Moreno, Zerka**🔗は場面設定の際に主役にとり特別意味ある物の存在を聞いておくことが意味あることである説明している。この意味ある物が主役のテーマや展開の方向を理解する鍵となる。そして，この場面で重要な他者を演じる**補助自我**🔗が選ばれる。時に不在の他者が大きな意味がある場合も多いのでその存在には注意を払うべきである。場面が転換する際は，ポイントを明確にすることが場面の意味を教えてくれるだろう。

これらの中で，最もよく使われ，力ある有効な技法はロールリヴァーサルである。ロールリヴァーサルはAがBとなり，逆にBがAのいっていた言葉を繰り返し，Aになりきって振る舞うことで，Aは自分自身のしてきたことを客観的に理解し，相手の気持ちを理解し，相手と和解することができるようになる。ロールリヴァーサルは，一般的な共感とは異

なり，実際に相手の「身になって」振る舞うことのできる方法である。**Moreno, J.L.** はこの技法について「相手の目を取って自分の目にし，自分の目に相手の目を入れること」と説明している。ロールリヴァーサルは自発性を増して防衛を少なくさせる。時に他者の役割にいる時の方が多くのことを語る。

ミラーは他人に自分の役を取って振る舞ってもらい，自分はそれを遠くから見るという形をとる。ミラーは自己を客観視するために重要な技法である。ミラーによって，主役は自己の隠された欲望を意識し，自己の姿を見る事になる。またこうした人の行動を観察し，それをその場で再現して見せる行為も通常ミラーと呼ばれている。そして，主役の振る舞いが他者と過去とつながっているかを示すものである。

ダブルは二重自我法ともいい，もう一人の主役を舞台に登らせる方法である。ダブルは主役の孤立感を癒し，主役を助け，主役の自己理解を促進することができる。ダブルをするとき，ダブル役の補助自我は原則として主役の横に平行に並び，主役と同じ姿勢をとり，主役とともに同じ行動をし，同じ台詞を喋る。このときダブル役は完全にもう一人の自己として振る舞うのである。また，より高度な技法としては，ダブルがそこにいて感じるが，いまだ主役が語っていない感情を言語化する役目も負っている。Moreno, J.L. の弟子であった Fine, L. はわが国において行ったワークショップにおいて，ダブルはサイコドラマの基本であることを強調した。

独白は主役の持つこころの中の感情や考えについて言語化して語る方法である。これは，主役が設定された場面に**ウォームアップ**して，感情の表現の準備をすると同時に**観客**に主役の内面を知らせる意味を持っている。多くの場合，主役は舞台の上に止まって独白するのではなく，その場面における動作をしながら独白していく。主役が母親で家族に対する彼女の感情を独白する時，それが夕食時であればその支度をしながら語る。あるいは舞台の中を歩き，あるいは走りながら語る。必要であれば**監督**は主役のそばにいて，主役が感じている感情を表現しやすくする質問をする。

これらの技法について Moreno, J.L. は発達論的に位置づけられるといっている。具体的には胎内にいるときから出生直後，子どもが自他未分化なときはダブルの段階であり，それが自己と他者が分化してきた段階ではミラーであり，他者が成立して自己になって，他者への思いやりが発達してくるとロールリヴァーサルの段階となるというのである。このことは精神分析学における早期母子関係と比較した場合，興味深い結果を得られる。ロールリヴァーサルが行える場合，その人は Klein, M. の言う抑うつ態勢を通過しているということになる。そして，その以前の段階，つまり妄想－分裂態勢にいる人はミラーないし，ダブルの適応であるということになるからである。Moreno, J.L. はこのミラー技法の説明を Lacan, J. に依拠して行っているように見受けられる。　　　（藤堂宗継・磯田雄二郎）

関連項目：役割理論，ソシオメトリー，カルチュラル・アトム

参考文献　Fox, J. (1987; Chap.14)

サイコドラマの 4 つの公準

4 Universalia of Psychodrama

サイコドラマの 4 つの公準とは，**Moreno, J.L.** の初期の論文「20 世紀の精神医療」(1932) において提唱された，Moreno 自身の哲学的な背景を示した考えである（ちなみに言えば，Moreno はウィーン大学で哲学部を卒業の後医学部に進学している）。この中で Moreno はサイコドラマはこの 4 つの公準（普遍的概念）

に始まると主張している。この4つとは時間，空間，真実と宇宙であるという。時間は，サイコドラマの**舞台**の上では自由に過去でも，未来でも行き来できることが挙げられており，そのために第1の公準となっている。未来に対して自己を**投影**し，未来の自己の姿を思い描く方法は，現実の困難さにおびえる個人を勇気づけ，未来への明るい展望を切り開くのに重要な技法である。これは**未来投影法**と呼ばれる。次に重視されるのは空間という次元である。空間はわれわれの日常生活においては，われわれを束縛するものである。しかし，舞台の上では，ここはすぐさまに自宅とも，カリフのハーレムの中とも変わりうる。この変化は一瞬のことであり，その移動に実際の世界のように大きな時間を要することもない。舞台の上ではわれわれは自由であり，存在しない場所にも行くことができる。

Morenoの公準の中である意味でもっとも重視されるべきだと思われるのは，真実という公準である。ここに言う真実はしかし，一般的に言われる真実とか，事実といったものとは若干異なっている。真実は何よりも人生において重視されねばならないと，Morenoには思われた。しかし，Morenoにとって真実とは一水準ではなかった。ドキュメント映画等において再現されるものは，真実の一部にしか過ぎない「真実以下」でしかないとMorenoは考えた。これに対して，真実を越えてなお真実以上に真実を表現するものを彼は「剰余現実」(surplus reality)と呼んだ。もしも昔死んでしまった父が今ここにいてくれたら，自分はこんな話をするだろうという**主役**のドラマで，父親に今，ここで話をさせることは，単に空想上の場面を作るのではなく，主役にとって必要不可欠な体験となり，主役の人生を大きく変えてくれるだろう。これが剰余現実の技法である。

こうしてわれわれは最後の項目，宇宙へとたどり着く。これは常に意識されるものではないが，いつもわれわれの根底に存在している事実である。その点でこの宇宙は実はこの地上においては集団という形に具現化されるといえるであろう。 （磯田雄二郎）

関連項目：ネクロマンシー，サイコドラマの基本技法

参考文献　Fox, J. (1987; Chap.1)

監督

Directer

心理劇（サイコドラマ）の主治療者あるいはグループ・リーダーの呼称であり，ディレクターとも言う。監督には，治療者役割，分析家役割，演出家役割などのさまざまな役割があり，治療者として個人の変容を期待し，分析家として精神分析理論や**役割理論**に精通し，そして，演出家として集団の雰囲気を和らげ，個人の自己表現を安全に遂行できるように働きかける。すなわち，常に集団への配慮と個人への洞察という二つの視点を持って関わらなければならない。また，心理劇は即興性を基本に置いているため，メンバー間で生じる様々な事象に対処する柔軟性と瞬時に行動できる決断力を必要とする。したがって，監督は，他の集団精神療法の治療者に比較してかなり能動的な機能を有しており，遊びの要素を備えたオープンマインドな姿勢が心理劇の場に大きな影響を与える。そのために，監督自らのメンバー体験や**主役体験**が不可欠であると言われる。日本においては未だ確立はしていないものの，アメリカ合衆国やオーストラリア等では，一定の訓練と試験を通して監督（ディレクター）という資格が与えられ，わが国では**日本心理劇学会**や西日本心理劇学会等において研修会が開催されている。 （高良　聖）

関連項目：補助自我 31, サイコドラマの基本技法 50
参考文献 Kellermann, P.F. (1992)

観客

Audience

　集団精神療法としての心理劇を構成している要素の一つで，周囲で**主役**のドラマを見ているメンバーのことである。しかし，通常の演劇にある観客のように，ただ**舞台上**の演技を見ているだけの傍観者とは異なり，主役を援助する**補助自我**の役割を期待される。実際に，主演者から相手役に選ばれたり，**監督**からドラマの設定に必要な役割に選ばれることもあろう。したがって，観客といえども，ドラマの進行のために場への参加を期待される重要な機能を有している。また，観客の演者らに対する様々な反応がドラマの進行に影響を与える。なぜなら，演者は，観客の笑い，ため息，涙，そしてまなざしによって，励まされ，落ち込み，緊張し，そして，リラックスするからである。主役が安心して自己表現できる場を作る主体は，観客の関わり方にあると言っても過言ではない。なお，観客は，心理劇セッション終了部分の**シェアリング**のところで自分自身の体験を表明する機会が与えられ，それによって個人レベルの主題が集団全体へと広がっていく。心理劇は主役という個人に焦点が当てられるのだが，しばしば，見ている観客の方にも強い共感が喚起され，洞察の獲得を認める。

〈高良　聖〉

参考文献 増野肇 (1990)

主役

Protagonist

　個人の主題を集団に提示し，実際に**監督**やスタッフそしてメンバーと共に場を進行させる主演者のことである。原語では「プロタゴニスト」と呼ばれる。個人に焦点を当てるサイコドラマでは，通常，主役になりたいと希望する者がメンバーの前でその意志を表明し，主役となった者は，監督や**補助自我**の援助を受けながら，何をテーマにしたいのか，どのような場面を設定したいのか，いつの時代のことなのか，どんな人物に登場してほしいのかを明確にしながら，即興劇を展開させる。すなわち，主役がドラマの内容を決めるのである。そして，プロセスの中で，主役の内面の葛藤が明らかとなり，**直面化**や統合化を経て真実が表現されたとき，参加者である**観客**に深い共感と洞察がもたらされるであろう。なお，**主役選択**のプロセスは重要であり，基本的にメンバーの自発性が尊重されなければならない。**集団凝集性**が乏しく相互の信頼関係が不十分な段階では，無理に主役を決めるのではなく，集団全体への**ウォーミングアップ**が必要であり，場に応じて，監督から主役になることを励まされることもある。主役とは集団を代表する存在であると言えよう。

〈高良　聖〉

参考文献 増野肇 (1990)

主役選択

Choice of Protagonist

　個人に焦点を当てるサイコドラマでは，集団の**ウォーミングアップ**の後に**主役**を選択するという段階がある。主役とは，ドラマ

の場面設定に関わる目的，場所，時代，登場人物などを**監督**や**補助自我**の援助のもとに**舞台**に表出していく主演者のことであり，ドラマの内容を決定する役割を有している。したがって，誰が**セッション**の主役に選択されるかという問題は集団にとってきわめて重要である。一般に，**集団凝集性**が高く，メンバー相互の信頼が深まっている状況においては，主役選択はスムーズにいくことが多い。基本的には，主役希望者が，自分の主題を扱いたいという意志を表明し，集団の合意を得て主役として選択されるのであって，決して，他者から強制されることがあってはならない。なお，主役が出てこない，あるいは出にくい雰囲気を感じとったときには，監督は，集団や個人に関わるウォーミングアップをもう少し丁寧に繰り返す必要があるだろう。また，複数の主役希望者が出た場合，本人のモティベーションの強さを表明させた上で，もっとも強い意志表明した者を選ぶという方法，**観客**の選択に委ねるという方法，緊急性に応じて監督が直接選択するという方法などが挙げられる。 （高良　聖）

参考文献　増野肇(1990)

舞台

Stage

Moreno, J.L. は舞台の機能を重視し，かつてニューヨーク州モレノ研究所**ビーコン・ハウス**には，円形3段舞台，バルコニーつきという場が存在していた。彼は，高さに応じて**ウォームアップ**の段階を区別し，最上階に上がったとき昂揚したドラマ的世界に到達するものと考えた。バルコニーもドラマのプロセスの中で効果的に利用される。たとえば，怖い父親，暴君的独裁者，あるいは，神の声などは，高い位置にあるバルコニーに上

がってその役割を取ることで，その権威を視覚的に演出できるのである。また，照明の利用も無意識の世界，過去の闇の世界，明るい昼間の世界などを演出する上で有効であろう。通常の社会ではおよそ不可能な役割や状況であっても，舞台という安全な枠のもとで実現を可能にし，非現実を現実に表出できる。すなわち，舞台は，精神療法における構造としての外枠機能を有している。なお，実際の臨床では，多くの場合，**観客**の椅子で囲んだ丸い空間があればそれが舞台として機能している。守られた空間を意識できるのであれば，大袈裟な装置はそれほど必要はないとも言え，施設によっては，じゅうたんによる区切りで舞台に代えているところもある。

（高良　聖）

関連項目：治療構造
参考文献　増野肇(1990)

補助自我

Auxiliary Ego

主役を含めた参加者の自我を補助する人たち全般をさす。すなわち，ドラマの場面構成と展開に主役の必要とする役を引き受けて，主役と共に**舞台**で演じる人である。**監督**の補助者役割としてのスタッフをこのように呼ぶこともあるが，実際のドラマでは，メンバーとしての**観客**が相手役に選ばれる場合も多く，そこでの相手役は主役の補助自我として機能することになる。主役は自分の内的世界についてはそれほど明確に気づいていないものなので，補助自我は，その理解と洞察に向けて援助し，時には，主役の気づいていない感情にまでふれながら主役の自己表出を助ける。たとえば，主役の「もう一人の自分役・ダブル」になって，ドラマの世界を主役と一緒に構成し，洞察およびカタルシス

に導く。すなわち，ダブルは大切な補助自我の一つなのである。したがって，補助自我にあっては，グループリーダーである監督との連携が不可欠であり，監督の目の届かないところや，見過ごしている点を補い，監督の意図をくみ取りながら場を自発性に満ちたものへと進行させることが期待される。

（高良　聖）

関連項目：サイコドラマの基本技法[30]
参考文献　増野肇(1990)

（サイコドラマの）評価

Assessment (Psychodrama)

評価の目的は，治療として効果があったかどうかという評価と，プロセシングと呼ばれるプロセスが順調に進んでいるかどうかを評価する場合とがある。後者は，訓練におけるスーパービジョンにも用いられる。

治療効果の評価は，一人一人のメンバーの観察により行われる。慶応式精神症状評価尺度のように全体としての改善，社会性などを評価する場合と，茨木式評価尺度（茨木博子, 1994），高田式評価尺度（図：高田弘子, 1999）のようにサイコドラマの理論に基づいて，**ウォーミングアップ**[30]，自発性，ドラマ，対人関係の発展，**シェアリング**[33]等を細かく評価する場合とがある。また，本人自身の主観的な記述を評価するものがある。

プロセシングでは，記録者を置いてスタッフだけで評価する場合と，参加者も含めて評価する方法がある。その時は，グループ・スーパービジョンの形式になるが，集団療法的なメカニズムが役立つことになる。一人一人に対する評価と，グループ全体の雰囲気や流れの評価も重要である。

（増野　肇）

参考文献　Kellermann, P.F.(1992)

シェアリング

Sharing

サイコドラマの最後の大切な部分である。ドラマが終わったあとに，**主役**[33]が演じた内容に共感したことや，それに関連して自分のなかに生じた気持ちを表現する。主役の気持ちを分かち合うことで，それによって主役個

心理劇評価記録	所属：					患者氏名	
施行日　　年　　月　　日　担当スタッフ：							
W-U	参加の動機づけ	5	4	3	2	1	記：
	W-Uの効果	5	4	3	2	1	
劇化	役割の取り方	5	4	3	2	1	
	場面の理解度	5	4	3	2	1	
	役割の完成度	5	4	3	2	1	
	情緒的演出	5	4	3	2	1	
シェアリング	内容の総合力	5	4	3	2	1	
	情緒的体験の表現	5	4	3	2	1	
	現実への切り替え	5	4	3	2	1	
総	総合的自発性	5	4	3	2	1	

図　高田式評価尺度

人のドラマがグループ全体のものになっていく。シェアリングでは，**評価**₃₃,₁₀₄や分析，質問などは禁止される。主役が自己開示をして裸になったのだから，それを評価すれば傷つくことになる。他のメンバーも同じような気持ち，同じような体験があったことを告白することで，主役は自分が一人で孤立しているのではなく，皆に理解され支えられているという安心感を得ることができる。良いシェアリングが沢山出てきたときには，その**セッション**₃₇は成功したといえる。シェアリングは感受性とも関係があり，最初は良いシェアリングができなくても，回を重ね感受性が育つにつれ，良いシェアリングができるようになる。1981 年，**Moreno, Z.**₇₈が来日したときにシェアリングの意義とその重要さが日本に紹介されたのである。　　　　（増野　肇）

関連項目：ウォーミングアップ₅₀, 劇化₆₀, 治療要因₈

きる。これらはすべて現実化の技法によって達成される。こうした現実化は時に，特に自我境界の脆弱な（欲望と真実とを混同しがちな）患者の場合，セッション後現実に戻ることができなくなる危険をはらんでいる。こうした場合に有効な方法として象徴的現実化が挙げられる。この技法は実際に**主役**₃が**補助自我**₃の乳房に抱きつくのではなく，大きなクッションを「乳房」に見立てて，それに抱きつくことをさせることで，安全に欲望を開放する方法である。あるいは腹を立てた相手を殴るときに，相手の変わりにパンチングボールを殴るのも同様なやり方といえる。こうして象徴によって置き換えることで，われわれは安全に真実を探求することができるのである。　　　　　　　　　　　　（磯田雄二郎）

関連項目：サイコドラマの基本技法₃₀, サイコドラマの4つの公準₃₁

参考文献　Fox, J. (1987; Chap.2)

現実化

Concretization

　現実化とは**舞台**₃₁の上において，実際の形を再現しつつ表現していく作業をいう。現実とはわれわれが体験しうる，外の世界での出来事である。これに対して，こころの内なる世界（心的な内的世界）においては，現実は真実と呼ばれ，必ずしも両者が一致しないことが多い。これはわれわれがこころの内なる世界と外なる世界を混同しやすいからであり，こころの真実は欲望によって形成されることが多くあるからである。サイコドラマにおける現実化の技法は，外なる世界と内なる世界とを結びつける役割を果たす。**舞台**₃₁の上では死者をよみがえらせること（ネクロマンシー₃₇）もできるし，去った友人と会うこともできる。かなわなかった恋をかなえることも

未来投影法

Future Projection

　未来の自分を予測させて演じさせる方法。タイムマシンを用い，未来のダイヤルを回して，そこで自分が何をしているか，どのような気持ちでいるかを体験してみることになる。マンダラのサイコドラマでは，現在の自分を支えているものを訪ねたあとに，最後のシーンに未来のシーンを作り完成をしたりする。このように，サイコドラマの終決の方法の一つとしても用いられる。演じられたドラマの継続を予想させ，その場面を創造するのである。　　　　　　　　　　　（増野　肇）

関連項目：サイコドラマの4つの公準₃₁

参考文献　増野肇 (1990), 増野肇＆増野信子 (2000)

ネクロマンシー

Necromanthy

　この技法は磯田雄二郎によって名づけられ，**儀式**としての洗練を受けている。未練の残る別れをした場合，われわれの心の中にはさまざまな未消化の事実が残る。これらは一括してunfinished businessと総称される。これらは**喪の作業**を十分にこなしていないことによっている。したがってもう一度，過去にさかのぼって言えなかった場面を再現し，そこで言えなかったことを今度は言うという場面を作ることが多い。しかし，サイコドラマが「**今・ここで**」を重要視するものである限り，過去の体験を単に再現するだけでは不十分であろう。したがって，今ここで未練の残った事実（unfinished business）を克服するためには，喪の作業の対象をその今いるところ（それは天国であるかもしれないし，あの世であったり他界であるかもしれないが）から，この世界に来臨させ，**主役**に未完の仕事を完成させる必要が出てくる。このプロセスは精神分析における抑うつ態勢での償い（reparation; Klein, M.）に相当する，対象を再度**内在化**するための重要な過程と考えられる。このために考えられた方法は，中世から近世にかけての西洋の魔法における霊魂の召還技法である，「降霊術」に類似の構造を持つことから，ネクロマンシー（降霊術）と名づけられた。

　ネクロマンシーにおいては儀式としての手続きが重要である。主役に今から主役の欲する人物を降霊することを告げ，その方を天国なりどこなりその所在からこの世界へと召還するように呪文を唱える。そしてその人物となった**補助自我**を用いて未完の未練を解決させるように仕向けるのである。必要な**劇化**が終わった後は，この霊に再び元のところへ戻ってもらうことでこの技法は修了する。

（磯田雄二郎）

関連項目：サイコドラマの4つの公準

らせん理論

Spiral Theory

　Goldman, E.E.が提唱したサイコドラマのプロセスに関する理論。個人に焦点を当てるサイコドラマの過程についてらせん図式を用いて分析した。Goldmanによれば，サイコドラマの展開は，まず初めの導入部分では，クライエントが現実に困っている現在の問題から入る（場面A）。そして，アクションを通して**ウォーミングアップ**を進めながら，次の段階として，近い過去の場面（場面B）を通過する。その後，深いトラウマ的な葛藤の源である遠い過去（場面C）に到達する。それは，らせんの階段を下りていくような道筋をたどり，遠い過去の場面において，**直面化**およびそれに続くカタルシスを体験し（場面C′），その地点から，今度は再び現在に向かって，らせん階段を上るように現在に近づいていく。現在に近づく過程では，再度，場面Bの再現から新しい役割による場面B′を体験し，さらに場面Aにおいて修正体験としての場面A′を経て終了となる。特に，修正体験においては，**現実化**による剰余現実（surplus reality）の体験が重視される。らせん理論は**監督**が**主役**のプロセスを考える手がかりとしてきわめて有効であり，**レビュー**における振り返りの際に視覚的に整理することを可能にする。

（高良　聖）

関連項目：サイコドラマの4つの公準

参考文献　Goldman, E.E. & Morrison, D.C. (1984), 高良聖 (1985)

自己愛ロール

Narcissistic Role

　サイコドラマを演じている中で観察される病的なロールの一つで，横山太範ら(1999)によって，システム論的**役割理論**☞の立場から詳細に検討されている。現代のサイコドラマを支える理論的支柱の一つであるシステム論的役割理論とはClayton, L. (1975)によるもので，個人を様々な役割の集合体とみなし，社会や集団といった上位システムや，役割という下位システムから影響を受ける中で個人は変化し続けるというものである。そして，役割間には相互作用が見られドラマの中で自己の役割が自発的に変化する時，自己の役割に対する役割として**内在化**☞されている他者の役割も影響を受け変化し，そのことによって，その場に実際には存在しない他者との関係性が変化するのである。このような立場から見たとき，自己愛ロールには次のような特徴が挙げられる。①個人の中に相互作用を持った複数の役割はなく，自己愛ロールのみが存在する，②対象に働きかけないためカウンターロールは存在しない，③内在化された対象のみが変化し，ドラマの中で**現実検討**☞は行われない，④**監督**☞には積極的な介入が求められ，ミラー技法が有効である。

(横山太範)

関連項目：一般システムズ理論☞
参考文献　磯田雄二郎(1992a)

実存的投企

Existential Projection

　Moreno, J.L.☞はサイコドラマにおいては，他の何よりも**主役**☞の自己決断，自己決定を重視した。Morenoは元来哲学者であり，Nietzshe, F.W., Schopenhauer, A.に私淑した無政府主義者であった。彼は共同体生活を仲間と送り，私有財産を否定した生活を送っていた。そのMorenoにとっては現実の人生は，**舞台**☞の上の「死んだ演劇」よりも現実的であり，まさに人生こそ最良の舞台であり，人はその舞台の上で自らの人生を，自発性に基づいて即興的に演じて見せる役者に他ならなかった。彼にとって，人生を生きることは，常に即興演劇において新しい役を演じつづけることに他ならず，当然個々人の自発性と創造性とが最高に発揮されうる場が人生に他ならなかった。彼はこうした人間の一回的な営為をHeidegger, M.に倣って「実存的な投企」と呼んでいる。自己決断の瞬間こそが実存的投企の瞬間であり，サイコドラマではそうした自発性の発揮を助けるために，自己決断を迫るような状況を作ることで，自発性の訓練ができると考えられている。どの程度今までの自分のやり方からまったくはなれた形での自己決断ができるかで，個人の自発性のレヴェルは図られるといわれる。

(磯田雄二郎)

関連項目：自発性の理論☞
参考文献　Fox, J. (1987; Chap.1)

夢のサイコドラマ

Psychodrama of a Dream

　夢のサイコドラマについては，**Moreno, J.L.**☞の著作の中に大きな意義を持って出てくる。それはあの有名なエピソード(Morenoが医学生として学んでいた時に，ウィーン大学でFreud, S.の夢の講義を受け，終了後Freudに「あなたは夢を分析しますが，私は再び人々に夢を見させるようにします」と語ったというもの)に見られるように，彼がFreudと同様，あるいはそ

れ以上に夢を重視していたからに他ならない。Morenoにとって、夢は単なる象徴ではなく、夢は今ひとつの人生に他ならなかった。人はそれを生きることで自己を開放し、自発性を最大限に発揮するのである。

実際にこの技法がわが国に紹介されたのには、Leutz, G.A.の果たした役割が大きい。彼女は日本におけるワークショップにおいて、Morenoが行ったような夢のサイコドラマを再現して見せ、その威力によって魅了して見せたのである。

夢のサイコドラマは以下のように行われるが、夢のサイコドラマにおいても精神分析と同様に、定型夢を取り上げることがもっとも有効な方法である。

まず、**主役**のウォーミングアップとして主役がいつも休む場所を**現実化**することからドラマは始められる。その後、夢を見る場所を作り、そこでの夢の世界に入っていく。夢は通常完結していないことが多く、どこかで中途覚醒しているものである。そこで次にその夢が終わった場面から夢の作業を進めていき、夢が行き詰まったところに至る。そこで自発性を発揮することで、夢の行き詰まりは解消され、新しい夢が見られるのである。この場合も夢から覚醒するという形でクールダウンする手続きは欠かすことができない。

(磯田雄二郎)

関連項目：自発性の理論
参考文献 Fox, J. (1987; Chap.16), Leutz, G.A. (1985)

エンプティ・チェアー

Empty Chair

エンプティ・チェアーは**ゲシュタルト療法**の創始者 Perls, F. により開発された技法である。人の内面にある葛藤を表現する技法としてすぐれている。エンプティ・チェアーはサイコドラマの**主役**を得るための**ウォーミングアップ**としても、またそれのみを課題とするためにも用いることができる。グループの正面に誰も座っていない空の椅子を置き、メンバーそれぞれがその椅子に気持ちを集中する。そしてその椅子に誰かが座っている姿を思い浮かべる。その誰かとは、未解決な問題を残している人物であったり、言いたいことを言う前に離れていった人物であるかもしれない。時に人は大切なことを伝える機会を持つ前に、人々が離れて行く、また私達が離れてしまうことが多い。その人物とは、過去の、現在の、もうすでに生きてはいない人であっても可能である。グループメンバーにしばらく考える時間を与えた後、その人物が誰かを尋ねる。そしてやってみたい人物を登場させ、その人が選んだ特別な意味ある人物と対話をする。その人物を演じてもらう**補助自我**を選びその椅子に座らせ、簡単なプロフィールを得る。**監督**（ディレクター）は、演技をするにあたり役割交換（ロールリヴァーサル）、ダブル、それぞれの役への意味ある質問などの技法を必要に応じて用いる。エンプティ・チェアーでは、意味ある人物に対して現実にすでに語ったことにとどまらず、まだ言葉にしていなかったことや、言葉にすることに困難を感じていたことを勇気をもって表現していくことに大きな意味がある。時に、大きな自発的な表現が可能となり、今まで言葉にしなかった怒りや優しい愛情を語ることができる。このやりとりに対してウォームアップした時は、このテーマを使いフルセッションの主役として演じてみる気があるかどうかを尋ねることができる。同意できる場合は主役になる。もし同意しないときはエンプティ・チェアーで展開されたことをまとめて終結に導く。

(藤堂宗継)

関連項目：サイコドラマの基本技法
参考文献 Blatner, A. (1992), Goldman, E.E. &

マジック・ショップ

Magic shop

　マジック・ショップは「魔法の店」とも呼ばれ，サイコドラマにおける技法の一つである。これは空想的な技法で**ウォーミングアップ**に用いられる。また，このことだけを扱う**セッション**も可能である。**舞台**の上に魔法の店をつくる。そこでは現実的な品物ではなく，人が持つ感情や人格や性質が売られる。そして，買い手は自分自身が持つ特別な感情や性質と交換することにより，望む性質を手に入れることができる。メンバーの一人は店主の役割を引き受け，買い手の役割を演じメンバーと買い物についての交渉を演じる。店主は必要ならば駆け引きをするであろうし，交換に同意もすれば拒否もするだろう。創造的な空想を発展させる店として，あるいは自分のもっとも大きな望みを見つめることのできる店として展開可能である。必要であれば**監督**（ディレクター）は場面を具体的に展開させる介入をする。マジック・ショップはほしいものを手に入れるかわりに，何をあきらめるかを選択することになる。時にほしいものを手に入れることができないとか，チャンスがないと言いながら，望んでいない現実が明らかになる。治療的な場面では店主はセラピストが演じるのがよい。　　（藤堂宗継）

関連項目：夢のサイコドラマ，実存的投企

参考文献　Blatner, A.(1992), Goldman, E.E. & Morrison, D.C.(1984), Perls, F.(1973)

劇化

Enactment

　アメリカのサイコドラマティスト Blatner, A.(1992, 1999)によれば，サイコドラマは3段階からなるという。まずはじめは，グループ全体を**ウォーミングアップ**し，個人を**主役**に向けてウォームアップするウォーミングアップの段階であり，次には実際に主役が選ばれて劇が始められる。この段階を通常「劇化」と呼ぶ。劇化は通常，危機状況（これは自発性の発揮の必須条件である）の作成と自発性の発揮，カタルシス，そしてニューロールの発見という結果を生み出す。こうしたプロセスを導くためには劇的な場面を作り上げることがもっとも効果的であることは，**Moreno, J.L.**の発見したことの中でも大きい意味がある。ある意味ではこれがサイコドラマの基本原理の一つであると言えるだろう。サイコドラマはしかし，この劇化とカタルシスで終わるわけではなく，その後に**シェアリング**という大きな段階を待って完結する。この点で単なる認知療法や感情開放による治療とも大きく異なっている。

　自発性の発揮は危機状況と密接不可分の関係にある。ある意味では私たちは追い詰められない限り，自分のカルチュラル・コンサーヴ（一度形成された行動パターン，およびその産物，法律，規則から文章，音楽まですべて。頭の中にあるものは自発性の対象であるが，カルチュラル・コンサーヴは自発性の対象とならず，自発性による修正の対象となる）を変えようとはしないからである。　　（磯田雄二郎）

関連項目：自発性の理論

参考文献　増野肇(1990)

儀式

Ritual

　Kellermann, P.F. はサイコドラマ全体が一つの儀式であるといっているが、その中でも、とくに儀式的な場面の導入が効果をあげるために用いられることがある。儀式は、人生のなかで、ある状況から次の状況へと移り変わることを助けることになる。ドラマが終わったときに、**主役**が一人一人の**補助自我**にお礼を言いながら、その役から現実の役に戻す役割解除も大事な儀式である。

　よく用いられるのは、**喪の作業**に用いられる。十分に話すことができずに亡くなった人と話し合う儀式、葬儀を納得できる形式に作り治して行う儀式などである。オーストラリアの Williams (1989) は、主役の課題に対してメンバーが**宿題**を課して、それを実現させる儀式を行った。筆者は、半年の間、毎日木の葉を集めて、持参するようにと言われた。連続的な訓練の最後の**セッション**を、サイコドラマ訓練の卒業式として、各メンバーが自分に卒業証書を手渡すという儀式を行ったこともある。

（増野 肇）

関連項目：ネクロマンシー
参考文献　Kellermann, P.F. (1992)

内在化

Internalization

　内在化の概念は元来は Freud, S. の創設した精神分析、中でも Klein, M. の流れである、クライン派精神分析において研究の進められてきた「内的な対象」という概念を元に、**Kernberg, O.F.** (1976) が作り上げた概念である。イギリスのサイコドラマティストであり、児童分析家でもある Holmes, P. (1992) はこの内在化という概念が、もっともサイコドラマのプロセスを理解するのに役立つと主張している。内在化は幼時における内的対象の「取り入れ」に始まり、その後内的対象への**同一化**を経て、自我同一性の確立を持って終わる。それは無条件に対象の与えるものを吸収する段階から、それと自己を一致させようと努める段階を経て、自己と一致することで終了するプロセスであるという。こうして、取り入れられた内的対象は自己の理想対象から、自己の一部となって自我に統合されるのだという。実はこのプロセスは、**グループ・プロセス**そのものに他ならない。グループの発展に伴い、当初は無条件に取り入れられた規範 (Norm) や他者のイメージは、同一化と反発とのプロセスを経て、新しくグループの「新しい文化」として定着する。サイコドラマにおいてはこのプロセスを、劇という形で**舞台**の上で再現することができる。サイコドラマにおいて、舞台の上で表現される対象のイメージは、内在化されたイメージに他ならない。なぜならサイコドラマの舞台の上は、**主役**の内的世界 (inner world) に他ならないからである。ここに展開されるドラマは、内的対象関係の反映に他ならず、そこに出てくる相手役は、実は外的対象（現実の相手）であるほかに、内在化された対象でもある。これを役割という形に分析して、そのロール相互の関係性を理解することは、ロールの発展を見るとともに、内的対象と外的対象との区別を明確にするという意味で、患者の現実見当識を回復する役に立つことになる。

（磯田雄二郎）

関連項目：徹底操作過程, 役割理論

楽しむこと

Joyfulness

　アクションを媒介とするセラピーにおいて，「楽しむこと」は重要な治療促進的要素である。そして，メンバーが演じることを楽しむためには，そこに，笑い，遊び，ゆとりが必要とされる。「笑い」は，グループの緊張した雰囲気をやわらげるのに即時的効果をもたらし，セッション中のメンバーの緊張した態度や固い仕草も偶発的な笑いによって解消されることは珍しくない。また，「遊び」は有効な治療的空間を作り，サイコドラマは「遊び」の上に成立した治療法であると言えよう。**Moreno, J.L.**のいう「剰余現実」には基底に遊戯性があると考えられ，遊びであるがゆえに自由な視点で自らの**直面化**を可能にする。たとえば，実際にはそこにいない父親を，メンバーの誰かが父親役となって様々な父子ドラマが展開されるのは，実は相手役が本当の父親ではないからこそ自由になりえるのである。これは，遊びのもつ余剰効果である。そして，「ゆとり」はメンバー同士の相互交流を活性化させ，何よりもドラマにおけるチャレンジ，冒険といった積極的な姿勢への素地となるであろう。したがって，**監督**はメンバーに対してセッションを楽しんでいるかどうかというチェックを忘れないでおきたい。　　　　　　　　（高良　聖）

関連項目：サイコドラマの4つの公準

彫刻技法

Sculpting

　サイコドラマのセッションのなかで，家族の状況や**主役**がもっている重要な観念などとの関係を明らかにするために用いる技法である。彫刻家がまるで彫刻をつくるかのように，主役が**舞台**の上の**補助自我**の，その場面において感じている感情や他者との関係を造りあげていく。具体的に立つ位置を示し，体の方向，身体の様子，手のあげ方から足の開きぐあいまで細かく作り上げる。具体的にしかも立体的に作られた関係を見ることは，客観的に人物を見ることができると同時に，ソシオグラムとしての意味もある。この技法は**家族療法**における家族彫刻技法としてSatir, V. (1967) が発展させている。Satirは家族内のルールを発見し，そのルールを変化させることで健全化をはかる。病理を克服して家族システムを成長させることを目的としている。

　Goldman, E.E. はアクション・ソシオグラムと呼び，特別な，グループにおける関係を象徴的に描写するものであるという。これは多くの場合クライエントの**ソーシャル・アトム**を表わしている。これにより完全な家族を表現できるであろう。現在の家族の構成員だけでなく，不在のまた亡くなった特別意味ある他者を含むことができる。また，**ウォーミングアップ**として，あるいはヴィネットとしても用いることができる。短時間のうちに家族や重要な他者との関係を立体的に表わす優れた技法である。　　　（藤堂宗継）

関連項目：ソシオメトリー
参考文献　Goldman, E.E. & Morrison, D.C. (1984)

文化的遺残（遺物）

Cultural Conserve

　マンネリ化し硬直した文化の状態を言う。**Moreno, J.L.** がウィーン大学で学んだ時代は「怒れる若者たち」が新しい文化を創造しようとしていた。世紀末の爛熟した文化を批

判する Oskar Kokoschka, Egon Schiele 等の「若きウィーン」のなかに Moreno は属していた。彼は，既存のシンフォニーや芝居はすでに書かれたものであり，文化的遺物であるとした。そして，即興劇こそが，その都度新しく書き替えられる自発性のある演劇だという考えを実践していった。conserve には保存されたジャムという意味がある。保存用のジャムみたいな文化を Moreno は認めようとしなかったのである。　　　　（増野 肇）

関連項目：自発性の理論

参考文献　Marineau, R.F.(1989)

ビーコン・ハウス

Beacon House

ビーコン・ハウスはかつてニューヨークの郊外の小さな町ビーコンにあった。この施設は元来，**Moreno, J.L.** に傾倒した女性からの資金援助によって建てられた建物群である。ビーコン・ハウスにはサイコドラマ・シアター（劇場）と，Moreno 自身の家と，事務所とサナトリウム（療養所）と，職員宿舎とが備えられていた。残念であるが，現在ではこの建物で現存するのは，ビーコンから車で1時間ほどのところにあるキングスブリッジに移築され，再開されたサイコドラマ・シアターのみである。このシアターには有名な三段の円形舞台とバルコニーとが当時のままに保存されている。往時には，ここに世界の研修生が住み込み，サイコドラマを学びつつ，サナトリウムで患者と接してきたのである。シアターは患者のサイコドラマによる治療の場であったばかりではなく，毎週金曜日にはビーコンの一般人がサイコドラマを見に訪れる場所であり，入院患者もそこには自由に参加できたという。ビーコン・ハウスでのMoreno の活動はこの他出版事業にもおよび，ここで多くの出版物が刊行されたのである。　　　　（磯田雄二郎）

関連項目：サイコドラマの基本技法

参考文献　Marineau, R.F.(1989)

国際集団精神療法学会（IAGP）

International Association of Group Psychotherapy

国際集団精神療法学会は1951年 **Moreno, J.L.** が Foulkes, S.H. に呼びかけて，集団精神療法家の専門家集団として，互いの体験の交換と交流のために組織した国際集団精神療法委員会をもとにしており，第1回の世界会議が1954年カナダのトロントで開催された。したがって創設は1954年となっている。この時期はようやく集団精神療法がアメリカ国内でも認められ始めているものの，まだまだその実践家は数少ない状態であり，多くの専門家を集めて国際交流をすることに意味があると考えられた。また，それは集団精神療法の専門性を打ち立てるための努力にも他ならなかった。

しかし，この公式見解は **Moreno, Z.** によれば若干違っているという。実際には Moreno は1940年代初頭からタビストック・クリニックと関係を持ち互いに集団精神療法についての情報を交換しており，その成果が1945年には成書 *Group Psychotherapy: A Symposium* として公表されていた。こうした基礎の上に Foulkes（英）と Moreno（米）と Levovici, S.（仏）が1950年にヨーロッパで出会い，そして互いの交流を深めるために1951年に委員会を結成したのだという。そして1954年カナダのトロントで開催された第1回世界大会に参加した人数は1,140人にも上ったという。1957年には第2回大会がスイスのチューリッヒで開かれた。こうして世界大会は3年に一度とされるにいたって，

ヨーロッパとアメリカ大陸とで交代に会長Morenoの下に開催されることとなった。

この体制が変わるのはMorenoが亡くなってからである。以後会長は3年任期の再選なしで，交代に務めるという形が常態化した。Moreno死後に会長に就任したのは，Samuel Hudden, Raymond Battegay, **Malcolm Pines**⤴, Jay Fidler, Grete A. Leutz, Fern Cramer Azima, Alberto Serrano, Earl Hopper, Roberto de Innocencioといった面々であり，これらの中には**集団分析**⤴の専門家もいれば，サイコドラマティストもそして**家族療法**⤴の専門家もいる。そして，現在はオーストラリアのSabar Rustomjeeが会長となっており，3年に1回世界大会が開催されるようになっている。世界大会は数千人規模の大会となっている。日本の位置は微妙であり，多くの集団療法家を抱えているものの言語の問題から交流が制限されてしまう国として見られている。しかし，伝統的に理事会には1名の日本人が推薦されて入っている。

(磯田雄二郎)

関連項目：集団精神分析⤴，スラブソン⤴
参考文献　Marineau, R.F.(1989), Campos, J.(1999)

モレノ・インスティチュート

Moreno Institute

Moreno, J.L.⤴の名前を冠したサイコドラマの研究所で，研究，研修を行っている。この名称を名乗るには，Morenoか**Moreno, Z.**⤴の承認が必要になる。ラトビアのリガ，フィンランドのほかに，新しいものとしては上海にもあるが，Morenoの弟子であり，モレノ生誕百年祭のときに，**国際集団精神療法学会**⤴の会長を勤めていたLeutz, G.A.が所長である。ドイツのボーデンゼーにあるものが最も古く，活発な活動もしており，良く知られている。

(増野　肇)

問題解決劇場

Problem Solving Theatre

米国ペンシルベニア州ホーシャム精神病院(Horsham Clinic)の心理スタッフを中心に活動された演劇形態による集団精神療法の一つ。わが国では高良聖らによって上智大学心理学研究室を主たる会場として1986年から1991年にかけて公演活動が行われていた。その手法とは，**観客**⤴から自分の抱えている問題を1枚の用紙に無記名で簡単に記入してもらう。集められた用紙の中からいくつかのテーマが選択され，訓練された役者たちがそのテーマについて即興劇の形式で観客に見せる。その後，役者と観客が相互に交流しながら提出された問題の解決を図ろうとするものである。実際には，役者たちは1枚の用紙という限られた情報の中でドラマを演じるために，元の細かな事実からずれることは必至である。しかしながら一方において，中核となる底に流れている主題はむしろ浮き彫りにされ，心理的真実とも言えるより本質の主題にふれることを可能にする。通常，一つの問題に関して30分程度を1セッションとし，1回の公演で2，3セッション行われる。洞察を目指すという点で，演劇と心理劇を融合した広義の集団精神療法と位置づけられている。

(高良　聖)

関連項目：サイコドラマの基本技法⤴，プレイバックシアター⤴

関係学

Science of Relationships

　関係弁証法を基礎理論とし，**松村康平**により創始された理論および技法，実践体系である。「人間は，関係的存在である。宇宙的規模においては，人間・有機体・無機物の，人間的規模においては，自己・人・物の，接在共存状況を担う，関係的存在である」(松村康平, 1972)とする。自己（機能的存在）－人（現実的存在）－物（実在的存在）のかかわり方には，内在的・内接的・接在的・外接的・外在的かかわり方と，状況遍在的・随処自在的かかわり方がある。関係の成立・展開・発展の様相に共通する原理として，三者関係の原理・行為性・役割性・集団性・相即性・相対的独立・間性・可変性・過程性・肯定性・関係認識・変革性の原理など，23の関係原理が見いだされている。人間関係状況の多元的分析には関係構造図を活用し，関係の変動過程に関しては軌動点，自己理解に関しては自己構造図が適用される。研究方法としては行為法－心理劇が活用され，集団構造・かかわり方の変化過程，かかわり感情などに関する研究が進められる。『関係学研究』誌は1972年に創刊され，1979年には現在の日本関係学会が設立されている。　　　　**（土屋明美）**

参考文献　関係学会編(1994)，関係状況療法研究会編(2000)

日本心理劇学会

Japanese Association of Psychodrama and Related Fields

　1995年に設立された。それまでの，日本心理劇協会，西日本心理劇学会，東京サイコドラマ協会，ロールプレイング協会が一つにまとまって結成された。狭義のサイコドラマの他に，**ソシオドラマ**，**ロールプレイング**，**プレイバックシアター**などのアクション・メソッドを含むものとして「心理劇」という名称を用いることにした。初代の会長は増野肇で，現在にいたっている。年に1回の大会の他に，研修会，雑誌の発行を行っている。構成員は，臨床の人たちだけでなく，教育や一般市民をも含んだ幅広い会員から成り立っていて，2002年における会員数は389人である。　　　　　　　**（増野　肇）**

関連項目：関係学，モレノ，ジェイコブ，松村康平

参考文献　増野肇(1996)

プレイバックシアター

Playback Theatre

　テラー（語り手）が話す体験や気持ちを役者が打ち合せなく再現し，テラーと**観客**がそれを見る形式の演劇。1975年にニューヨークで**Fox, J.** (1994)と Salas, J. (1993)が創始。口承文化や演劇の発展形として確立されていく途中でサイコドラマに影響されたが，サイコドラマに属する手法ではない。主な差違としては，①愛他主義（利他主義），②右脳的，③再現時間の短さ（10分～15分），④役者に委ねられる裁量の大きさ，である。実践者に不可欠な3分野は，①リチュアル遂行能力（ルールや枠組み），②社会的統合力（心理学の知識や社会問題の認知力），③芸術性（美しく独創性の高い芸術表現を可能にする多彩な才能）。元来は，治療目的でなく癒しと変容のために創られた。しかし，①包容・許容，②グループ，③無批判・非分析，などに価値が置かれた結果，参加者の自発性が促進され，極めて高い治癒効果が得られる。1993年にニュー

ヨーク，1998年に日本に，正式な教育機関としてスクール・オブ・プレイバックシアターが設立された。世界40カ国の医療，**リハビリテーション**[132]，教育，矯正，産業界，社会福祉，舞台演劇などの分野で活用されている。　　　　　　　　　　（宗像佳代）
関連項目：小規模作業所でのプレイバックシアター[72]

老人施設（老健施設）での実践

Practice in Institution for Aged People

高齢者施設でのレクリエーションとして，風船バレーのような身体を動かすものが推奨されている。また，回想法のように，昔の思い出を語り合うことが，ぼけを予防し，活動性を甦させる働きを持っている。サイコドラマはアクションを用い，過去の思い出を再現させるという点で，両者の利点を持っている。**ウォーミングアップ**[30]による身体の動きやリラクセーションを目的としたものだけでも役立つであろう。身体を動かしながら，自分の好きな場所，季節，食物を語るウォーミングアップが用いられる。ドラマでも，思い出図書館，思い出レストラン，思い出シアターなどを用いて，なつかしい思い出を再現させることが可能である。過去の消失しつつある慣習などを，皆の力で再現させることは，若い人と一緒にやることで教育的な意味も持ってくる。戦争の体験のドラマなどは，だんだん語れる人も少なくなっているだけに，サイコドラマを通して，戦争を知らない若者たちに伝えていきたいものである。　　　（増野　肇）
関連項目：老年期[71]，デイケアにおける実践[66]，コミュニティにおける実践[68]

参考文献　増野肇(1990)

デイケアにおける実践

Practice in Day Care Unit

社会復帰施設としてのデイケアは，病院から社会への通過地点として位置づけられているところにその特徴がある。メンバーの多くは自発性が低下しており，病後の脆弱性を併せ持ち，社会へ戻ることの不安と希望に引き裂かれている。

こうしたグループでは，表現力の乏しさや他者との関係を結ぶ力の弱さを支える一方で，家庭や社会など現実の場面で起こる問題の解決を図り，時には人生そのものに対する実存的な不安に対処する必要がでてくる。一般のグループに比べ，絶望や死のテーマが表現される可能性も高い。したがってこのようなグループでサイコドラマを行う場合，ディレクター（**監督**[32]）はメンバーの状態やテーマの内容によって，ダブル，**モデリング**[36]，ロールリヴァーサル，ミラー等多様な技法を柔軟に駆使し，またヴィニエット，**ソシオドラマ**[43]といったグループを扱うドラマのみならず，古典的サイコドラマまで行えることが望ましい。

またサイコドラマはアクションを用いるため，ソシオドラマの際などには特に，メンバー間のダイナミズムがダイレクトに現れる。デイケアという，グループの外にまた濃密な人間関係がある場では，破壊的なものも含めてグループの外の人間関係が持ち込まれやすいが，その影響を完全に排除することは不可能に近い。ディレクター（**監督**[32]）はこの点に留意し，デイケア全体の集団力動にも注意を怠らないことが必要であろう。（高橋美紀）
関連項目：保健所デイケアにおける実践[67]，外来における実践[69]

保健所デイケアにおける実践

Practice in Local Day Care Center

　保健所は地域住民の健康保持と増進のためにいろいろな活動が行われている。その一つに精神保健福祉活動としての社会復帰促進事業と呼ばれる活動がある。それが保健所におけるデイケアである。最近は業務が都道府県から市町村に移されているが，行政による精神保健福祉活動であることは，治療を目的とした**医療機関**166におけるデイケアとは目的を異にする部分がある。保健所におけるデイケアは，精神障害をもつ人々が社会生活にとけ込めるように，スポーツや創作，話し合いなどのグループ活動を通して仲間づくり，社会復帰をはかるというものである。このデイケアでのサイコドラマは，**ウォーミングアップ**30においては，ゲーム的な活動を通して他のメンバーと知り合い交流することが無理なくできる。また，自然な形で自分を表現する場面となるだろう。グループの**凝集性**195が高まり，それぞれの持つ問題を明かになった時はドラマとして展開が可能になる。そのテーマは，家族との付き合い方，学校や病院や作業所での振る舞い方，仕事へのつなげ方など身近なものである。身近な問題をテーマとしたドラマは，参加メンバーにとっても自分の行動の指針となり，練習場面となる。サイコドラマはその場面に含まれる感情を取り扱う。表現しにくい感情を表現するのを助けることは，人に落ちつきをもたらす。それが，社会的な関係を維持し，発展させていくことにもつながっていくと思われる。保健所デイケアの参加者は**統合失調症**174の人がおそらく大半を占めるであろう。最近はひきこもりや人格障害の人たちも参加することが考えられる。サイコドラマで扱う現実的な場面には，表面にはすぐに現れない失望感や無力感が含まれていることが多い。そのような感情の存在を必要なら予測し，丁寧に取り扱うことが重要である。あまり展開を急がず，表現しすぎないように注意が必要である。そして，肯定的な側面に焦点をあて，その力を感じられるとよい。そして，**シェアリング**33を十分に，その場面での感情をわかち合うことで人とつながることができる力を発揮する。

〈藤堂宗継〉

関連項目：デイケアにおける実践66，外来における実践69

精神保健従事者の訓練

Training for Mental Health Professionals

　精神保健に従事するものは，その業務を遂行するにあたり，精神病理や精神疾患に対する理解と同時にクライエントを受け止め，その感情に対して共感することが求められている。このことのために**トレーニング**176を受け，またスーパービジョンを受けると言える。特に共感は，クライエントの語る感情に対して知的な理解とは異なる感情的な一致が必要とも言えるだろう。基本的に人は体験したことしか本当の意味では相手の語ることを理解できない。その意味ではたくさんの人間的な感情体験をすることが必要である。サイコドラマは治療，矯正，教育的な分野を持っているが，**主役中心**33のサイコドラマを考えた場合もその基本的展開は同じである。そして主役になり自分自身のこころの深い部分を探求することは，**教育分析**177を受けるのと同様の意味を持っている。特に治療者としての立場を持つものにとって，無意識のうちにもってしまうクライエントへの思い入れや**逆転移**79の扱いは重要である。サイコドラマでは主役になることにより，過去の重要な人物との関係においてつくられた一方的にがまん

してしまう，頑張ってしまうなどのパターンを変化させることができる。おそらく実生活の中でも使われていたであろうパターンが変化すれば現在の関係も変わる。また，**ソシオドラマ**を使用すると，ともすれば治療者対クライエントという狭い範囲で考えてしまう関係も，クライエントを取り巻く関係はとても多くあることを理解することができる。病気の症状や病者の行動の意味を知ることは対応に大きな意味が見られるだろう。また，訓練としてのスーパービジョンを立体的にかつ活動的にサイコドラマを使い行うことができる。これは磯田雄二郎（1992b）がアクション・スーパービジョンとして技法を確立している。クライエントとの治療や業務上での関係で不都合を感じる場面からスタートする。主役として自分の振る舞いについて点検しそれを見ることができる。そしてロールリヴァーサル（役割交換）することで，クライエントのおかれている状況や思いを体験することができる。そして，必要であれば自分自身の人生の中で表現しないでいた，気がつかないでいた感情にふれそれを処理することも可能である。 　　　　　　　　(藤堂宗継)

関連項目：コミュニティにおける実践

企業研修における実践

Practice in Organization

サイコドラマの創始者 **Moreno, J.L.** が世に残した技法は，研修業界では，**ロールプレイ**，ロール・トレーニング，アクション・メソッド，という呼び名で普及した。組織活性，対人関係能力，状況対応能力，プレゼンテーション能力，セルフコントロール能力，問題解決能力，創造力などの能力開発を目的として企業や自治体などで使われる研修技法となっている。参加者が講師の話を聞く講義や講義のような受動的学習法から，参加者が自ら動き，考え，感じ，気づき，体験する能動的学習法へ，という時代の流れもある。なかでも「知る，理解する」段階を経て「できる」段階に至ることを必要とする能力開発には不可欠の研修技法。具体的には，接遇スキル，販売スキル，面談スキル，コミュニケーション・スキル，カウンセリング・スキル，リスクマネジメント・スキルなど。

　　　　　　　　(宗像佳代)

関連項目：サイコドラマの基本技法

コミュニティにおける実践

Practice in Community

コミュニティで行うサイコドラマは，一般の市民に広報し，目的に合った応募者でメンバーを構成する。一般の人々が社会的感受性や人間関係のスキルを養おうとする傾向が高まっている背景には，都市化や核家族化で近隣の人間関係が希薄になり，コミュニティに着床せずに孤立して生活する人や家族が増えている情況があり，家族関係，人間関係が重要な問題として認識されてきているからであろう。コミュニティの公民館の子育てや母親のためのプログラムでもサイコドラマの方法が取り入れられるようになり，30人前後で1回から数回，啓発や教育や研修の目的で行っている。主宰者が独自に募集して行うサイコドラマは，10人前後の小グループで10回程度を1クールとして行うが，継続的グループでは**凝集性**と親密度が育つに従い，人間関係の葛藤の解決や自分を変えたい意志のある人達の深いドラマが展開する。**監督**は，グループの構造や目的や**グループ・プロセス**，メンバーの意識など，それぞれのグループの条件に応じてサイコドラマの様々な技法の中から**ウォーミングアップ**の方法やドラ

マ化を工夫し，**ソシオメトリー**，**ソシオドラマ**，ロール・トレーニング等を適所に取り入れる。監督には不断の修練が求められる。　　　　　　　　　　　（中込ひろみ）

関連項目：一般市民

家族会における実践

Practice in Family Group

　家族会がグループとして果たす役割は大きい。病気に対する教育や家族が感じる孤独感や無力感を受け止める働きがあるだろう。そして，子どもが病気にかかり心配し世話をしている親にとっては，子どもに対する対応に苦慮することが多いだろう。親以外の家族であれば，頭で理解しても現実的対処が難しいことがある。病気のこととはいえ，反発や怒りを攻撃的に向けられるとその対応はたいへんである。まして心配のあまり過干渉になったり，現実の大変さから拒否的になったり，親の対応が少々問題であってもなかなかその間違いには気づかないものである。強く指摘されると子どもだけではなく治療者や精神保健従事者からも攻撃されたように感じて，怒りが大きくなったり，無力感を感じたりする。病気を持つ家族にとってサイコドラマは自分の子どもに対する対応を考えるのよい機会を与えるだろう。できれば10回程度の連続した**セッション**が持てると効果が増す。同じ病気をもつ人の家族というグループであっても，お互いに自分の気持を表現するのはむずかしい。まず表現するに安全な場になるように**ウォーミングアップ**には時間をかけることが必要である。そして，参加者に勇気をあたえ現実の困難を**舞台**の上で演じることから始める。そこに現れる困難は参加者にとっても他人事ではなく，共感をしてお互いを支える動きになるだろう。サイコドラマはたとえ親としての立場からドラマをすすめても，当然相手役としてのクライエントについて表現される。この表現が相手の困難をも示す結果となる。表面的な対処ではない深い感情的なところからの行動をおこすきっかけとなるだろう。サイコドラマは家族の気持ち，クライエントとしての気持ちの両面を多面的に理解し，考える良い方法である。

（藤堂宗継）

関連項目：コミュニティにおける実践
参考文献　藤堂宗継（1986）

外来における実践

Practice for Outpatients

　外来通院患者にサイコドラマを行う場合，いくつかの制約がある。大きな一つは，診察外場面に対しては基本的に影響を及ぼしえないし，統制ができないことである。このことは当然ある回で欲求不満があれば，次回の**セッション**までの間に，何らかの**行動化**が起こる可能性を示す。したがって，単にグループがうまくいくためばかりではなく，グループ外での行動化を防止する意味でも，**監督**に対する信頼感の醸成が必要となってくる。また，外来患者は必ずしも入院患者のようにお互いの背景を知らないが，サイコドラマを重ねていくことは逆にお互いの相互理解を進め，お互いを近づけてくれる。この意味ではむしろアフターミーティングとして行われる，患者同士でのお茶会や，食事の会，そのほかのセッション外での連絡についても，積極的に情報を得ることが望ましい。ある意味では入院病棟と同様に，セッション外の時間にも目が届かなくてはならないことになる。このためには，セッション外での1週間の出来事をセッションの始まりに報告してもらうようにするとよいし，それは同時に今

日の患者の状態を把握することにもなる。

(磯田雄二郎)

関連項目：デイケアにおける実践₆₆

教師のためのロールプレイング

Role Playing for Teachers

学生が教師の役割を演じる教育実習は、一種の**ロールプレイング**₃₁であるが、学生があらかじめ想定された理想的な教師像を追い求めると、これは児童、生徒から遊離した役割のリハーサル、すなわちロールプレイに陥る危険がある。教師は教えるという役割を期待されているが、教師の役割は抽象的で固定されたものではなく、教える者と教えられる者とのあいだの具体的な役割関係の中で作り上げられ、深化され、弁証法的に発展させられるものでなくてはならない。ロールプレイングは、サイコドラマと同様に自発性を強調し、役割創造を重視する。この意味で、種々の専門家を養成するために利用されているロールプレイは、ロール・トレーニングであってロールプレイングではない。ロールプレイングは、教師生活に慣れ、自発性を失い、固定した役割しか果たせなくなった教師に対する再教育として利用することができる。教師の役割は、ただ知識を伝達するものではなく、子どもを成長、発達させるものであるが、この役割は**補助自我**₃₁にほかならない。教師は、ロールプレイングによって知の産婆役としての補助自我の役割を体得しておく必要がある。

(川幡政道)

関連項目：外林大作₇₂、サイコドラマの基本技法₃₀、教育機関₁₆₇

参考文献 外林大作 (1981, 1984)

自閉症，情緒障害児 (者) への実践

Application to the People with Autism or Emotiional Disorder

自閉症や情緒障害などの障害を持つ人たちの基本的な症状は、対人関係における接触性の乏しさや他者との情動的な共有の困難さ、さらには不適切な言語活動などであるといわれる。近年、これらの人たちに対して心理劇が適用されてきており、心理劇場面での経験が日常生活場面での対人関係の持ち方の変化や自己表現の仕方の変化、または葛藤場面での自己制御などの仕方などにも変化が起こることが示されている。

心理劇の方法：実施スタッフは、**監督**₂₃と少なくとも1名以上の**補助自我**₃₁が必要である。対象者は、4，5名以内が望ましいが、施設等の都合でこれよりも多い場合もあり得る。心理劇導入期は、レクレーションのように**ウォーミングアップ**₃₆を徹底し、参加メンバーが集団で関わり合うということに習熟するところから始める。また、**劇化**₃₆は日常生活における出来事や季節の行事などをイメージアップし、参加メンバーがテーマとなることに関心を向けさせるようにする。その中で焦点化する参加者を**主役**₃₆にしながら、自分の考えや気持ちを表現できるようにすること、そして相手となる役割をとるメンバーの気持ちに気づかせるような展開に留意すること。また、参加者の知的障害の程度にも留意することが必要となる。

(針塚　進)

関連項目：遊戯療法とサイコドラマ₇₁

参考文献 高原朗子 (1998)

遊戯療法とサイコドラマ

Play Therapy and Psychodrama

　サイコドラマの**ウォーミングアップ**→30で用いる方法は，集団遊戯療法の場面と類似するところが多い。すなわち，集団遊戯療法では様々な「遊び」を媒介にして集団メンバーが関わり合いながら遊びの展開とともにメンバー相互の関係や個人個人の関わりも発展するように進めていく。そして，サイコドラマのウォーミングアップは，メンバーが安心感をもって集団の中に居られること，そのために簡単な動きを伴う遊びやゲームなどによってメンバーが互いに知り合い，少しずつ関わり合い，劇をするという役割演技などの行為化に向けた心身のウォーミングアップである。このようにどちらも，メンバーにとって楽しく，メンバー相互が交わりあえる活動を行う，という意味では共通する。しかし，遊戯療法は，あくまでも遊びを媒介にして参加メンバーが自由に自己表現ができるように援助し，メンバーの自発性が尊重される。他方，サイコドラマでも自由な自己表現や自発性が尊重されるが，**劇化**→26という役割演技の活動を通して他のメンバーと関わり，その関係性の中で適応的な役割対応が求められる。つまり，場面や他者との間で適切な対応ができるという自発的創造性（創造的自発性），換言すれば自発的な自己表現と共にその場面や関係に対応できる自己コントロールが求められる，ということである。　　　　　　　（針塚　進）

関連項目：自閉症，情緒障害児への実践→70, 児童期→169

アクション・カウンセリング

Action Counseling

　言語による心理療法に対して非言語による心理療法をとくにアクション・メソッドによる心理療法と呼ぶ。一般に，教育，臨床の世界では，カウンセリングといった場合，言語によるものを指すが，それに対して，**ロールプレイング**→24などを取り入れたカウンセリングをとくにアクション・カウンセリングといって区別する。アクション・カウンセリングでは，セラピストとクライエントの二者関係を基盤にして，役割交換と**エンプティ・チェアー**→3のテクニックが有効である。たとえば，役割交換では，セラピストとクライエントの役割を交換し，セラピストがクライエントの座っている席に移動し，クライエントはセラピストの席に座る。そこで，クライエントの役になってセラピストとセラピストの役になっているクライエントが対話するというものである。エンプティ・チェアーでは，椅子を用意し，その椅子にクライエントが抱えている対人関係上問題になっている人物をイメージさせて座らせてみる。そこでは，セラピストが**監督**→33になり，その人物とクライエントとの対話を再現し**直面化**→35,125する。このように言語と非言語の両面から介入して洞察を獲得させるのである。　　　（高良　聖）

矯正現場での実践

Practice in Correctional School

　矯正領域においては，少年・少女たちの**逸脱**行為→137は，再教育によって行動修正がなされ，社会に復帰できるようになると考えられている。しかし，故佐伯克は単に望ましい

行動の習得ばかりではなく，サイコドラマを行うことで集団全体の人間関係が変化することにも注目し，そうした人間関係の変化が彼らの社会復帰と非行再発防止に役立つと主張して，この結果サイコドラマが（ロールプレイング₃₄という名のもとに）矯正教育に大幅に取り入れられてきた。最近ではより簡便で，構成的であり，目的を社会的な側面に絞ったものとして，SST（Social Skills Training）も導入されている。前田ケイは特にサイコドラマの手法を大幅にSSTに取り入れて，矯正領域で職員の訓練に用いて大きな成果を挙げているが，同時にサイコドラマとSSTとは目的が違っていること，SSTは社会的スキル習得のための方法であり，そのためには可能な現実的な段階を一歩一歩踏まなくてはならず，問題解決のために，生徒の自発性と創造性とを養う目的のサイコドラマとは大きく違っているという。この批判は両者のことをよく知る前田の言だけに聞くべきであろう。

(磯田雄二郎)

関連項目：教師のためのロールプレイング₇₀, 矯正機関₁₆₈, サイコドラマとSST₄₈
参考文献　前田ケイ(1996), 佐伯克(1982)

小規模作業所でのプレイバックシアター

Playback Theatre in
Small Psychiatric Rehabilitation Unit

1975年，**Fox, J.**₃₅によって創始されて以来，世界各国で多種多彩な形式となって様々な領域で発展している**プレイバックシアター**₂₅が，日本の小規模作業所で定期活動化されたのは1995年。職員やメンバーを対象として実施される。定例行事にしている作業所と特定の目的で企画する作業所がある。上演形式は目的と状況に応じて，①ワークショップ形式（参加者同志がお互いの体験を演じ合う），②公演形式（訓練された役者や劇団を招く。参加者は語る体験と観る体験のみ）がある。職員や精神障害者がテラー（語り手。自分の体験を演じてもらって観る）やアクター（役者。人の話を聞いてその内容を演じる）になることで得るものは，将来への希望，普遍的体験，受容される体験，愛他的体験，**現実検討**₁₂₅（自己確認，自己評価），表現・カタルシス，**集団凝集性**₁₉₄, 対人関係の学習，実存的体験など。集団と場を効果的に使う技法であり，**作業療法**₁₆₂としての芸術療法（創作・表現）や**運動表現療法**₁₆₄（運動・行為），**リクリエーション療法**₁₆₃の周辺技法の一つとされる。　　　　　(宗像佳代)

関連項目：共同作業所₁₆₆
参考文献　Fox, J. & Dauber, H.(1999)

ACODAを対象とする実践

Practice for ACODA

アダルトチルドレンの概念はそもそもはアメリカのソーシャルワーカー達が，アルコール依存症者を親に持つ子ども達が，成人して親の影響下から離れてもなお様々な生きづらさを抱えながら生きている点に着目し，Adult Children of Alcoholics (ACOA) という概念を提唱したところから始まっている。最近はアルコールの問題に限らず，親が親としての機能を十分果たすことができなかった家庭（機能不全家庭：例，虐待する親など）で育った人達 (ACOD; Adult Children of Disfinctional Family) をも含めてACODAとして論じられることが多い。これらの人達は，低い自己評価を持ち，対人関係に困難を感じていることが多いため，社会の中で適応できない自分に悩み，自ら治療を求めて**医療機関**₁₆₆や相談機関を訪れる人も少なくない。これらの人達に対するサイコドラマの有効性は実際に場面を作り，自分で自分を演じる点にある。それまでの低

い自己評価しか持ち得なかった過去を客観的に振り返り，抑え続けてきた様々な感情を解放し，整理をし，正当な自己評価を獲得し，自分自身をエンパワーしていくことを目的に行われる。　　　　　　　　　（小笠原美江）

関連項目：フェミニスト・サイコドラマ ☞，セルフヘルプ・グループ ☞160，アルコール依存症のための実践 ☞，断酒会と AA ☞165

参考文献　Herman, J.L. (1992), Woititz, J. (1990), Jorgensen, C.E. (1992)

フェミニスト・サイコドラマ

Feminist Psychodrama

監督 ☞，メンバーともに女性のみで行われるサイコドラマ。現代社会では，女性はその生育過程や社会生活の中で女性としての役割を期待され，それを担うことが当然とされている。そのために自分らしく生きたいと願うことが周囲から求められる「女性らしさ」との齟齬をきたし，自分を責めてしまう。そこでまず女性のみで構成されるグループをつくって，その中で安心して自己を開放できる場が必要となる。グループの中で異性の目を気にせずにすむことから，日本のグループではまだ表現しにくいセクシャルな問題や，攻撃性の問題，職場での性差別の問題なども扱える。特に性的虐待の体験者にとっては，同性のみのグループの中で語るだけでなく，ドラマを通して新しい体験をすることによって別の価値観を見出し，自己の尊厳を取り戻すことができる。その場合監督は身体接触を避けるなど細かい配慮が必要となる。ドイツの**モレノ・インスティテュート** ☞ ではトレーニング・コースを設けてフェミニスト・サイコドラマティストの資格を与えているほか，国際学会でも様々なテーマで女性のみのサイコドラマ・グループが試みられている。

（磯田由美子）

関連項目：セルフヘルプ・グループ ☞160

アルコール依存症のための実践

Practice for Alcoholics

アルコール依存症の回復，および断酒の継続にはグループ・ミーティングが欠かせない。否認の強いアルコール依存症者は，アルコールに対して無力な自分を認め，そのことを他者に向かって語ることが必要なのである。現在様々な方面に広がっている**セルフヘルプ・グループ** ☞160 の運動も，アルコール依存症からの回復を目指した人達から始まった。そのアルコール依存症者を生育過程から見直すと，その人自身が育つ過程の中で傷ついてきたアダルトチルドレンであることが多いと言われる。こういった人達は単に飲酒の問題を語るだけではなく，傷ついてきた心の傷を癒すことも時として必要である。アルコール依存症者の治療においてはサイコドラマはまだ一般的ではないが，その有効性としては言葉だけで表現するよりも抑圧してきた感情が解放されやすい点が挙げられる。過去の自分を取り巻いていた状況を再現することで，アルコールに溺れていった自分自身を客観視することもできる。また「アルコールの誘惑」等，本来目には見えないものを目に見える形で表現することで，現在の飲酒欲求と断酒との間で葛藤する自身の姿をより強く実感し，そういう自分を受け入れやすくする効果も期待できる。　　　　　（小笠原美江）

関連項目：嗜癖 ☞，セルフヘルプ・グループとサイコドラマ ☞，ACODAを対象とする実践 ☞

参考文献　Black, C. (1981), 斎藤学 (1985; 1991)

境界性人格障害のための実践

Practice for Borderline Personality Disorder

　日常臨床において遭遇する疾患の中でも境界人格障害の治療は困難を極めるといってよい。**Kernberg, O.F.** 7*44* (1976) によれば，彼らは**投影性同一化** 31 を頻用して，攻撃性を相手に**投影** 31 して，相手を制御し，周囲の人々に分裂を起こさせて操ろうとするという。Wong, N. (1985) はこうした患者の**転移**感情 78 は強烈であるがゆえに，一人の治療者が抱えることは困難であり，集団精神療法と個人精神療法との併用が望ましいといっている。この場合表現能力の豊かな彼らの特性を考えた場合，どちらかといえば言語的集団よりも，より構成化されたサイコドラマのようなアクションによるものが向いていると言えるであろう。境界性人格障害患者を含んだ集団を作る場合，その集団の構成が問題になる。もしも，境界性人格障害患者のみで構成すれば，集団はめちゃくちゃになってしまう。したがって統合失調症患者（特に慢性化したもの）と一緒の集団を作るようにすると，**統合失調症** 77*4* は境界性人格障害から刺激を受け，逆に人格障害者は統合失調症者から落ち着きを回復してもらうことができるからである。また，人格障害者のドラマは母親への怒り等に満ちており，統合失調症者にとっては自分の家族関係を振り返って得るところが大きいと考えている。　　　　　　　　　　（磯田雄二郎）

関連項目：急性期病棟での実践 74，慢性期病棟での実践 75，境界例 173

急性期病棟での実践

Practice in Acute Patients Ward

　急性期病棟では，メンバーの多くは社会生活での破綻や病状の再燃などにより急性期病棟にいる（入れられた）不安や怒りがあり安心感をもつことが大事である。これらのことを踏まえてグループでは，サポートされる体験の中で"安全"な感情の発散を促していくことになる。そのためには，グループ活動を通しての，安心できる場となる**舞台** 31 としなければならない。「舞台は友達」といえるようなメンバーの拠り所となるように安定した構造をスタッフが作り出していく工夫も大事である。

　したがってこのようなグループでサイコドラマを行う際には，**監督** 31 は上記のことを配慮する上で**ウォーミングアップ** 30 を工夫して，アクション・シェアリングへと繋げなければならない。グループ活動と一緒にメンバーの脆弱性をサポートすることや表現のサポートと表現しすぎないなどの枠組みをスタッフと共に気をつけて進行していく。スタッフがいることで，介入方法を考慮したダブル，ミラー，ロールリヴァーサルなどの多様な技法を使いながら，監督はロール・トレーニングや**ソシオドラマ** 31，古典的サイコドラマを実施できることが望ましい。その上で必要なことがなされるだけの時間と状況を判断していかなければならない。特に**シェアリング** 33 をカットするなどがあってはならない。メンバーに解決できない不安を与えないことは第一である。終了後の不安の取り扱いについても契約しておくことも大事である。また，監督はサイコドラマ以外の治療法や情報交換の場となるスタッフを含む病棟全体の集団力動に気をつけながら**セッション** 33 をすすめていかなければならない。　　　　　　　　（山内　学）

関連項目：慢性期病棟での実践 75

慢性期病棟での実践

Practice in Chronic Patients Ward

　慢性期病棟でのサイコドラマおいては、対象者が患者という役割に固定されており他の役割を取ることの少ない状況である。サイコドラマを始める際には、グループのセッティングをクローズド・グループかオープン・グループにするのかを決めた上で、1クールの回数、1セッションの時間を検討する。オープン・グループでは、常に変化するグループ・サイズと構造に適応していく必要性に迫られる。クローズド・グループでは前回の**セッション**の影響を考慮しながらセッションを行うことで前回のフォローにも繋がってくる。また、セッションを進めていくうえで参加者にはオリエンテーションと十分な**ウォーミングアップ**を行うことが望ましい。これまでの経験上、集団の安心感を得られるためにも2～5セッションは特に必要となってくる。集団のウォーミングアップを進めながら個人のウォーミングアップも進んでくるためグループを運営するにあたりスタッフが必要である。スタッフ内に訓練された**補助自我**がいるのか、いない場合は補助自我訓練をしていく必要がある。**監督**には、ダブルの役割をとったり、補助のためのセリフを教えることも求められる。スタッフ数は2名から参加者数を越えない程度は必要である。

　サイコドラマの展開に応じて、**ロールプレイング**、**ソシオドラマ**などを用いながら**主役**を中心としたサイコドラマを行うことが可能である。これらのことは、劇展開の過程における共感能力の発揮、カタルシスにおける帰属感の強化、**シェアリング**による相互理解の進展など全体を通しての**集団凝集性**の高まりとなってくる。しかし、サイコドラマの意味やセッションの内容や報告についての位置づけを監督やスタッフは明確にしていかないとサイコドラマの効用を他のスタッフに理解してもらえない可能性がある。

（山内　学）

関連項目：集団設計 30，慢性精神障害 111，急性期病棟での実践 74

セルフヘルプ・グループとサイコドラマ

Self-help Group and Psychodrama

　セルフヘルプ・グループは1930年代のアメリカで、アルコール依存症からの回復を目指した人達によって始められた（**AA**：Alcoholics Anonymous）。他の人を援助することによって自分も成長し、救われるという考えを原則とし、援助する人・援助される人という固定した関係は存在しない。現在ではアルコール依存症だけでなく、その他の**嗜癖**や慢性疾患や難病の人達、そしてその家族、様々な問題やトラウマを抱えた人達のグループが誕生している。

　サイコドラマとセルフヘルプ・グループの違いはいくつかあるが、まずはリーダーに関してであろう。ほとんどのセルフヘルプ・グループはミーティング形式をとっていて、自らを語り他の人の話を聞く。そこにはその日の司会者はいてもリーダーや専門家はいない。これに比べ、サイコドラマではディレクター（**監督**）と呼ばれる確固としたリーダーが存在し、全体を取り仕切る。ディレクターはそのための訓練を積んだ専門家でもある。またセルフヘルプ・グループでは無名性を重視するが、サイコドラマではその時の感情を実感するために可能な限り実名でドラマを行う点も大きな違いである。（小笠原美江）

参考文献　Gravitz, H.L. & Bowden, J.D. (1987), 大

越崇 (1996), 斎藤学 (1995)

自発性劇場

Theater of Spontaneity (Stegreiftheater)

　1920年代のウィーンは一口に言ってアヴァンギャルド（前衛芸術）の天下であった。1918年の革命によりハプスブルグ王朝は廃絶され，皇帝は追放された。その結果そこに生まれたのは無秩序であり，同時に新しいエネルギーでもあった。1918年に雑誌「ダイモン」を刊行した **Moreno, J.L.** ☞はそうした前衛芸術運動の先頭に立った。しかし，彼の興味は文学の世界から徐々に演劇の世界へと移っていった。ここに彼の初めての**ソシオドラマ**☞の幕が開く。彼はウィーンのコメディ劇場の真ん中に大きな椅子と王冠と紫のマントを置いて，「いまや王は死んだ。私は王を探している」と述べ，人々に舞台にあがって「よき王」としての施政方針を述べるようにと語った。もちろんこの試みは惨めな失敗に終わるのである（日も悪くてちょうどエイプリル・フールに当たっていた）が，彼はこの後も，くじけることなく即興劇を行っていく。これが1922年に始まった自発性劇場の起こりである。Morenoは脚本のある演劇を「（自発性のない）死んでいる劇」と呼び，その日の題材を基に，即興で劇を演じる運動を始めていった。こうした流れの中で，ジョルジュとバルバラは出会い，恋に落ちて行ったのである。

〈磯田雄二郎〉

参考文献　Fox, J. (1987; Chap.17), Marineau, R.F. (1989)

モレノ，ザーカ

Zerka T. Moreno (1917-)

　Zerka Moreno（旧名：セリーヌ・ザーカ・トーマン）は1917年オランダのアムステルダムで裕福なユダヤ人家庭に生まれている。アンネ・フランクとは異なって，裕福であった彼女の一家は，その後ロンドンにいち早く移住して，ユダヤ人弾圧を逃れることができたのである。

　彼女は英国で高等教育を受けてはいるが，元来心理領域の学習をしてきたのではなかった。しかし，彼女は精神病の姉妹を抱えて，その姉妹に治療を受けさせるために，ビーコン・サナトリウムを訪れたのである。**Moreno, J.L.**☞は彼女を一目見たときから彼女に熱中した，これは一つには，彼女が心理学を知らないにもかかわらず，治療することについて十分経験から理解していたからでもある。しかし最も大きな理由はMorenoにとって，Zerkaは彼の尽きることのない創造力の源泉となってくれるミューズ（愛と詩の神）に他ならない，と思えたからである。実際，彼女はMorenoの思索をすぐに理解し，適切な反応を返せたのである。Morenoは彼女に *Words of the Fathers* ——これは彼の著作の中でも神学的な思索を扱った最も難解なものの一つである——の英訳版を見せたが，彼女はMorenoの主張をすべて理解して，Morenoを狂喜させたという。Zerkaはこうして Morenoにとっては欠かすことのできないパートナーであり，よき理解者，よき**補助自我**☞となったのである。MorenoはZerkaを助手としてサイコドラマの**セッション**☞を行った。さらにはZerkaに彼の研究所（サイコドラマ研究所）の管理一切をゆだね，著書 *Psychodrama* の2巻では共同執筆者に抜擢している。Zerkaは補助自我の果たすべき5つ

76

の機能についての論文を書いたりし，後にはMorenoの遺稿を息子ジョナサンとともに編集して，*Psychodrama* 第3巻を Moreno の死後に上梓している。特にビーコンのモレノ研究所では 1960 年代半ばからは，Zerka が教育活動の中心になったようである。このためにZerkaの弟子は現在世界中に多くいて，その人々が，現在のサイコドラマの中心を担っている。たとえば，『エッセンシャル・モレノ』を編集した**Fox, J.** ⇗や，アルゼンティンの Zuretti, M., 中国系アメリカ人の Shu, G. らがいる。

　Zerka自身は現在までに4回の来日を果たしている。特に1981年，および1983年の来日は「モレノ・ショック」という言葉を作り出したほどに大きなインパクトをわれわれに与えた。初めて古典的な個人中心のサイコドラマが展開されて多くの人々に感動を呼んだ。もちろん，この感動は必ずしもすべて好意的ではなかった。中には反発を感じ，日本人には向かない，と言い切る人々もいたのである。しかし，このインパクトを受けて大きな変化が起こったことは事実である。この意味でZerkaがわが国の集団精神療法に及ぼした影響は大きなものがあったといえるだろう。彼女は2000年にリトアニアの首都リガで足を骨折し，入院，再手術，その後のリハビリ等と健康に問題を抱えてきたが，最近になって回復しShuの働きかけで中国においてサイコドラマの研修会を開くまで回復したという。
〈磯田雄二郎〉

参考文献　Marineau, R.F. (1989), Moreno, J.L. & Moreno, Z.T. (1975)

フォックス

Jonathan Fox (1943-)

プレイバックシアター⇗の創始者。1943年，アメリカ生まれ。ハーバード大学卒。人類早期の口承文化，中世以降の世界文学，現代の前衛芸術，演劇などを研究した後，サイコドラマを学び，**Moreno, Z.T.** ⇗の協力者，卓越したサイコドラマティストとして，米サイコドラマ界の中心的存在となる。1975年に彼のビジョンであった「地域社会に住む人々の個人的体験を聴き，それを一般市民（プロの俳優でない普通の人）が即興的に演じる」手法がプレイバックシアターとして完成された。体験（ストーリー）を再現（プレイバック）する劇（シアター）である。彼の価値観は，一人ひとりの人間の生きる尊厳，人間が生まれ持った創造力，グループによる治癒力，公の対話や会話が人々に影響する効果などにある。プレイバックシアターの役割については，芸術の役割，つまり生きていくうえで必要な人類の叡智，普遍的真理や愛を伝承し，人々を癒す役割であるとする。1984年以降，日本でもプレイバックシアターの普及と指導に携わり，スクール・オブ・プレイバックシアター日本校を創立し，指導者を育成している。
〈宗像佳代〉

関連項目：小規模作業所でのプレイバックシアター⇗，サイコドラマの定義⇗

参考文献　Fox, J. (1987)

外林大作

Sotobayashi Daisaku (1916-)

広島県福山に生まれる。横浜市立大学名誉教授。東京帝国大学在学中に Köhler, W. の『心理学の力学観』(1940), **Lewin, K.** ⇗の『トポロギー心理学の原理』(1936年，**松村康平**⇗と共訳）を翻訳するなど，若くしてゲシュタルト心理学の研究者として活躍した。応召によって研究は一時中断を余儀なくされたが，復員後ほどなくLewinの集団力学やア

クション・リサーチの研究を通して，ソシオメトリー㋵の創始者 Moreno, J.L.㋰に出会い，わが国にサイコドラマを紹介した。Moreno のサイコドラマを**役割理論**㋰の観点から捉えなおし，治療のためというより人間理解のためのサイコドラマ，すなわち役割創造を強調する**ロールプレイング**㋻の技法を発展させ，学校教育や心理臨床の現場にロールプレイング導入の道を拓いた。その後，精神分析に転じ，ゲシュタルト心理学の観点から精神分析の理論を記述しなおそうと試みた。欲望と認知の関係を研究した『性格の診断：プロジェクティブ・メソッド』から『フロイトの読み方Ⅰ・Ⅱ』へと続く一連の探求の最終的な目標は，夢は絵文字であり，見るものではなく読むものであるという『夢の解釈』に示された Freud, S. の言語思想を解明しようとするものである。　　　　　（川幡政道）

関連項目：サイコドラマの基本技法㋙，集団力学の対象㋣，教師のためのロールプレイング㋾

参考文献　外林大作（1952, 1983, 1988）

松村康平

Matsumura Kouhei (1917-)

　東京生まれ。東京大学心理学科大学院在学中に応召され，後に傅育官となる。戦後，学習院大学，青山学院大学ほかで教鞭を執り，お茶の水女子大学に着任（1952-1979）。**外林大作**㋰らと共に我が国に心理劇を普及する。1956 年からの実践研究は『心理劇』（1961）に集大成され，同時期に『適応と変革―対人関係の心理と論理』を著し，**関係学**㋰を創始する。日本心理劇協会を設立し，心理劇家の養成・研究を推進し，モレノ・アカデミーより「心理劇・集団心理療法の名誉監督」を授与される（1966）。関係状況を共に創造する過程における人間理解や接在共存状況の創造に関する研究は，心理劇をはじめとして，幼児教育，集団構造論，看護理論ほか，多岐にわたる。玩具研究においては三者関係を基本とするトライアディック・ゲームを考案する。三者面談法，チームによる集団指導，平和のための「関係」心理学，「今・ここで・新しく」「満点からの出発」などを提唱し，理論即実践即研究態度をとっている。国際交流に努め，「第 7 回国際心理劇・社会劇会議」を東京で開催（1972），アルゼンチン・ブラジルとも研究交流を深め，**国際集団精神療法学会**㋰理事の推薦を受ける（1977-1983）。

（土屋明美）

参考文献　松村康平（1961; 1987），伊藤祐時ら（1977）

モレノ，ジェイコブ

Jacob Levi Moreno (1889-1974)

　Moreno（Jacob, JL とも。この呼び方は特にMoreno, Zerka との区別を必要とするときによく用いられる。通常「モレノ」といえば，特に限定しない限りはジェイコブのことである）は 1889 年のある嵐の夜に，黒海の上でトルコからルーマニアに渡る船の上で生まれた。この伝説はよくある英雄伝説の変形のひとつであり，優れた人物の出自が一般人と異なっているということを示すためのものであるが，やや異常な点は，Moreno 自身がこの伝説を作り上げ流布したという点にある。Moreno はこの伝説を，しかもご丁寧に出生年まで 1892 年と偽って，自らの伝記に載せている。ここにキリストの生誕伝説とのアナロジーを見るのは容易である（ルーマニアへの旅→エジプトへの旅，船の上→厩）。

　彼の伝記は Marineau, R.F.（1989）による詳細な調査によってそのベールを一部はがされているが，いまだに多くの謎と劇的な真実（歴史事実とは異なった主観的な真実）とに満ち溢

れている。たとえば，これも有名なエピソードとして，彼は小さい頃に友達と「神様ごっこ」をしていて，天使になって，上っていた椅子の山の上から飛び降りて腕を骨折したというが，この詳細な点の真偽はいまだにわかっていない（Marineauによれば，彼は母親の支持の下にこうした神様ごっこを繰り返していたというが，骨折については不明である）。

彼は根っからの無政府主義者，自由の徒であったようで，若いときのエピソードとして，まったく自分の金を持たず，全財産を友人たちと共有する共財主義の生活を送っていたことが知られている。彼自身はこの生活をとても気に入っていたようで，唯一の彼の私有物であった一張羅の緑のマントに身をくるんで，ウィーンを闊歩する彼の姿がよく見られたという。

Morenoはこのように初期から集団と遊びに興味を持ち，特に子どもに対しては強い親近感を持っていた。ウィーンの各所にある小公園で，子どもたちにお話し遊びをしていたというエピソードはこの頃のことである。また，彼が貧しい家庭の子どもたちに無償で家庭教師をやっていたというのもこの頃の話である。

若き日，そしてウィーン時代の彼は文字通りのボヘミアンであり，自由人であったようだ。しかし，彼はウィーン大学で哲学を学び，その後医学部へ進路を変更している。本来は医学部志望（彼の救世主志向を考えると当然だが）であるべき彼が，哲学部にいったん志望した理由は，彼が高校で大学受験資格を取り損なっていたからであった。彼は翌年にその資格を満たして念願の医学部に進学する。

この医学生時代の有名なエピソードが彼とFreud, S.との出会いである。しかし，この出会いについてはこれもどこまで真実なのかは判然としていない。ただしフロイドは私講師としてこの頃ウィーン大学で講義をしており，そこにMorenoが出ていた可能性は否定できない。とにかく，Morenoの著書によると，ある回に出席した彼はFreudの「夢の解釈」についての講義の後，全員を送り出しつつ握手するFreudに「フロイド先生。私はあなたがやめたところから始めます。貴方は人々に診察室で会いますが，私は街頭で会います。あなたは人々の夢を分析しますが，私はそれをもう一度見るようにさせます」と話したという。それに対するFreudの反応については何も書かれていない。

このようにFreudを批判しつつもMorenoは終生精神分析に対する尊敬を失うことはなかった。実際，彼のところに弟子入りしたClayton, M.は，教育課程の義務として，ニューヨーク精神分析研究所に**教育分析**を受けに通うことを指示され，戸惑ったと語っている。

とにかくそのエネルギーをさまざまな分野に使いつつ，彼は医師となり，ウィーン郊外のバド・フェスラウという町で医師として働きつつ，前衛芸術運動に参加していく。当時のウィーンは第一次大戦に負けて，領土を失い，社会的・経済的大混乱の中にあった。彼はその中で即興演劇の実験に取り組み，社会変革を実践しようとしていた。この過程において，彼はあのバルバラの症例と出会うのである。当時彼の劇団のヒロインとして，清純な役柄で観客を魅了していたバルバラは，同じくMorenoの演出助手をしていたジョルジュと恋に陥り結婚する。しかし，結婚してからのバルバラは家庭ではヒステリックにわめき散らす女性であり，ジョルジュは不幸になっていた。この相談を受けたMorenoは，思いついてある日バルバラに娼婦の役をやらせた。その夜彼女は家に帰ってもいつもよりずっと落ちついていたという。Morenoはこれを契機にジョルジュとバルバラの物語を，舞台の上で彼ら二人に演じさせるようになった。この試みは大成功となり，観客動員数は増え，二人の仲は改善したという。ただし，

後年ジョルジュは自殺にいたったということであり、これが真に問題の解決となったのかはよくわからない。

この経験からMorenoは、人には自分の人生を自分が**主役**になって演じたいという欲望があること、それを満たすことが治療的であることを認識するに至った。これがMorenoのサイコドラマの始まりである。Morenoはこの経験を引っさげてアメリカに渡る。このときゴッホにおけるテオのように、彼を経済的、精神的に支える役割を果たしたのが、3歳下の弟ウィリアムMoreno, W.であった。Morenoはアメリカ移住後しばらくは医師として働けず、生活に困窮する。しかし、ウィリアムの援助によって2年後にアメリカでの医師としての資格を取ったMorenoは、その後刑務所の待遇改善のための医師として雇われることになる。これは彼が集団精神療法についてアメリカ精神医学会で発表したことも関係するのであろう。この動きが現在のサイコドラマと矯正領域との出会いの始まりとなった。サイコドラマのなかでも**ソシオメトリー**はこうして刑務所や少年院といった矯正施設に紹介され、受け入れられていくのである。ニューヨークにおいて最初は小さなクリニックからはじめた彼は、後に支援者の助けを得てニューヨーク郊外のビーコンにモレノ研究所を設立し、ビーコン・サナトリウムを開設する。ここにアメリカ全土ばかりでなく全世界からサイコドラマという治療法に興味を持つ人物が蝟集することになる。こうして1940年代に入ってようやくMorenoは安定した生活と安定した人間関係を持つにいたるのである。そして1949年、2度目の妻フローレンス・ブリッジと別れた彼は終生の女神、彼自身のミューズ（芸術の女神）というべき**Zerka**と結婚し、安定した愛情関係をも獲得するのである。

こうして安定した彼は今度は国外へ、ヨーロッパへと乗り出していく。そして彼の仲間、特に集団精神療法に興味を持つ仲間を集めていく。彼の活動範囲は単にサイコドラマの世界にとどまらず、集団を利用した精神療法の世界にも広がっていく。この過程には彼と**集団分析**の創始者**Foulkes, S.H.**との親交がある。彼らは共同して、1951年国際集団精神療法委員会を開催し、後1954年にはそれをさらに発展させ、**国際集団精神療法学会第1回大会**をトロントで開催するのである。彼は以後、国内外において活躍の場を広げていった。こうしてサイコドラマそして集団精神療法（この言葉の提唱者はMorenoである）は全世界に広まっていく。しかし、1970年代に入るとさすがの彼の創造力と健康も衰えを見せ始める。彼は弱っていき、ビーコンにおいても教習生たちのサイコドラマのトレーニングにも出てこなくなる。1973年にはそのもっとも力を入れた国際集団精神療法学会の会長を引退し、そして1974年、Morenoはわが国を訪れたいと希求しつつ、その夢がかなうことなく旅立ったのである。

（磯田雄二郎）

参考文献　Fox, J. (1987)

SST

編者の覚書

SST・池淵恵美

　この章は，SST（social skills training，生活技能訓練と訳される）でよく用いられる，重要な用語を集めたものである。SSTに限らずさまざまな集団精神療法の技術は，もとより援助を受ける人のために役立つことを目的としており，技術の習得も現場での援助体験を核として形成されるべきものである。しかし，「なぜ」「どのようにして」その技術が役立つのかということや，現場での体験という個別性を超えた理解にすすむにあたっては，やはりよって立つ理論を理解することが必要になる。この用語集はSSTに関心のある人，始めてみたがもう少しくわしく知りたい人向けにかかれたものであって，基本的な理論の入門編となっている。この入門編によって，現場での援助体験に深みと広がりが加わることを願うものである。そしてあくまで入門編であるので，よりいっそうの理解を得たい人は，各項目ごとに紹介されている参考文献を紐といてみることをお勧めしたい。

　この章は，もともと宮内勝先生によって企画されたものである。宮内先生は東大病院精神神経科デイホスピタルの育ての親ともいうべき人で，何よりも臨床が好きで，何事も臨床経験から発想する人であった。そしてメディカル，コメディカルを問わず多くの「臨床好き」を育てられた，優れた教育者であった。本章の項目立てと執筆依頼がなされていた段階で，志半ばに急逝されたため，そのご遺志をついで池淵が編集作業を行った。さまざまな事情で刊行が大幅に遅れたが，そういう事情で本章は，宮内先生と池淵との共同編集となっている。教育者であった宮内先生が，後進のために役立つように，入念に項目立てを工夫されたものであり，各項の執筆者もSSTの優れた専門家がそろって，熱心に筆を振るったものであるので，きっと読まれた方のお役に立つことと思われる。

生活技能訓練の定義

Definition of Social Skills Training

　生活技能訓練は，Social Skills Training の訳語であり，社会生活技能訓練，社会的スキル訓練など，いろいろな訳語がある。英語の頭文字をとって，SSTと略称されることもある。わが国では，**Liberman, R.P.** ら[117] (1988) により体系化された技法が普及している。SSTは人が地域社会で**自立**[32]して円滑に生活できるように援助する技法のひとつで，生活の中で必要とされる効果的な対人的行動（言語的・**非言語的コミュニケーション**[186]）——これを Social Skill とよぶ——の獲得を構造的，体系的に指導するものである。生活技能を高めることを目的とする「技法の集合体」である。Liberman と Mueser, K.T. らは，各種の生活技能訓練に共通の要素として以下の8点をあげている。

　①対人状況における患者の技能の不足する点と過剰な点を**評価**[33,104]すること。②ある特定の技能についての学習の方法を提供すること。③社会的場面を模した中での治療者らによる技能の**モデリング**[94]が行われること。④患者に対して練習しているある技能に焦点を当てた教示が行われること。⑤ある技能についての患者による実技リハーサル（**ロールプレイ**[94]）が行われること。⑥治療者やグループのメンバーから患者に対して**正のフィードバック**[95]と矯正的なフィードバックが与えられること。⑦リハーサルと**フィードバック**[95]を繰り返すこと。⑧**般化**[93]を促すための**宿題**[93]が与えられること。

　これらは，生活技能訓練に必須の要件である。しかし，生活技能訓練が取り扱う領域は，**慢性精神障害**者[171]が「生活者」として自立できることを援助することを目的に，対人的技能のみならずセルフケアをも含む生活の全領域にわたる問題を含んだものである。「生活障害」に取り組みその改善を図ること，それを通じて「機能障害」や「社会的不利」にも効果を及ぼして行くことを目的とする。

　生活技能訓練の発展過程で理論的基盤となったのは，**認知行動療法**[83]，**社会的学習理論**[90]，**統合失調症**[174]の**ストレス-脆弱性-対処技能モデル**[93]である。1994年4月に，入院中の精神科患者に限って，「入院生活技能訓練療法」が診療報酬点数化された。「精神疾患を有する患者に対して，行動療法の理論に裏づけられた一定の治療計画に基づき，観察学習，**ロールプレイ**[94]等の手法により，服薬習慣，再発兆候への対処技能，着衣や金銭管理などの基本生活技能，対人関係保持能力，作業能力の獲得をもたらすことにより，病状の改善と**社会生活機能**[93]の回復を図る治療法である。2人以上の経験のある従事者（看護婦，准看護婦又は作業療法士のいずれか1人，および精神保健福祉等，臨床心理技術者又は看護補助者のいずれか1人）により構成される合計2人以上の従事者が行った場合に，入院中の診療報酬として算定できる」とされている。

　また，1995年2月に，**日本SST普及協会**[115]が発足し，全国的にSST指導者養成のプログラムが整備され普及が活発化して来ている。（協会については巻末付録参照）

（天笠　崇・野末浩之）

関連項目：対人的効果訓練[83]，社会療法[130]
参考文献　安西信雄 (1990)，Bellack, A.S. ほか (1997)，池淵恵美 (1995b)，宮内勝 (1992)

認知行動療法

Cognitive-behavioral Therapy

　人の行動は単なる刺激-反応の連鎖ではなく，刺激や自己の状態を**解釈**[32]して反応するという内潜的過程を伴う。認知行動療法とは，

行動療法をもとに発展した治療方法の体系で，不適応状態に関連した認知的・行動的・情動的な諸問題を治療の標的とし，認知および行動の変容について学習理論に基づく諸技法を用いて，不適応な行動やそれに関与する認知の歪みを改善し，適応的な方向への認知的・行動的反応の学習的変容をめざす治療技法の総称である（鈴木伸一ら，2000，一部改）。ここで認知とは「予測や判断」「捉え方や信念」等の認知，価値観，イメージなどの内潜的過程やそのスタイルをさす。他に査定や操作の対象となる認知的変数には，自己効力感(self-efficacy)，**認知構造**[785]，原因帰属，認知的評価があげられる。

　認知行動療法では，①行動をコントロールする自己の能動性と認知的活動を重視し，②認知的活動はモニター可能で治療を通じた変容も可能であり，③行動変容は認知的変容によって影響を受ける，④治療の標的には信念や思考スタイルといった個人の認知の変容自体が治療標的となりうる，⑤行動的技法および認知的操作の技法を用いる，⑥行動と認知の両者を効果の指標とする，という特徴がある。認知行動療法の基盤は，行動と学習に関する理論の発展と，解決のための諸技法を多面的に組み合わせる治療パッケージ化が特色といえよう。条件づけ理論を中心とした旧来の行動療法の学習理論のほかに，1960年代以後の観察学習と代理強化を中心とする **Bandura, A.**[716]による**社会的学習理論**[90]が大きな役割を果たしたほか，一貫した否定的な思考スタイル（スキーマ）の障害として**うつ病**[174]をとらえる Beck, A.T. の認知療法や，不合理な信念による不適応行動や情動反応とその修正による治療を提唱する Ellis, A. の論理情動療法もとりいれられた。1970年代以後ストレスへの対処に関する自己教示や認知構造とその変容を重視する Meichenbaum, D.H. のストレス免疫訓練など各種の認知行動療法が多様な対象に展開された。

　認知行動療法の施行形態や対象は，個人カウンセリング，夫婦，家族，小集団等多様である。施行のプロセスは，①当事者の問題（行動・認知・情動）の多面的な**評価**[35,104]，②問題に関する個別的な反応パターンおよび共通してみられる反応スタイルの分析，③問題の維持の機構の評価を当事者との面接や当事者の自己**モニタリング**[105]により明らかにする査定から始まる。この査定や自己モニタリングに基づき，①自己の行動や認知の見直し，②適切な対処方法（認知・行動）の学習，③認知の歪みに関する気づきと別な考え方の獲得および認知的反応スタイルの訓練がなされる。そのため，疾患や問題に関する**心理教育**[103]，段階的目標設定および適応的思考・行動に関する積極的強化を一貫して行い，日記や数値化等による自己モニタリング，脅威的と不合理に判断する場面への段階的な曝露，**モデリング**[96]，**ロールプレイ**[94]や**フィードバック**[93]を通じた対処行動の学習（自己主張訓練やSST），認知の妥当性の検討吟味と別な思考をする援助（認知的再体制化）が治療**セッション**[93]でなされ，セッション後の日常生活での**宿題**[93]の遂行も重視される。問題解決の技法として適応範囲は広く，スピーチ不安，引っ込み思案等の児童心理臨床，成人のメンタルヘルス領域のほか，多くの精神疾患が適応となる。パニック障害，強迫性障害，**うつ病**[174]，**統合失調症**[174]，**摂食障害**[105]，物質使用障害等での有効性が示され，アメリカ精神医学会（APA）の治療ガイドラインにも採用された。**Liberman, R.P.**[727]は**慢性精神障害**者[711]を対象とした疾患自己管理と自立生活技能の獲得の技法として SST を中心とした訓練諸**モジュール**[700]を開発し日本語版も作成された。近年は，デイケアや精神科病棟を中心に統合失調症等の精神疾患患者の**リハビリテーション**[132]のための SST が普及しつつある。

〈熊谷直樹〉

関連項目：生活技能訓練の定義[73]，対人的効果訓練

※, 問題解決技能訓練※

参考文献 Beck, A.T. (1976), Meichenbaum, D.H. (1977), 坂野雄二 (1995)

対人的効果訓練

Personal Effectiveness Training

1970年に，**Liberman, R.P.**らがカリフォルニアのオックスナード精神保健センターとカマリロ神経精神医学施設研究センターで始めた，感情表現や対人技能を小集団で練習するための訓練方法。1972年から1975年にかけてLibermanとDerisi, W.J., King, L.W.らが，この方法の手順を洗練し実証的な研究を行い，50カ所の地域精神保健センターで全国規模のフィールドテストを行った。1,000人を越す患者を対象に第一線の臨床家の手で行われ，この方法を広く適応することが可能であることが示された。1975年，この経験をもとに臨床家向けのマニュアル『生活技能訓練基礎マニュアル』が発行された。このマニュアルは12,000部売れ，全米に生活技能訓練が広がることになった。これを骨格として**統合失調症**にみられる認知障害など，学習困難な**慢性精神障害者**に対しても適用できるように工夫された**認知行動療法**※としてLibermanらが生活技能訓練を発展させた。生活技能訓練のいわば「入り口」とも言える。

対人的効果訓練は**神経症**患者を対象にした自己主張訓練（アサーション・トレーニング）がその起源の一つ (Wolpe, J., 1974)。自己主張訓練は，夫婦不和の**うつ病**，性機能障害，物質依存をかかえる人の対人技術を向上させる治療法として発展してきた。一方，慢性精神障害においても，自分の考えていることや思っていること，感じていることを上手に表現すること（自己主張すること）が苦手であり，自己主張訓練が有用と考えられたが，学習障害があるためにさまざまな技術が工夫された。　　　　　　　（天笠　崇・大野孝浩）

関連項目：生活技能訓練の定義※，言語的表現／非言語的表現※，対人関係集団精神療法♂

参考文献 Liberman, R.P. ほか (1989)，宮内勝ほか (1995)

基本訓練モデル

Basic Training Model

生活技能訓練のやり方は，個々の患者のニーズに合わせて行うことが大切である。一番広く知られ，また用いられているのが，基本訓練モデル法であり，**Liberman, R.P.**らによるSuccessful livingの方法がモデルとなっている。患者と治療者の共同作業による目標設定と，それに沿った柔軟な進め方が特徴である。患者から練習したい課題や場面を引き出して個々人で異なる課題で練習する。

その要点は，①患者の**生活の質**の改善と再発防止に必須な生活技能を発展させ，悪循環に陥っている患者の生活を，環境との好ましい平衡状態に導く。②そのために，認知・学習理論と行動療法の原則に基づく，系統的で構造的な訓練方法を用いる。適切な技能の**モデリング**（お手本行動）※，行動リハーサル，促し（プロンプティング）などを用いる。③訓練は通常集団の場で行う。8～10人の小集団が望ましい。その際にリーダーは，**正のフィードバック**※を強調して受容的で肯定的な集団の雰囲気を維持し，患者の関心から出発して自発性を引き出し，行動の焦点づけを明確にしつつロールリヴァーサルを活用してモデリングによる学習を促進する。④実生活への**般化**※を重視し，**宿題**※を設定して，その実行を促す。　　　　　　　　（天笠　崇）

関連項目：練習課題※，セッション※，ロールプレ

イ[94], ドライラン[94], フィードバック[95]

参考文献 Liberman, R.P. ほか (1975), Liberman, R.P. (1988)

問題解決技能訓練

Problem Solving Skills Training

慢性精神障害者[111]の特徴として情報処理技能の不足（何か問題が起こった時の対処方法を持ち合わせていない，あるいは持ち合わせている対処方法が少ないこと）がある。このため，患者は問題場面で自分の持つ対処方法ではうまく解決できないような事態に直面すると容易に混乱してしまい，しばしば社会生活を送る上での障害となる。とくに，**統合失調症**患者[174]では小集団における**意志決定過程**[128]でも主題の設定から途中の検討をとばしていきなり結論に至るという特徴が知られている。こうした短絡的な，しばしば状況に不適切な行動を防止し，状況に見合ったより適切な行動を考え出し，実行できるようにするために有用なトレーニング方法である。問題の同定，可能な解決法を考え出す，各解決法の**評価**[35,104]，最善の解決法の選択，選択された解決法をいかに実行に移すかの5段階で構成されている。生活技能の内，主に処理技能を強化・改善する手法である。**Liberman, R.P.** ら[117]による自立生活技能**モジュール**[100]および**行動療法的家族援助**[103]にも組み込まれている。

また，D'Zurilla, T.J. らの問題解決療法(1971)では，慢性精神障害者に限らず，幅広いクライエントに，どうやって問題を明らかにし，代わりの解決策を考え，試みに解決策を選び，その策の効果を検討し確認するかを学んでもらうことで，クライエントの認知的再体制化をはかる。**心理教育**[103]やブリーフセラピーでも，ソリューション・フォーカスト・アプローチとして応用されている。

通常，訓練の進め方は，①患者が問題を提起する。②何が問題であり，何を解決するべきかを明確化する。③問題解決のために，できる限り多くの対策法や解決案を出す。このときは現実的であるか，実行可能であるかといったことは問わず，出てきた案は全て板書する。④出された対策法や解決案のそれぞれについて長所と短所を挙げ，実行可能性や現実的な妥当性について検討する。⑤患者本人に対策法を選択させ，実行に向けて具体的な計画を立てる。⑥実行するために必要な社会資源などを明らかにする。⑦具体的な日時，場面を決めて実行する，である。治療者は目標の明確化，対処方法の産出，検討の各段階でメンバー全員が参加し取り組めるように工夫する必要がある。　　　（天笠　崇・大野孝浩）

関連項目：コミュニケーションの3つの段階[92]，生活技能訓練の定義[83]

参考文献 Liberman, R.P. & Mueser, K.T. (1985), Liberman, R.P. (1988), Liberman, R.P. ほか (1989), Meichenbaum, D.H. (1992), 宮田敬一(1999)，宮内勝ほか(1995)，鈴木丈編，伊藤順一郎著(1997)

自立生活の技能

Independent Living Skills

社会生活を送るために必要な自立的な技能群としては，**社会生活技能**（対人技能：social skills）[82]に加えて，次のようなものがあげられよう。①身なりを整える，②規則正しい生活リズムを維持する（昼夜逆転を直す），③時間の配分ができる，④交通機関を利用できる，⑤服薬や診察を続けられる，⑥一般的な健康管理ができる，⑦金銭管理ができる，⑧身辺をある程度整頓しておくことができる，⑨栄養のバランスのとれた食事をとれる，⑩余暇を楽しく過ごせる，など。このような技能は実際に学習する患者の能力と具体的なニーズ

を**評価**[35,104]し，さらに細かい段階に分けられる。たとえば，①「身なりを整える」にしても，体を清潔に保つといった基本的な個人衛生的な自立行動があり，つぎに服装を整えるなどの社会的な行動がある。

一方，**Liberman, R.P.**ら[117]（1990）の自立生活技能プログラム（Social and independent living skills ; SILS）に沿えば，**基本会話技能**[102]，食生活，身だしなみと身辺の生活維持，金銭管理，余暇活動，服薬自己管理，症状自己管理，問題解決技能，住居を見つけ維持すること，交流・デートなどの各技能領域群から構成されることになる。

また，自立生活技能評価尺度（ILSS; Independent Living Skills Survey; Wallace, C.J., 1986）では，食事，身だしなみ，家事，衛生管理，金銭管理，交通機関の利用，余暇活動，労働などの身の回りの始末のための諸活動について評価する112項目からなっている。

（天笠　崇）

関連項目：練習課題[30]，日常生活技能[87]，社会生活機能[88]

社会生活技能

Social Skills

社会生活技能は，生活の中で必要とされる効果的な対人的行動である。つまり，社会生活技能は，共同体の中での暮らしを維持し，それを容易なものにする助けとなり，互いを助け合う個人的関係を確立し，維持し，深めていく社会的感情的な，対人的行動と定義される。言語的・**非言語的コミュニケーション**[186]，内心の感情，態度，対人状況の把握といった社会生活技能を用いることで，個人の目標が達成され，他者に好印象を与えることで，他者との社会的相互作用がうまく行くようになる。したがって，社会生活技能とは，社会

的行動の力量が獲得されていく対処過程でもある。社会的行動の力量とは，社会的結果が成功する頻度の高さおよび**生活の質**[115]に対する満足のことである。

また，社会生活技能は，受信・処理・送信の3つの技能に分類される。受信技能とは，正確な社会的知覚，もしくはある対人状況に関連するいろいろな特徴を受信すること，つまり自分が話している相手の感情と目的，また状況における他者の権利と責任に気づいていること。処理技能とは，社会的知覚を選択できる諸行動におきかえ，最上の行動反応を選択すること。送信技能とは，実行，もしくは決定した反応行動を適切な言語的，非言語的行動を用いつつ，他者に送信していくこと，である。社会生活技能は，ストレスを効果的に処理する能力を含む。　　　　（天笠　崇）

関連項目：ストレス－脆弱性－対処能モデル[36]，社会生活技能モデル[89]，生活技能訓練の定義[73]

参考文献　池淵恵美（1995a）

日常生活技能

Living Skills

日常生活を送るために必要な技能のことである。諸家によって定義や内容がさまざまに異なっているが，それぞれの共通項も多い。それは，日本語の「生活」の定義が難しいことにも由来する。**自立生活の技能**[36]が上位概念で，その中に**社会生活技能**（対人技能）[87]，日常生活技能（家事や身だしなみなど），疾病管理技能などが含まれる。

以下，代表的な諸家の上げる内容を参考に紹介する。たとえば，「地域で生きるための技術（Community living skills）」として，**Bellack, A.S.**ら[116]（1997）は，なくし物をした時の対処技能，人の言っていることが理解できなか

ったときの対処技能，自分の信念を点検する能力，不衛生な行動に対して注意する能力，衛生的な食べ物と飲み物を摂る能力をあげている。Falloon, I.R.H. ら（1984）は，①身の回りのケアのスキル，②独立して生活するスキル，③会話のスキル，④職業のスキル，⑤レクリエーションのスキル，⑥友人をもつ／親密さのスキル，⑦セルフヘルプのスキル，⑧問題解決のスキル，⑨ストレス管理のスキル，をあげている。一方，蟻塚亮二（1997）は，「社会復帰するために必要なこと」として，①きちんと病院に通ってクスリをのむことができる，②金銭管理ができる，③電気釜を使える，④買い物できる，⑤洗濯ができる，⑥家族が基本的に支持・賛成してくれる，⑦困ったときにSOSを出せる，⑧自分の症状をある程度コントロールできる，⑨ある程度集団へ参加できる，⑩ある程度一人になれる，⑪交通（バス，その他）を利用できる，⑫市役所，郵便局，福祉などを利用できる，⑬暴力・窃盗その他の反社会的行動がないこと，⑭その個人特有の問題を解決している（アルコール・糖尿病），⑮社会復帰への意欲がある，⑯昼夜逆転しない，をあげている。

(天笠　崇)

関連項目：モジュール[100]

参考文献　Ekdawi, M.Y. & Conning, A.M. (1994), 伊藤利之&鎌倉のり子(1994)

疾病自己管理技能

Medication & Symptom Self Management Skills

統合失調症[74]や重度感情障害（うつ病[74]）などの症状増悪や再発を最小限に抑えるために薬物維持療法が重要である。**慢性精神障害**[71]を抱える者が地域生活を維持する場合，定期的に**医療機関**[66]を受診して疾病をコントロールする療養生活の技能が求められる。服薬と症状の自己管理能力がどうしても必要になってくる。

服薬自己管理技能としては，①自分で正確に服用できる，②薬の名前と効果および副作用について知る，③自己管理可能な副作用とそうでない副作用との違いを知って自己管理可能なものは自己対処できる，④薬に関する疑問や服薬の問題について主治医と相談する，⑤受診日を（電話などで）予約したり確認できる，⑥健康に関した質問をしたり情報を得る技能などがあげられる。

症状自己管理技能としては，再発や増悪を防ぐ技能と，持続性の症状を自己管理する技能とに分けられる。前者としては，A）再発・増悪の前兆（注意サイン）を把握する，B）注意サインを管理する，C）アルコールや違法薬物の使用を避ける技能があげられる。後者には，たとえば幻聴の場合を例にとると，a）リラックスできる行動をとる，ヘッドホンで音楽を聴くなどの注意の転換法，b）自己コーピング戦略の強化（自分の症状をモニタし症状を軽減する自分なりの方法を強化する；外部刺激に注意を向ける，考えを止め別の行動を始めるなど）などがある。

(天笠　崇)

関連項目：自立生活の技能[85]，服薬自己管理モジュール[101]，症状自己管理モジュール[101]

参考文献　Bellack, A.S. ほか(1997), 江畑敬介(1995), Liberman, R.P.(1990)

社会生活機能

Social Functioning

社会生活を送る個人の機能は，社会適応能力や社会適応レベルとして**評価**[35,104]されうるものである。症状の転帰と社会生活機能の転帰は必ずしも一致せず，精神障害者の全般的な転帰を考える上で，社会適応能力の善し悪しが重要な要素であることが知られている。

生活技能訓練の目標の一つには社会生活機能の改善があるので、その介入前後で、社会生活機能の評価が求められる。

たとえば、社会生活能力スケール（SFS; Social Functioning Scale）は、家族介入後の社会的遂行能力を評価するためにBirchwood, M. らが作成した尺度で、社会参加と引きこもり、対人交流、レクリエーション、就労、**自立**などの評価が盛り込まれている。また、Social Adaptive Functional Scale（SAFE）では、入浴と身だしなみ、着衣（服装）、食事と栄養、金銭管理、清潔保持、見当識と移動能力、読み書き、衝動制御、他人の所有物への配慮、電話かけ、会話能力、職員と適切な交流がとれる道具的な生活技能、他者への配慮と関心、適切な社会的慣習、社会的関心、交友技能、余暇活動、家人や施設職員が計画した行事参加能力、治療協力といった19項目の技能が5段階評価される。我が国で開発されたものには、江熊要一の社会適応スケール（自立・半自立・家庭内・社会不適応・入院・死亡）や、**精神障害者社会生活評価尺度（LASMI; Life Assessment Scale for the Mentally Ill）**などがある。　　　　　　　　　　　（天笠　崇）

関連項目：自立生活の技能、社会生活技能、日常生活技能、疾病自己管理技能

参考文献　Bellack, A.S. ほか（1997）、Birchwood, M. ほか（1990）、岩崎晋也ほか（1994a）

ストレス－脆弱性－対処技能モデル

Stress-Vulnerability-Coping Skills Model

Liberman, R.P.（1988）により提唱された、**統合失調症**のリハビリテーションの基本をなす戦略モデルである。まず基礎となるのは、Zubin, J. ら（1977）のストレス－脆弱性モデルである。これは先天性、後天性に獲得された様々な脆弱性（統合失調症エピソードの出現しやすさ）をもつ個体が、生活で経験する各種の出来事（心理社会的ストレッサー）に曝露された時、統合失調症状が発現するという考えであり、現在まで広く支持されている。

Libermanはこれに加えて、「対処－力量（coping & competence）によってストレスと脆弱性を代償できる」と考えた。対処（coping）とは生物学的な脆弱性をもつ個人が環境上のストレッサーに直面したとき、それらを克服するためにとる一連の過程をさす。対処の結果として力量（competence）が得られるとされる。さらに、人が望ましい対処行動をとる際には、自分の技能が目標達成にふさわしいと信ずること、すなわち自己効力感（self efficacy）の獲得が重要とされている。また、再発の防御因子としては対処技能に加え向精神薬、周囲のサポート、移行的プログラム（デイケアや作業所など）を同時に用いることが強調されている。　　　　　　　　（野末浩之）

関連項目：リハビリテーション、社会生活技能モデル

社会生活技能モデル

Social Skills Model

Anthony, W.A.（1977）らにより提唱された精神障害リハビリテーション・モデルの一つ。Anthonyらは、精神障害者は地域で生活するために不可欠なスキルを失っているか、あるいは習得していないので、スキルを獲得する訓練をすれば地域で暮らしてゆけると考えた。そして**リハビリテーション**の目標を「障害者が専門機関からの最低限の援助で、地域で暮らし、学び、働いてゆくために必要となる身体的、知的能力や、情緒的スキルを獲得すること」と定義し同時に「目標達成の方法は症状を改善させることではなく、

スキルを伸ばすこと」で「目標に到達したかどうかは，力動的な自己洞察ではなく地域の中での行動に変化があらわれたかどうかで**評価**[55,104]する」と述べている。

スキル獲得の3段階は，①必要とされるスキルの特定，②障害者が持っているスキルと不足しているスキルの評価，③段階的なスキルの獲得と**フィードバック**[93]による強化，に分けられる。障害者は生活技能訓練に参加することによりスキルを獲得できるが，それだけでは機能回復は不十分なため，同時に障害を支え，うまくつき合うために，障害者の周囲の環境を変化させて行くことも必要とされている。　　　　　　　　　　　　（野末浩之）

関連項目：ストレスー脆弱性ー対処技能モデル[89]
参考文献　Ekdawi, M.Y. & Conning, A.M.(1994)

社会的学習理論

Social Learning Theory

社会的学習理論は，**Bandura, A.**[716]（1977b）によって提唱された人間の社会的行動についての学習プロセスの理論である。具体的には3点が社会的学習理論の柱となっている。

①**モデリング**[96]という学習メカニズム：他人の行動を見ることによってさまざまな行動や感情，価値観が習得される。②自己効力感：人間が何か行動をしようとするとき，予期機能が実際の行動に大きな影響を与えている。ある行動を自分がどのくらいできるかという自信の程度を自己効力感という。この自己効力感が高まるほど動機づけが高まり，行動が達成されやすい。③認知の変容による行動のコントロール：もののとらえ方や環境は人の行動に大きな影響を与える。経験した出来事やまわりの状況などをどう**解釈**[93]するかということを操作し，変容をこころみることによって行動の変化をねらう。

このように社会的学習理論は，**認知行動療法**[23]の理論的基盤の一つとなっている。そしてSSTにおいては，モデリング・強化・**行動形成**[96]・過剰学習・**般化**[97]の5つの原理が認知の変容，あらたな行動の獲得のための重要な技法として取り入れられている。

（舳松克代）

関連項目：フィードバック[93]
参考文献　坂野雄二（1995）

抗精神病薬（神経遮断剤）

Antipsychotics (Neuroleptics)

強力精神安定剤（major tranquilizer）とも言われる。抗精神病作用，鎮静・催眠作用，錐体外路惹起作用，自律神経遮断作用を有する。1952年にクロルプロマジンの**統合失調症症状**[74]への有効性が報告されて以来，統合失調症治療の第一選択薬として用いられている。

抗精神病作用は抗ドーパミン作用によるとされ，一般に薬物への依存は起こさない。抗精神病薬の投与後2～3週間で思考障害は改善を示す。副作用としては，低血圧，錐体外路症状，過鎮静，内分泌障害，遅発性ジスキネジアなどがあり，稀ではあるが生命予後に関わる副作用として悪性症候群，顆粒球減少症などがあり注意を要する。近年，従来の抗精神病薬に比べて錐体外路症状をきたしにくく，陰性・陽性両症状に高い治療効果を有する非定型抗精神病薬（atypical neuroleptics）が複数開発され，広く臨床応用され始めている。

治療中断による再発は高率で統合失調症者の65～70％は服薬中止後1年以内に症状再発がみられるが，薬物維持療法によりこの率はかなり下げることができる。服薬遵守率の向上と副作用への対応が必要である。**服薬自己管理モジュール**[701]が開発され，患者本人や家族を対象に神経遮断薬についての知識の

獲得と確実な服用法とを強化するために，SSTの技法が利用されている。抗精神病薬に**家族療法** [756]，生活技能訓練を併用した場合の再発率低下も報告されている（Hogarty, G.E. ら，1986）。　　　　　　　（野末浩之）
参考文献　八木剛平（1996）

生活技能構築

Construction of Social Skills

精神障害に対するリハビリテーション・モデルの中では，対処技能の一つとしての生活技能の構築が再発のきっかけとなるストレスや脆弱性を代償できるとされている。

統合失調症 [74]や繰り返す**うつ病** [74]などの**慢性精神障害** [71]において，適切な薬物療法で陽性症状が有意に減少する一方で，社会的ひきこもりや無気力などの**陰性症状** [71]は薬物療法のみでは改善が困難である。多くの障害者は，精神疾患の急性期エピソードが安定した直後から，生活技能訓練などにより生活技能を構築し，社会的および対人的な技能を（再）学習する必要がある。

慢性精神障害では，日常生活が広範囲にわたって障害されるため，訓練は個人および社会生活に関する包括的な機能領域――服薬，症状の自己管理，家族関係，交友などの対人的技能，就職活動，金銭管理，居住，レクリエーション，交通機関，公共機関の利用，適切な栄養補給など――について行われる。

訓練の方法には個々の対象者が個別の課題について訓練する**基本訓練モデル** [85]，多くの対象者が共通して持つ課題領域をひとまとめにして訓練する**モジュール** [100]，そして問題の処理技能の訓練を目的とした**問題解決技能訓練** [86]に分けることができる。　（野末浩之）
関連項目：リハビリテーション [132]，ストレス-脆弱性-対処技能モデル [89]

参考文献　Liberman, R.P. (1988)

移行プログラム

Transitional Program

精神科への入院や外来通院など，医療的プログラムと一般社会の橋渡しをするプログラムのこと。就労を目的とした職業リハビリテーション・プログラム，地域生活を支援するデイケアや小規模**共同作業所** [166]，居住プログラム，およびこれらの適切な利用を計画するケアマネジメント機能からなる。

職業リハビリテーション・プログラムは職業技能評価・労働状況への適応（ワークパーソナリティ評価），職業技能訓練，保護的雇用，過渡的雇用，職業紹介などで構成されている。わが国では訓練型デイケアや共同作業所，障害者職業センターや職業安定所がその任に当たっている。いっぽう地域生活支援は，主に日中の支援を担当する精神科デイケアや共同作業所，保健所などに置かれたデイケアと，昼夜にわたる生活支援を目標としたデイ・ナイトケアや生活支援センター，居住プログラムとしての援護寮や精神障害者グループホーム，そして精神科訪問看護などの制度も広義の移行的プログラムに含まれる。各制度の活用に当たっては，事前に充分な能力**評価** [35,104]が行われること，**危機介入** [137]の方法が確立されていることなどの個別のケア計画の充実が求められている。　　　　　（野末浩之）
関連項目：リハビリテーション [132]，就労援助プログラム [114]，デイケアにおける実践 [66]，保健所デイケアにおける実践 [67]，コミュニティ心理学 [142]

参考文献　Liberman, R.P. (1988)

社会的サポート

Social Support

　精神障害を病状の再発，悪化から守るとされる防御因子のうち，最も多岐にわたるのが社会的サポートである。これらは専門家によるケアとインフォーマル・ケアから構成されている。専門的ケアは，国家レベルでは各種障害者施策を含めた法的整備，障害者年金制度や通院医療費公費負担制度，就労支援，住居サービスなど福祉行政の充実なども含まれる。一方，インフォーマル・ケアとしてのサポートは，専門家には提供できない質の支援を行う。家族や親戚，友人，職場仲間，宗教や趣味の上での仲間などが行う対人的相互支援のことであり，共感や愛情という情緒的支援，実際的な対処の知識という情報的支援，相手から評価され，また相手を支えることで自分の評価が上がるという相互関係の提供，物や行動による具体的な援助の提供，などから構成されている。これらは専門的ケアに比べ柔軟で持続性があり，多くの人々を支えている。

　インフォーマル・ケアが破綻や限界を生じた場合，専門家によるケアが要請される。専門家によるケアは，インフォーマル・ケアが本来の機能を果たせるための支援であるとも考えられている。　　　　　　（野末浩之）

関連項目：移行プログラム $_{91}^{7}$
参考文献　野中猛(1997)

自立

Independence

　慢性精神障害者 $_{71}^{7}$ が社会的自立を果たすには多くの困難が伴う。これは①病気自体の症状，②若年発症のために技能を獲得する機会がなかったこと，③長期間病院などの施設にて生活していたため技能を使わないことによる廃用性萎縮，④社会資源の乏しさなどが原因として挙げられる。

　彼らが社会生活における諸技能を獲得して地域の中で健常者と一緒に暮らすことを援助し，**エンパワーメント** $_{103}^{7}$ を行うために開発されたものに自立生活技能プログラム（SILS）がある。SILS では慢性精神障害者が地域で自立した生活を送るために必要な技能を，①**日常生活技能** $_{87}^{7}$（食生活，身だしなみと身辺の清潔保持など），②**社会生活技能** $_{87}^{7}$（**基本会話技能** $_{102}^{7}$，余暇の過ごし方 $_{102}^{7}$ など），③**疾病自己管理技能** $_{88}^{7}$（服薬自己管理 $_{101}^{7}$，症状自己管理 $_{101}^{7}$ など）に分け，課題ごとに学習しやすくパッケージされた**モジュール** $_{100}^{7}$ が作成されている。

（大野孝浩）

関連項目：自立生活の技能 $_{88}^{7}$，社会生活機能 $_{88}^{7}$
参考文献　Liberman, R.P. ほか(1989)，Liberman, R.P.(1990)，宮内勝ほか(1995)

コミュニケーションの3つの段階

Imformation Processing of Communication

　SST では，生活技能を高めることでよりよい生活を送れるようになることを目指している。Wallace, C.J. ら（1980）は，生活技能を情報処理技能としてとらえ，受信技能，処理技能，送信技能の3つに分けて説明している。

　受信技能（receiving skills）：ある状況において相手から送られてくる刺激に注意を向け，社会的情報を正確に受け取る能力のことをさす。たとえば，周りの状況に注意を向ける，様子や雰囲気を読み取る，相手の話していることや様子を正確に受け取るなどがあげられる。**統合失調症**患者 $_{74}^{7}$ において，受信

技能が障害を受けているケースが多く見られ、対人関係の妨げとなることがある。そこで、認知的リハビリテーションと呼ばれる新しく開発された技法では受信技能をターゲットとした構造化された訓練方法を打ち出している。ある特定の対人関係場面をあらかじめ撮影されたビデオテープを見てもらい、状況把握の練習をしたりすることが例としてあげられる。また、ホワイトボードを活用し、視覚的に訴えたり、**注意の焦点付け**を行い、受信技能を補い、学習効果を高める工夫を行っている。

処理技能 (management skills)：周りの状況を受信技能によって把握し、その情報を分析し、見通しを立てたり適切な状況判断から、効果的な解決法や行動を考え選択する能力のことをさす。自分が達成したい目標のために、受信された情報を社会的規範や自己概念、現状などと照らし合わせ、具体的な行動を考えていく作業である。処理技能を高める訓練としては、主に**問題解決技能訓練**が有効とされている。これは、7つのステップによって進められる。①立ち止まって考える、②何が問題かを明確にする、③問題解決のための方法を列挙する、④それぞれの方法について長所と短所をあげる、⑤長所と短所を見ながらどの方法にするかを選ぶ、⑥選んだ方法の実行に必要なことをあげる、⑦日時を決めて実行。これは、一対一でもできるが、集団で行ったほうが、**集団凝集性**が高まり、いろいろな解決法が出て、解決策はたった1つではない、そしてそれぞれの方法には長所と短所があるということを学習できる。統合失調症患者は選択肢の幅が狭く、柔軟さに欠けるので、このような訓練は楽しみながら学習できる有効な方法である。

送信技能 (transmission skills)：自分の考えや感情をどのように伝えるか、という外顕的行動をさす。送信技能は大きく分けて言語的コミュニケーションと**非言語的コミュニケー**ションに分けられる。言語的コミュニケーションは、話の内容の適切さ、会話の量や流れなどが当てはまる。非言語的コミュニケーションは、視線、姿勢、表情、身振り手振り、声の大きさ、調子、速さが当てはまる。この2つの**コミュニケーション**技能が組み合わさって、お互いに相乗して効果的に相手に自分の考えや気持ちを伝えることができる。SSTの**基本訓練モデル**では、**ロールプレイ**を用いることによって、特に非言語的コミュニケーションをより効果的に訓練できる。

(舳松克代)

関連項目：リハビリテーション、認知機能障害、認知リハビリテーション

参考文献 Liberman, R.P. & Mueser, K.T. (1985), Liberman, R.P. (1989), Wallace, C.J. (1986)

セッション

Session

セッションは、訓練の集まりを指している。通常、SSTのセッションは、内容や参加者の数や状態によって、45分から90分程度である。頻度としては、日本では週1回行われることが多いが、学習効果を考えると、週2回以上が望ましいとされる。セッションでは、まず、参加者の緊張を解くことから始め、雑談や簡単なゲームなど**ウォーミングアップ**を行うことが多い。そしてセッションの目的や方法、約束事などを確認して、SSTの練習に入る。その日練習したい課題の設定から始まり、現実の具体的場面をあげてもらい、まず自分のやり方でやってみる**ドライラン**に入る。そのあと**正のフィードバック**、改善点を出してもらいそれをもとにお手本(**モデリング**)を示し、それを参考に**再演**してみる。そして良い点を出し合い、次回までの**宿題**とする。ここまでが1人の練習である。

1時間のセッションは，初めて入る人にはじっとしていることが苦痛で，プレッシャーとなることも少なくない。そのため，セッションは，トイレに立ったり，抜けたりすることも良いこととして，強制的雰囲気を作らないようにする。こうすることで，セッションへの緊張を和らげる工夫をしている。

〔触松克代〕

関連項目：基本訓練モデル[85]
参考文献　Liberman, R.P. ほか (1989)，前田ケイ (1999)，宮内勝ほか (1995)

SSTの構成員

Staff

SSTを実施する必要スタッフは，診療請求の規定では，メンバー15人を限度とし，経験ある2名以上の従事者となっている。しかし，実際には4～8人のメンバーでリーダー1人，コ・リーダー1～2人が望ましく，さらに可能であれば，その日のセッション[93]の様子を記録する記録者がいるとよい。スタッフは，臨床経験が1年以上で，一定の研修でSSTの基礎や実技の訓練を受けたものが運営にあたることが望ましい。スタッフの職種としては，精神科医，看護職，臨床心理士，精神保健福祉士，作業療法士，作業所指導員，保健婦などの精神保健従事者である。スタッフが相互ともに協力体制を結んで運営していくことが必要である。

〔触松克代〕

関連項目：基本訓練モデル[85]
参考文献　宮内勝ほか (1995)

ロールプレイ

Role Play

ロールプレイとは実際の生活場面における役割を練習することで役割演技ともいう。SSTでは訓練に患者が実際に社会生活を送る上で必要な技能をロールプレイの課題として取り入れていることが特徴であるが，これによって患者の実際の**社会生活技能**[87]を**評価**[35,104]することができ，また改善点を具体的な行動で示すことが可能であるといった利点がある。ロールプレイはまず，患者の希望に即した具体的な対人的場面を設定した上で**ドライラン（予行演習）**[94]を行うことから始まる。ドライラン後，患者に**正のフィードバック**[95]，次いで**コレクティブ・フィードバック**[96]を行う。そして，必要があれば，改善点を取り入れた**モデリング**[96]による観察学習を行った後，すぐに新しい行動のリハーサル（**再演**[96]）を行う。最後に，学習の汎化をはかる目的で**宿題**[97]を設定する。

〔大野孝浩〕

関連項目：基本訓練モデル[85]
参考文献　Liberman, R.P. ほか (1989)，宮内勝ほか (1995)

ドライラン（予行演習）

Dry Run

ドライランは患者のもつ対処技能における過剰な点，不足する点を**評価**[35,104]するために行われる**ロールプレイ**[94]で，予行練習ともいう。予行演習のロールリハーサルにおいて，治療者は患者の希望に即した対人的課題の具体的な場面設定を行い，現時点における患者自身の対処方法によるロールプレイを行ってもらう。ドライランの間，治療者は患者の対

処行動の過剰な点，不足する点について受信技能，処理技能，送信技能の各技能について，また言語的，非言語的な両側面から**アセスメント**をを行う。ドライランが終了したらすぐに患者への**正のフィードバック**を行い，正の強化を行う。さらにその後**コレクティブ・フィードバック**を行い，よりよい適応的な行動の獲得を目指す。　　（大野孝浩）

関連項目：再演，基本訓練モデル

参考文献　Liberman, R.P. ほか(1989)，宮内勝ほか(1995)

フィードバック

Feedback

フィードバックとは，結果に関する情報を原因側に反映させることで，帰還と訳される。この仕組みは生態にとってもっとも重要な制御系で，例えば神経伝達物質放出の調節，各種ホルモンの視床下部一下垂体系を介しての分泌調節などがある。フィードバックには原因側に対して出力を増加する方向に働くものと減少する方向に働くものがあり，前者を**正のフィードバック**（ポジティブ・フィードバック），後者を負のフィードバック（ネガティブ・フィードバック）という。

SSTでは，患者の**ロールプレイ**に対して治療者や他の参加者から望ましいスキルに対してポジティブ・フィードバックが与えられる。ポジティブ・フィードバックはこうした行動理論に基づく他に，「ほめる」ことによってもともと動機づけに乏しい患者にとって正の動機づけとなる。成功体験に乏しく自信が持てない彼らにとって自信を得る格好の機会なので積極的に用いる。また，患者のロールプレイに対して**コレクティブ・フィードバック**も与えられる。コレクティブ・フィードバックは対処行動をより適応的なものにするためのもので，ポジティブ・フィードバックの後に行うのがよいタイミングである。

（大野孝浩）

参考文献　Liberman, R.P. ほか(1989)，宮内勝ほか(1995)

正のフィードバック

Positive Feedback

フィードバックとは結果に関する情報を原因側に反映させることであるが，これには原因側に対して出力を増加する方向に働くものと減少する方向に働くものがあり前者を正の（ポジティブ）フィードバック，後者を負の（ネガティブ）フィードバックという。

慢性精神障害者は動機付けの乏しさ，あるいは陰性感情の関与から学習への意欲を持ちにくい。彼らは「ほめる」こと，すなわち肯定的なフィードバックによって自信を獲得し，また動機付けがかかるといった正の強化がなされる。そのため，SSTの**セッション**ではまず強化したい優れたスキルに対して正のフィードバックが多用されるが，そのためには治療者は正のフィードバックを出しやすい雰囲気を作ることが大切である。正のフィードバックには言葉によるもの以外に，拍手するといったものもある。拍手は相手を賞賛する以外に集団を盛り上げる効果もある。

一方，SSTに批判的なメンバーや認知障害の強いメンバーから**ロールプレイ**に対してこき下ろしや批判がフィードバックされることがある。患者は，批判されるとSSTへの動機付けが低下し，以降のSSTセッション参加を拒否するようなことも起こりうる。そこで治療者は正のフィードバックを優先する**集団規範**と**治療的雰囲気作り**をするようにする。

（大野孝浩）

関連項目：コレクティブ・フィードバック※
参考文献　Liberman, R.P. ほか (1989), 宮内勝ほか (1995)

コレクティブ・フィードバック

Corrective Feedback

　コレクティブ・フィードバックとは患者の対処行動をより適応的にする目的で与えられるものである。コレクティブ・フィードバックは正のフィードバック※が与えられた後に「さらに良くなる点」という形で促される。コレクティブ・フィードバックを与えられることは，患者にはともすればあら捜しをされていると受け取られることがある。そのような誤解を避けるためにはコレクティブ・フィードバックを与える前に正のフィードバックを十分与えること，改善のポイントは1つから多くとも2つに絞ること，内容は肯定的で建設的なものであることが大切である。
　コレクティブ・フィードバックが与えられた後，改善点を取り入れたモデリング※による観察学習，さらに再演※のリハーサルといったプロセスでスキルの学習が進行する。

（大野孝浩）

関連項目：フィードバック※，ロールプレイ※，基本訓練モデル※
参考文献　Liberman, R.P. ほか (1989), 宮内勝ほか (1995)

モデリング

Modeling

　他者の行動を観察しながらその行動を模倣し，学習することをモデリングといい，その行動を行う人をモデル，またはお手本という。社会的学習理論※からつくり出された技法である。精神障害者には，言語による抽象的な指示がなかなか具体的行動に結びつかない抽象的操作の障害がある。SSTではドライラン※終了後に出されたコレクティブ・フィードバック※を受けての再演※が行われるが，再演の前にモデリングが行われることで精神障害者が言葉による改善点の指示を実際の行動として観察することができ，模倣して学習することが容易になる。
　また，彼らは認知障害や注意の障害のため改善点以外の行動に注意を向けることがある。そのため，治療者はモデリング時には患者の近くに位置して注意を向ける行動を確認し，焦点付けすることが大事である。

（大野孝浩）

関連項目：ロールプレイ※，基本訓練モデル※
参考文献　Liberman, R.P. ほか (1989), 宮内勝ほか (1995)

再演

Re-run

　ドライラン後※に出された改善点がモデリング※によって具体的に示されると，患者は再びロールプレイ※を行うがこれを再演という。再演においては，改善のポイントを1つに絞ることが大事である。また，患者が新しい行動のロールプレイをうまく行えるように治療者は適切なタイミングでのコーチング（治療者が少し離れた場所から手を用いた合図・指示を送ること。教示と訳される）やプロンプティング（治療者が患者の後方からモデリングで用いた言い回しや誉め言葉などを小声でささやくこと。促しと訳される）を積極的に用いることが重要である。再演が終了したら，治療者は再演の前後を比較し改善した要素について正のフィードバック※を与え，実生活での宿題※につな

げていく。　　　　　　　　　（大野孝浩）

関連項目：基本訓練モデル

参考文献　Liberman, R.P. ほか (1989)，宮内勝ほか (1995)

宿題（課題）

Home Work (Assignment)

　SSTでは，実際の生活の中で，**セッション**で練習した技能を使ってみる機会を設定するという意味において宿題を設定する。この宿題の設定が**般化**を促すために重要な作業となる。その他に出された宿題が日常生活で実施できるために，スタッフが促したり，はげましたりして社会的強化が受けられるようにすることも般化を促進するためには大切である。宿題は，SSTのセッションで練習した技能を，より具体的な行動で，いつどこで誰と行うかまで細かく設定すると，達成しやすくなる。宿題を設定するときに宿題カードを用いることがある。宿題カードの例としては，縦5cm×横7cmほどの定期入れに入る大きさで，表には「氏名」「宿題」「結果」を書く欄が，裏には「5つの手がかり」が印刷されている。メンバーは宿題を達成した時点で相手役から「結果」の欄にコメントとサインを記入してもらい，次のセッションで報告してもらうようにすると，参加者は常に宿題が意識され，般化が促進されやすくなる。また，波及効果として，スタッフや家族が宿題の協力がしやすくなることもある。

（舳松克代・大野孝浩）

関連項目：フィードバック

参考文献　Liberman, R.P. ほか (1989)，宮内勝ほか (1995)

般化

Generalization

　行動療法で条件付けを行われた刺激と類似した刺激に対しても同じ反応を生じることを般化という。ある刺激に対して行動が発生し，その行動が学習されるかどうかは，どのような報酬がもたらされるかどうかで左右される。その報酬には正と負があり，こころよく感じる正の報酬が得られるとき，行動がより発生しやすくなる。学習を促進するために，望ましい行動1つに対して適切な正の報酬をタイミングを逃さず，できるだけ多く与えることで，報酬を与えずとも自発的に望ましい行動が発生するようになる。これが般化へのプロセスである。

　SSTでは，**ロールプレイ**を通して獲得した技能を日常生活の中で実際に用いることができるかどうかが重要なポイントである。そのために，般化を促しやすい技術や工夫が必要である。SSTで用いられている般化を促すものとしては，より現実場面に即した課題，場面を設定し，くりかえし練習する。**統合失調症**患者は，臨機応変さに欠け，ちょっとした変化に対応できないために，よりリアリティーのある**練習課題設定**によって，すぐに実生活で活用しやすくなり，くりかえし反復練習をすることで行動が身につく。また**宿題**を与えることで，練習した技能を実行する機会を具体的に設定することができる。そして般化を促すものとして，誉めるなどの社会的強化が重要である。これがモチベーションとなって，宿題の達成，課題の遂行への意欲，SSTへの動機を高める。

（舳松克代）

関連項目：認知行動療法

参考文献　Liberman, R.P. ほか (1989)，宮内勝ほか (1995)

強化因子

Reinforcement Factor

　強化とは，ある行動を行ったときに，行動の形成を援助し，再びその行動を実行しようと思う可能性を高めるために行動に好ましい結果を与えることをさす。強化因子は「正の強化」と「負の強化」の2つの種類がある。「正の強化」は，オペラント行動を強化する因子で，ほめる，賞する，食べ物，金銭などが代表的なもので，SSTではほめるなどの**正のフィードバック**が代表的なものである。この強化因子が働いたことで，結果として前向きに**行動形成**が促進される。反対に「負の強化」は，オペラント行動が消されるように図ることで，ある行動を行った後に批判や罰などの「負の強化」を行うと，その前に行った行動が発生しにくくなる。SSTでは主に「正の強化」が活用されている。SSTへの取り組みの姿勢，**宿題**の達成に対する努力，練習した行動に対して，正のフィードバックを行うことで，安心感や自己効力感が高まったり，実際の生活での実施の促進などにつながる。人や物も強化因子となり，たとえば，リーダーが誉めてくれると自信が湧いてくる，SSTの**セッション中**にお茶を出すなども強化因子となる。強化因子は個人によって有効なものがそれぞれ違うので，どのような強化因子を用いると行動の形成が促進されるかということをあらかじめ検討しておくことが大切である。　　　　　（舳松克代）

関連項目：認知行動療法，フィードバック，コレクティブ・フィードバック

参考文献　Liberman, R.P. ほか (1989), 宮内勝ほか (1995), 日本SST普及協会 (1998)

行動形成

Shaping

　行動形成は，獲得したいと思う行動に向かって，段階を踏んで1つ1つ練習を積み重ねていくことをさす。SSTでは，獲得したいと思うスキルのために，どんな行動を練習すれば良いのか，必要なスキルの細分化を行い，やさしいものから難しいものへといくつものステップに分けて，繰り返し練習し，行動を獲得していく。**統合失調症**患者は学習の進度がゆっくりで，なおかつ一度に多くのものを学習できないため，段階を踏んでそれぞれの行動を1つずつ練習して，獲得していく必要がある。その経過の中で，励ましや誉めるといった正の**強化因子**は訓練の継続と行動形成のために重要な要因となる。ゆっくりでも確実に行動が変化し，目標の達成に近づいていく。　　　　　　　　　（舳松克代）

関連項目：ロールプレイ，基本訓練モデル

参考文献　Liberman, R.P. ほか (1989), 宮内勝ほか (1995)

注意の焦点付け

Attention-focusing Skills Training

　患者がSSTの**セッション**に参加するためにはセッションの一定時間，訓練に集中できること，さらには過度の反復なしに指示が理解でき，自分のことを相手に伝えられる能力が必要となる。しかし，**慢性精神障害**者には集中困難や思考障害などの症状のため注意が持続できないものもある。これらの患者に対しては，より徹底して焦点化された注意集中の訓練が必要となるが，これを注意の焦点付けという。

注意の焦点付け技法は，訓練すべき要素を限定し，しかも，それらを正しい応答ができるようになるまで連続して提示していくところに特色がある。例えば，状況把握のやり方について，「だれが話しましたか」「何と言いましたか」などを繰り返し練習することが機能の低い慢性精神障害者に効果的であることが確かめられている。　　　　　　（大野孝浩）

関連項目：コミュニケーションの3つの段階→

参考文献　Liberman, R.P. ほか (1989)，宮内勝ほか (1995)

練習課題（SSTの目標）

Training Theme

Liberman, R.P.→は**社会生活技能**→を「社会的にも感情的にも，社会の中での生活を維持し，それを容易なものにするための助けになること，また，互いに助け合えるような人間関係を作り上げ，維持し，深めることのために役立つ対人的行動のすべて」であると定義した。彼はこれをさらに「道具的技能」と「対人的情緒的技能」の2つに分けた。道具的技能とは「身体的・物質的・経済的欲求を満たす具体的目標を獲得するための社会的交渉」のことで，具体的にはわからないことについて質問する，人に何かを頼む，要求を断るなどである。一方，対人的情緒的技能とは「愛・友情・結婚生活など対人関係を作り，維持することを目的とする社会的交渉」のことで，具体的には挨拶する，会話を続ける，デートに誘うなどである。SSTの目標は患者が道具的技能を獲得して社会に適応していきぬくこと，あるいは対人的情緒的技能を獲得して新しい人との関わりを開始し，すでにある関係を深めることである。SSTの練習課題として望ましいものとしては，①対人的要素を含むもの，②少し努力すれば現実にできそうなもの，③前向きで積極的な行動であるもの，④明確な目標があるもの，⑤自分で選んだ課題であるもの，⑥すぐに今日から実行できるようなもの，⑦練習のポイントが明確であるもの，⑧積み重ねができるもの，などである。

練習課題の設定は，患者のニーズにかなうもので，かつ現段階における患者の持つ生活技能を正しく**評価**→した上で行う。そのためには，目標とする行動に至るまでの行動を段階的にスモールステップの形で設定し，順次遂行していき，最終的に目標とする行動を獲得させていくことが行われるが，これを**行動形成法**（シェイピング）→という。

（大野孝浩）

関連項目：基本訓練モデル→

参考文献　Liberman, R.P. ほか (1989)，宮内勝ほか (1995)

言語的表現／非言語的表現

Verbal Expression / Nonverbal Expression

通常，我々の**コミュニケーション**→は言語を介したものである，すなわち言語的表現である。言語的表現は道具的，あるいは情緒的なコミュニケーションに不可欠な手段であり，それをうまく運用することは社会的スキルの重要な一側面を構成している。**慢性精神障害者**→は自分の要求や感情を伝えるということが苦手で，そのために生活上の不利を生じている。SSTでは自分の思考や感情をより適切に相手に伝えることを目標としており，伝える内容が言語的メッセージである。その際，言葉のほかに視線，身振り・手振り，姿勢，表情，声の質や声量などの行動も伝えられるが，これを非言語的表現という。慢性精神障害者は**陰性症状**→によって，表情や声量，抑揚が乏しいなど非言語的表現の側面

においても不足がみられる。SSTでは非言語的表現のうち代表的なものを5つの手がかり（①視線を合わせる，②手を使って表現する，③身を乗り出して表現する，④明るい表情で，⑤はっきりと大きい声で話す）という形で**ロールプレイ**$_{93}$を行う手がかりとして，または**フィードバック**$_{93}$の基準として用いている。また，患者の中には相手の出す非言語的表現を読み取ることが不得意なものもいるが，彼らに対しては相手の状況を非言語的なメッセージから読み取る練習を行う。　　　　（大野孝浩）

関連項目：コミュニケーション$_{185}$，非言語的コミュニケーション$_{186}$，コミュニケーションの3つの段階$_{92}$

参考文献　Liberman, R.P. ほか(1989)，宮内勝ほか(1995)

集団を活用する技術

Technique for Utilizing a Group

　集団の治療的要因については Yalom, I.D.$_{71}$によるものが知られているが，集団の構成の際にはそれを促進することが集団を活用する技術と言える。メンバーの抱える問題の同質性について考慮するが，メンバーの段階については多様である方が良い場合もある。半歩先のモデルを集団内にみいだすことは希望をもたらす。モデルとなる側も役にたつことで有用感が得られる。治療者が公平で暖かく，肯定的な態度で接することは，メンバーに安心感を与え，発言しやすくなり，カタルシスが得られる。リラックスできるよう**ウォーミングアップ**$_{90}$を工夫するのも良い。また，一人のメンバーの**練習課題**$_{95}$や発言に対し，他のメンバーの共感や支持を引き出すのは**集団凝集性**$_{104}$を高めるのに効果的である。他者の課題が自らの課題にもつながることに気付かせることにより，代理学習が促進される。

また，治療者は**ロールプレイ**$_{93}$を行ったり，発言しているメンバーに気をとられがちであるが，他のメンバーの反応にも注意し，**フィードバック**$_{93}$を求めたりして，メンバー間に最大限の相互作用がおこるよう援助すべきである。認知の修正や行動の提案にも積極的に他メンバーに尋ねたりすることにより，相互援助と支持の雰囲気が高まり，愛他的となり，良い治療効果をもたらす。　　（角谷慶子）

関連項目：セッション$_{93}$，集団力学の対象$_{183}$，治療要因$_{8}$，社会的風土$_{185}$，グループ風土／治療的雰囲気$_{7}$

参考文献　近藤喬一＆鈴木純一(1999)，Vinogradov, S. & Yalom, I.D. (1989)

モジュール

Module

　慢性精神障害者$_{71}$が地域生活で**自立**$_{93}$した生活を営むために必要な生活技能を高めていけるように，生活上の課題領域ごとに学習プログラムとしてまとめたもので，共通課題練習といえる。**Liberman, R.P.** ら$_{71}$(1990)によって作成されているモジュールには，**基本会話技能**$_{102}$，**服薬自己管理**$_{101}$，**症状自己管理**$_{101}$，**余暇の過ごし方**$_{102}$，食生活，身だしなみと身辺の清潔維持，金銭管理，問題解決技能などがある。前4者は，安西信雄＆池渕恵美総監修で翻訳刊行されている。モジュールの特徴として，次のような点があげられる。

　①各課題領域ごとに自立した社会生活が可能となるような実用的な技能が整理してまとめられている。②指導者用のマニュアルと患者用のワークブック（自己評価表が添付されている）とそれらに沿って使用されるデモ用のビデオの3点が教材として整備され使用される。③いずれのモジュールも受信・処理・送信の3段階の技能に対応した「問題解決」の

考え方に基づく一貫した方針で作成されている。④いずれも社会資源の有効利用を強調している。

一つ一つの技能領域ごとに，7段階の学習課程がある。つまり，①技能領域への導入，②ビデオテープと質疑応答，③**ロールプレイ**🔗，④社会資源管理，⑤派生する問題，⑥実生活場面での練習，⑦**宿題**🔗，である。適応は，**統合失調症**🔗や双極性障害，強迫性障害，抑うつ性障害の者で，トレーナーの指示に従うことができ，30分程度にわたりグループでの活動に耐えられれば学習可能である。

トレーナーには，医師や看護師，精神保健福祉士（PSW），臨床心理士など，治療や投薬に責任を持つ者がなれる。特に，服薬自己管理モジュール，症状自己管理モジュールは，医師や看護師による使用が適当である。

〈天笠　崇〉

関連項目：生活技能訓練の定義🔗，練習課題🔗，自立生活の技能🔗，社会的サポート🔗

参考文献　天笠崇（1997）

服薬自己管理モジュール

Medication Management Skills

この**モジュール**🔗は，精神病の患者が自分で正確に薬を飲めるようになることや，服薬に伴うさまざまな問題に自分で対処できるようになることを目的として作られたプログラムである。服薬に関する知識を5つの技能領域に分けて学習する。内容は，①技能領域1：**抗精神病薬**🔗について知る，②技能領域2：正確な自己服薬と評価の仕方を知る，③技能領域3：薬の副作用を見分ける，④技能領域4：服薬に関する相談，⑤技能領域5：持効性注射薬（デポ剤）の使用，の5つで構成されている。ビデオは全部で65分。1回のセッションが60分で，20セッション程度で修了する。

〈天笠　崇〉

関連項目：疾病自己管理技能🔗，認知行動療法🔗，生活技能訓練の定義🔗

参考文献　安西信雄＆平松謙一（1994），安西信雄（1996），Ikebuchi, E. & Anzai, N.(1995c)

症状自己管理モジュール

Symptom Management Module

この**モジュール**🔗では，患者が専門家や身近な人達の援助を得て症状を自覚し，自己管理することを学ぶ。患者の中には，自分の症状が悪化しても，そのことに気づかない人もいる。病気の前触れとなる症状を発見し，悪化させるさまざまな要因を避け，再発防止するための技能を学習する。内容は，①技能領域1：再発の注意サインをみつける（注意サインチェックリストを用いて注意サインを同定する），②技能領域2：注意サインを管理する（緊急時の対応策を含む），③技能領域3：持続症状へ対処する（持続症状の例，その程度と対処法などを学ぶ），④技能領域4：アルコールや覚醒剤，麻薬などの使用を避ける（使用を避けた場合の長所と使用した場合の短所，誘惑を断るための5つの段階，アルコールや麻薬・覚醒剤などの使用に代わる活動などを学ぶ），の4つから構成されている。ビデオは全体で51分。1回のセッションが60分で，20セッション程度で修了する。

〈天笠　崇〉

関連項目：疾病自己管理技能🔗，統合失調症🔗，うつ病🔗，認知行動療法🔗，生活技能訓練の定義🔗，コミュニケーション🔗

参考文献　川室優（1994），吉田未里＆藤野正彦（1998）

基本会話技能

Basic Communication Skills

このモジュール[100]は,コミュニケーション技能[185]が不足しているために対人関係がうまく行かない患者さんや会話の技能を再訓練したり,向上させたいと思っている人が対象である。内容は,①技能領域1:言語的コミュニケーションと非言語的コミュニケーション[186](それぞれについて理解し,「ゴーサインとノーゴーサイン」についても学ぶ),②技能領域2:会話を始める(話しかけの言葉などについて学ぶ),③技能領域3:会話を続ける(積極的傾聴,開かれた質問と閉じた質問,自己開示などを学ぶ),④技能領域4:会話をスムーズに終える,⑤技能領域5:これまでのまとめ,の5つで構成されている。ビデオは全体で42分。たとえば,会話の相手が視線を合わせ,明るい表情で応じ,うなずきながら相づちを打ってくれていれば,会話を続けてもよい。この視線,明るい表情,うなずき,相づちといった非言語的な弁別刺激がゴーサインとして学習される。　　　　　　　（天笠　崇）

関連項目:コミュニケーションの3つの段階[82],社会生活技能[87],自立生活の技能[86]

参考文献　角谷慶子(1994)

余暇の過ごし方

Leisure Module

このモジュール[100]では,社会復帰を目指すリハビリテーション[132]において,どのように自分の余暇を上手に活用することが重要であるかの理解を促し,その具体的方法について学習する。内容は,①技能領域1:レクリエーションの効果を明確にする,②技能領域2:レクリエーションに関する情報収集,③技能領域3:レクリエーションに必要なものを明確にする,④技能領域4:レクリエーションの評価・継続,の4つからなる。ビデオは全体で23分。このモジュールにより,自分の趣味を広げたり,タイムスケジュールにそって時間を活用したりできるようになり,生活の質[115]の向上や満足感が増加することが期待される。　　　　　（天笠　崇）

関連項目:地域への再参加プログラム[102],日常生活技能[87],自立生活の技能[86]

参考文献　中村克孝(1994)

地域への再参加プログラム

Community Re-entry Program

このプログラムは,統合失調症[74]や躁うつ病[74]などの再発性の精神病をもつ患者さん達が,病気の特徴や抗精神病薬[30]の服用の意義を理解し,再発兆候を自ら認識して,適切に医療関係者の支援を受けながら,病気を賢く自己管理できるように構成されている。全16回のセッションで構成されている。各セッションのタイトルを紹介すると,①地域生活への再参加プログラムへの導入,②慢性の精神障害の症状,③退院準備,④地域生活への再参加計画,⑤地域とのつながり,⑥地域生活でのストレス対処法,⑦毎日のスケジュールの立て方,⑧予約をとって守る方法,⑨薬は再発を予防する,⑩薬の効果を評価する,⑪薬の問題点を解決する,⑫薬の副作用を解決する,⑬再発の注意サインを監視する,⑭注意サインを監視する,⑮緊急時の対応策を立てる,⑯緊急時の対応策を地域で実践する,である。病院や診療所だけでなく,生活支援センターや種々の社会復帰施設,援護寮などで,精神障害を持つ患者さんの疾病理解と対処技能の向上に役立つと思われる。ビデ

オは全2巻に分かれ，53分と42分。各1時間のセッションである。週2回以上実施できることが望ましい。例えば，⑤では自分の担当者はだれか，友人はだれか，地域にはどんな公共施設があって，連絡先はどうなっているかなどをチェックするシートを完成させながら地域とのつながりを再構成かつ促進させる。　　　　　　　　　　　　（天笠　崇）

関連項目：モジュール*100*，自立生活の技能*86*，社会生活機能*88*，リハビリテーション*132*，移行プログラム*91*

参考文献　井上新平（1998）

行動療法的家族援助

Behavioral Family Management (BFM)

　統合失調症₇₄をもつ人の家族研究で次の3点が知られている。a）家族内のコミュニケーション障害，b）問題解決能力の不足，c）家族内の感情表出（EE）が高い家族と同居している人ほど再発が高い。行動療法的家族援護（BFM）は，①家族システムの**評価***85, 104*，②家族が病気について学ぶ，③家族間の**コミュニケーション***185*の改善，④**問題解決技能訓練***86*，⑤具体的問題の処理，の5つの段階からなっている。家族は一つのシステムでお互いに影響を与えあっている。その家族が互いによい関係を持ち，病気の克服を目指しながら，少しでも**生活の質***115*の高い日常生活を送れるようにできれば，家族内の高いEEを低下させられる。ひいては，病気の再発率の低下を目指している。家族への**心理教育***103*により統合失調症者の再発率の低下がみられることが実証されているが，心理教育の構成員としては複合家族，患者を含まない家族だけのグループ，単一家族などがある。BFMは単一家族グループで行う心理教育であるが，③④に力点がおかれており，SST

の技術が用いられている。

　前田ケイ訳で，発売されているビデオは60分。BFMと個人療法の有効性を比較したFalloon, I.R.H. らの研究（1984）では，精神症状，地域生活状況，社会的機能，家族の負担度，経費対効果などで，BFMが統計学的に有意に優れていた。　　　　（天笠　崇）

関連項目：認知行動療法*3*，家族援助プログラム*114*

参考文献　安西信雄（1990），Leff, J. & Vaughn, C. （1985a）

心理教育

Psychoeducation

　疾病についての知識と情報を医療従事者が提供し，患者，家族とが協力して病気に取り組む治療技法である。これによって，家族は過剰な期待をかけたり，逆にあきらめたりせずに患者に適切な援助を与えられるようになり，患者は疾病を否認せずに治療に取り組むことができる。心理教育は主に**統合失調症者***74*を対象に行われているが，最近では**摂食障害***115*，**うつ病***74*などの領域にも及んでいる。方法は既製の，あるいは各施設で作成したテキストを使用するのと，**Liberman, R.P.** (1990)*117*によって開発された**服薬自己管理モジュール***101*，**症状自己管理モジュール***101*，**地域への再参加プログラム***102*を利用する方法がある。また，アルバート・アインシュタイン医科大学のWilder, J.F. らが開発し，1991年に清水博らによって日本に導入されたサイコエデュケーション・プログラム「心の病を知るためのABC」「薬物治療のABC」のABCシリーズ（清水博，1998）を使う方法もある。こうした心理教育は，不安を増大させない注意が必要で，さらに告知の問題もかかわってくるので慎重に扱われなければならない。医療従事者と患者，家族が手をたずさえ

て"病気"に取り組むことによって治療者・患者関係が以前より深まり，服薬中断も防ぐことができ，さらに再発の兆候も早めにとらえられ再入院を阻止することも可能となる。

（皿田洋子）

関連項目：家族援助プログラム *p.114*，行動療法的家族援助 *p.103*

（SSTの）評価

Rating

治療や訓練をはじめるときは，まず状態把握，目標設定，治療戦略の立案のために面接や検査が行われる。これらは**アセスメント** *p.104* と呼ばれる。そして治療や訓練が開始されると目標がどこまで達成したか，次のステップの課題は何かを検討していく**効果測定** *p.105* が行われる。このように評価には2つの段階があり，生活技能訓練の場合もこれらの評価が非常に重要である。池淵恵美（1994b）が具体的に評価法を示し，解説しているので参照されたい。評価が行われないまま練習が続けられると同じところを堂々巡りして行き詰まり，新鮮さがなくなって惰性的になってしまう。評価に裏付けされた練習は，スタッフも患者も安心して意欲的に参加し，わずかな改善を発見し喜びあうことができ，自ずから効果もあがるのである。しかし，評価のための評価にならないように注意が必要で，限られた時間内で，練習に生かされる適切な評価方法を見極めることは重要である。（皿田洋子）

関連項目：モニタリング *p.105*

アセスメント

Assessment (SST)

アセスメントとは，効果的な治療や訓練が行えるために，開始前に障害の質と程度を把握することである。アセスメントはその結果から治療や訓練の方向性，つまりどういった点に焦点を当てればよいのかという具体的視点がみえてくるものでなくてはならない。それはスタッフのためだけのものではなく，患者が自己理解を深め，それによって現実的な目標をもち治療や訓練への動機づけができるのが望ましい。粗探しになって自己評価（self esteem）を下げてしまわないよう注意が必要である。精神障害者の場合のアセスメントは，症状と生活技能の両面から行われることが必要である。

症状アセスメントには，陰性症状評価尺度（SANS），簡易精神症状評価尺度（BPRS），陽性・陰性症状評価尺度（PANSS）などがあり，最近は認知障害をも含む**統合失調症** *p.114* の症状を総合的に評価するPANSSがよく使われている。生活技能のアセスメントには面接による方法，自己評価の方法，行動観察の方法がある。面接による方法は，まず，本人，家族から生活歴，病歴，さらに今の課題は何か，どういう技能は獲得されていて，これから必要な技能は何かを丁寧に聞くことである。また，本人，家族に構造的，あるいは半構造的な面接を行い，社会生活がどの程度機能しているかを評価する方法，例えば The Social Behaviour Assessment Schedule (SBAS) もある。自己評価の方法は，Katz Adjustment Scale (KAS-S)，**自己効力感尺度** *p.106* などの評価尺度を用いて，患者本人が自分の生活状況をふりかえり評価するもので訓練の目標を立てるのに役立つ。行動観察の方法とは，家族，スタッフが日常生活の行動を観察して評価す

るもので，Wallace, C.J. (1986) の自立生活技能評価尺度，わが国では**精神障害者社会生活評価尺度**（LASMI）[107]，福岡大学式社会生活技能評価尺度などがある。これらの尺度では日常生活に必要なさまざまな技能が評価される。また，特定の対人場面の中での行動を評価するものとして池淵恵美ら（1994a）が作成した**ロールプレイ・テスト**[106]がある。ロールプレイ・テストは，被験者に12の決められた対人場面をビデオを使って提示し，その設定された場面での行動を評価するものである。それによって状況認知，対処技能，送信技能などが把握できる。スケールを用いたアセスメントだけでなく，日常生活の観察，スタッフや家族からの情報，さらには面接を通して得られたことがら，特に病気になる前に興味をもっていたこと，得意であったことの情報は重要である。　　　　（皿田洋子）

関連項目：練習課題[23]，評価[33, 104]
参考文献　岩崎晋也ほか（1994a）

モニタリング

Monitoring

モニタリングとは，監視する，事後点検する，達成状況を定期的に調べるという意味である。**統合失調症**[174]の発症機序には，**ストレス―脆弱性―対処技能モデル**[23]が考えられており，その脆弱性の一つとして**認知機能障害**[110]が注目されている。これは自分自身の考え，判断などを外部からのものと区別したり，また自分自身の考えを述べる際に大切なことと大切でないことを監視する自己モニタリングの障害と密接に関連すると考えられている（Frith, C.D., 1992）。したがって，相手にわかりやすく自分の考えを伝えられないという**コミュニケーション**[85]の障害が生じるのである。こうした認知機能の障害を背景にして生活技能訓練はすすめられる。そして生活技能訓練が効果的に実施されるためには毎回の練習が実際の生活場面の中で生かされているか，つまり**般化**[23]されているかを定期的に調べるモニタリングが欠かせないのである。モニタリングの方法として第一にあげられるのは，「宿題報告」である。**宿題**[23]をどのような状況でどんなふうに実施したかを丁寧に聞くことによって，練習が実生活で生かされているか判断できる。宿題ができたと報告された時は内容を細かく尋ね，不足する技能はなかったか，相手の反応をどのように受け止めているかを確かめる必要がある。また，宿題を忘れたと報告されたときは，実行するのにまだ自信がなかったのではないか，練習はしたが自分自身ではあまり乗り気ではなかったのではないかをよく吟味しなくてはならない。宿題の報告によって次の新しい課題にすすむか，それとも別の視点からの練習が必要なのか方向づけられるのである。モニタリングの方法として他に自己観察がある。宿題カードを作って記録を残していくことはそのひとつである。どんな練習に取り組み，どこまでできるようになったか振り返って自己点検することができる。また，練習の場面をビデオに記録しておく方法もある。自分の表情，視線，声の大きさなどが点検でき，次に取り組む課題を患者と一緒に設定できる。モニタリングを定期的に実施していくことによって，**練習課題**[23]の軌道修正が行われやすく，効果的にすすめることができ，それによって患者の参加意欲も高まる。　（皿田洋子）

関連項目：評価[33, 104]

効果測定

Evaluation

治療や訓練がマンネリに陥らず効果的に実

施されるためには，絶えずどの程度役に立っているかの**評価**[55,104]が重要である。症状の安定度，社会・家庭での役割遂行度，対人関係の広がり，そして本人の自己効力感（self efficacy）の変化を測定することによって治療，訓練の方向性が見えてくるのである。生活技能訓練での効果測定の第1の方法は，**セッション**[33]の中での変化をみることである。評価用紙を使って毎回のロールリハーサルでの言語的，**非言語的コミュニケーション技能**[186]を記録すること，ロールリハーサルの場面をビデオで記録することなどである。ビデオによる記録はある一定の期間をおいて患者と一緒にふりかえることができ，お互いにその変化に気付き，達成感が得られるので有用である。第2の方法は，セッション外の場面での変化をとらえる方法である。これは日常生活を観察できるスタッフや家族によって行われるが，既製の生活技能の評価尺度を利用するとよい。しかし，こうした評価尺度ではなかなか短期間では数字に変化があらわれにくいので，他の方法も併用して効果をみることが必要である。第3は福井里江ら（1995）によって作成された**自己効力感尺度**[106]などを使って本人が自分で評価する方法である。第4は**ロールプレイ・テスト**[103]を用いる方法である。日本版のロールプレイ・テストは池淵恵美ら（1994a）によって開発されており，生活技能訓練の効果測定には適している。

（皿田洋子）

ロールプレイ・テスト

Role Play Test

生活技能の**評価**[55,104]のひとつとして開発され，機能評価や治療効果の判定に用いられる。ロールプレイ・テストで被験者は，借金を断る等の設定された場面で，相手役の演技に対し，一定の行動をとるよう要請される。その行動をビデオにとり，生活技能を構成する諸要素について評価する。標準的な設定が容易で定量的評価が可能であることから個体間の比較や継時的変化の追跡が容易である。欧米では Mueser, K.T. ら（1989），**Bellack, A.S.** ら[116]（1990）によりその信頼性や妥当性が立証され，技能の獲得や**般化**[93]の測定に関して標準的な評価方法とされている。

本邦においては池淵恵美ら（1994a）により，地域の生活者を対象に作成されている。評価手順はまず，日常生活でよく遭遇する12の対人場面（否定的な感情表現が要求される4場面，肯定的な感情表現が要求される3場面，状況に応じて相手に話しかけることが要求される3場面，共感を示すことが要求される2場面）を提示し，状況認知についての質問をした後，**ロールプレイ**[94]をビデオに撮り，自己効力感と対処技能について質問する。テスト後に録画をみて，視線，表情，感情表出，妥当性，目的の達成など12項目について5段階評価をし，合計得点をだす。テストの実施に1時間，評価に1時間かかり，実施には一定の訓練が必要とされる。

（角谷慶子）

関連項目：効果測定[105]

自己効力感尺度

Self-efficacy Rating Scale

Bandura, A.[116]（1977a）は**社会的学習理論**[90]の中で自己効力感（Self-efficacy）を提唱した。これは「ある行動を自分がどのくらいうまくできるか」という自分の能力（competence）に関する判断の内容を指し，行動を動機づけ，コントロールする要因となるとした。また，自己効力感には自分がどこまでできそうかという水準の大きさ（magnitude），どの程度確実にできるかという確信の強さ（strength），

特定の場面を超えてどの程度の対象・状況・行動に般化しているのかという一般性(generality)という3つの次元があるとされる。自己効力感が低いと、その行動は困難だと実際以上に思い込み、現実場面で行動しようとしなかったりする。

この一般性の次元、すなわち、個人が場面や状況を超えて、一般的にどのくらい強い自己効力感を持つ傾向にあるのかをみる測定尺度に、坂野雄二ら(1986)によって作成された一般性セルフエフィカシー尺度があり、教育・臨床場面でよく用いられている。特定の行動に関する自己効力感を測定したものには、禁煙トレーニング用自己効力感尺度などがあり、福井里江ら(1995)は**統合失調症**患者174を対象に、対人行動に関する自己効力感尺度を開発している。 　　　（角谷慶子）

関連項目：認知行動療法 83, 評価 35,104, アセスメント 104, 効果測定 105

WAIS-R

Wechsler Adult Intelligence Scale-Revised

Wechsler, D. は1939年、知能を「目的的に行動し、合理的に思考し、環境を効果的に処理するための、個人の集合的ないし総体的能力」と定義し、知能が質的に異なる知的能力から構成されていると考え、成人知能検査であるWechsler-Bellevue Intelligence Scaleを考案し、1955年にはそれを改訂して、16歳以上を対象としたWAIS(Wechsler Adult Intelligence Scale)を発表した。WAISは言語性検査と動作性検査からなり、前者は知識、理解、算数、類似、数唱、語彙、後者は符号、絵画、積木、絵画配列、組み合わせの計11の下位尺度からなる。各評価点は、被験者と同年齢群の者の得点の分散に照らして、知能指数(IQ; Intelligence quotient)に換算され、言語性IQと動作性IQと全検査IQが得られるようになっている。これらの作り出すパターンや、尺度の遂行により、様々な解釈が可能となり、SSTによる状況把握、現実処理、統合性等の改善を認めたことが皿田洋子(1992)により報告されている。日本版WAISは児玉省、品川不二郎らにより1958年に作成された。1981年、WAISが再標準化され、WAIS-Rに改訂されるに伴い、本邦においても、1990年に日本語版WAIS-Rに改訂された(品川不二郎, 1990)。なお、児童用にWISC-III (Wechsler Intelligence Scale for Children)と、幼児用にWPPSI (Wechsler Pre-school and Primary Scale of Intelligence)がある。
　　　（角谷慶子）

関連項目：評価 35,104, 効果測定 105
参考文献　Wechsler, D. (1958)

LASMI（精神障害者社会生活評価尺度）

Life Assessment Scale for the Mentally Ill

統合失調症者174の生活障害を客観的かつ包括的に評価 35,104 することを目的に、障害者労働医療研究会精神障害部会(1993)によって開発された。評価対象者は閉鎖病棟を除く入院生活から社会的自立まで、多様な生活場面での慢性統合失調症者とされるが、デイケアや作業所に通所している人に最も適する。

臺弘による統合失調症の生活障害モデルを基本概念としており、5つの下位尺度40項目により構成されている。「D (Daily living); 日常生活」12項目、「I (Inter-personal relations); 対人関係」13項目、「W (Work); 労働または課題の遂行」10項目。D, I, Wは対象者のおかれた環境での1カ月間の行動観察に基づいて評価される。0（問題なし）から4（全く改めようとしないかできない）の5段階評価で、環境の保護性の違いに配慮し、援助や助言を

どの程度受けているかを基準に組み入れている。SSTの効果を生活障害の改善度として測定することができるが，殊に対人関係の下位尺度は対人スキルの**アセスメント**↗︎*104*にも用いられる。また臺のモデルでは生活経過の不安定性と現実離れが統合失調症の障害を特色づけるとし，「E (Endurance & Stability)；持続性・安定性」2項目で1年間の経時的評価を，「R (self-Recognition)；自己認識」3項目で障害についての心理的側面を評価するようになっている。　　　　　　　　　　　　（角谷慶子）

関連項目：効果測定↗︎*105*
参考文献　岩崎晋也ほか (1994a, 1994b)，宮内勝 (1994)

DAS（精神医学的能力障害評価面接基準）

Psychiatric Disability Rating Scale

社会文化的背景が異なっても，信頼性のある比較が多文化間で可能となる精神障害者の多軸的な**評価**↗︎*35,104*を目的とし，WHOにより1988年に開発された。基本となる概念は国際障害分類 (International Classification of Impairments, Disablities and Handicaps; ICIDH) であり，能力障害は「その生活環境において，個人が普通に期待されている社会的役割を遂行する能力の欠如あるいは制限」と捉えられている。社会生活の障害の程度は，それぞれの文化や社会規範に大きな影響を受けるため，評価の基準を「同じ社会文化的環境に生きる同性・同世代の人間が持つとされる平均的な機能」としている。

尺度は①全般的行動，②社会的な役割の遂行，③入院中の行動，④修正要因，⑤包括評価の5部門61項目からなり，「主たる情報提供者」との半構造化面接により得られた情報に基づいて記入される。①②は自己管理や家事への参加などの項目について0（能力障害なし）から5（最大限の能力障害）までの6段階評価で，③は過去1カ月のほとんどを入院している場合に用いられる。④は家庭環境や不利な状況，患者の示す特別な資質などを記述し，⑤は能力障害の水準についての全般的判断と主たる情報提供者に対する印象を記載するようになっている。SSTによる能力障害の改善度を測定することができる。

（角谷慶子）

関連項目：アセスメント↗︎*104*，効果測定↗︎*105*
参考文献　WHO (1988)

LSP（生活技能プロフィール）

Life Skills Profile

地域で生活する**統合失調症**者↗︎*104*を対象に，その社会生活能力を測定することを目的にRosen, A.ら (1989) やParker, G.ら (1991) によって開発された。簡潔であり，**評価**↗︎*35,104*のために特別な訓練を要さず，非専門家でも使えるようになっている。5つの下位尺度から構成されており，それぞれ身辺整理 (Self-care) 10項目，規則遵守 (Non-tubulence) 12項目，交際 (Socialization) 6項目，会話 (Communication) 6項目，責任 (Responsibility) 5項目の計39項目について4段階評価を行い，5下位尺度の合計得点と総得点で判定する。評価は過去3カ月にわたる対象者の全般的生活の行動観察に基づいて行い，再発や悪化時の状態は評価からは除外される。評価の所要時間は約10分とされ，SST開始時の**アセスメント**↗︎*104*や**効果測定**↗︎*105*にも適している。日本語版LSPは長谷川憲一ら (1997) によって作成され，信頼性と妥当性が立証されている。彼らは職種や立場の違う評価者が測定したLSP得点の絶対値を，同水準の尺度値とみなすことには慎重さが求められるとし，現場の**リハビリテーション**担当者↗︎*132*が治療や保

健・福祉サービスの効果を継時的に評価する場合，その有用性を最も発揮できると述べている。　　　　　　　　　　　　（角谷慶子）

関連項目：社会生活技能 87, 社会生活機能 88

REHAB

Rehabilitation Evaluation of Hall and Baker

病院などの保護性の高いところから，グループホームなどより援助の少ないところへの移行が可能な対象者をみつけたり，行動上の変化を**評価** 33,104 したり，対象の所属するグループの特徴を明らかにすることを目的に，Baker, R. & Hall, J.N. (1983) により開発された。評価項目はパートⅠが逸脱行動の7項目，パートⅡが全般的行動（社会的行動，言葉のわかりやすさ，セルフケア，**社会生活技能** 87）の16項目からなっている。逸脱行動は3段階評価で，全般の行動は最悪の状態から地域社会で一般の人が期待される行動までを直線上で表し，どの位置に対象者がいるかをチェックし，距離をはかることにより，点数化する。入院患者と地域在住の者の確率が50％ずつとなる点でカットオフポイントが定められている。

専門家による行動評定とされるが，パッケージ化されており，「使用者のマニュアル」に沿って訓練を受け，対象者の2週間以上の経過を知っている者なら，1週間の評価のための十分な観察の上，だれでも評価可能である。対象は入院や援護寮など，保護性の高い環境に適しており，山下俊幸ら (1995) により日本語版が作成され，日本でもパッケージが販売されている。入院患者を対象にSSTを実施する場合の**効果測定** 105 にも利用可能である。　　　　　　　　　　　　（角谷慶子）

関連項目：アセスメント 104

参考文献　Baker, R. & Hall, J.N. (1988), 藤信子ら (1994)

SAS-Ⅱ（社会適応尺度）

Social Adjustment Scale Ⅱ

対象者がおかれた社会環境の中でいかに機能しているかを測定することを目的に，Weissman, M.M. ら (1974) により社会適応尺度 (Social adjustment Scale; SAS) が開発された。半構造化面接による**うつ病**患者 74 を対象にしたSAS標準版がまず作成され，次にこれに対応し，最近2週間の社会適応に関して自己記入式で答えるSAS-SRがつくられた。そしてSASを改訂し，**統合失調症**者 74 にも使用できるようにしたものがSAS-Ⅱである。

最近2カ月間の生活について，半構造化面接により，対象者の発言や動作をもとに面接者により1から5の5段階で**評価** 33,104 され，得点が高いほど社会適応が低いことを示す。5部門から構成され，仕事10項目，世帯17項目，親族5項目，社交／余暇16項目，健康状態4項目の計52項目からなる。学生や独身の場合など，個々の属性の違いにも配慮し，それぞれに評定できるようになっている。「心配事」や「自責感」「愛情」「孤独感」「満足感」など本人の気持ちに基づいて評価する項目もあり，**QOL（生活の質）**の評価尺度 115 にも用いられる。英米では治療の効果判定によく用いられるが，SSTの**アセスメント** 104 や目標設定にも利用可能であり，仲尾唯治と北村俊則 (1986) により邦訳されている。

（角谷慶子）

関連項目：効果測定 105, 社会的サポート 92

認知機能障害

Cognitive Dysfuncition

　認知とは，刺激を受信し，情報として処理し出力を準備する一連の知的過程をさす。知覚，理解，記憶，判断，論理，学習能力などがその要素的機能として含まれ，これらの機能の障害を認知機能障害と呼ぶ。典型的には高次脳機能障害患者にみられるが，精神疾患でもみられる。**統合失調症**$_{74}$では，幻覚や妄想，思考解体等の症状自体が知覚や思考の障害であり，Bleuler, E. は思考障害を基本障害の一つとして記述した。統合失調症をもつ人では，陽性症状がみられない場合でも，覚性や注意，遂行機能，作動記憶などの情報処理に関わる機能の障害が近年報告され神経認知欠損 (neurocognitive deficit) とよばれる。統合失調症での認知機能障害は，社会適応および技能の学習を妨げるほか，再発の脆弱性マーカー (Green, M.F., 1998) と考えられている。SSTは，課題や手順の構造化，**モデリング**$_{96}$や**ロールプレイ**$_{94}$でのイメージや実行体験の重視，**正のフィードバック**$_{95}$等の肯定面の強調，**宿題**設定$_{93}$による実生活への**般化**$_{93}$の促進により認知機能障害を伴う精神障害者でも技能の学習を容易にすると考えられる。

(熊谷直樹)

関連項目：社会生活技能$_{93}$，注意の焦点付け$_{98}$
参考文献　Bellack, A.S. ほか (1999), Corrigan, P.A. & Yudofsky, S.C. (1996), Nuechterlein, K.H. ほか (1994)

認知リハビリテーション

Cognitive Rehabilitation

　認知機能障害$_{110}$に関するリハビリテーション全般$_{132}$をさすが，多くは神経認知欠損に関するものをさす。戦傷や交通外傷の多発に伴い，頭部外傷患者において，粗大な神経学的な障害は改善したものの注意や記憶，遂行機能等の認知機能障害のため職業的対人的な適応に困難を伴う高次脳機能障害が20世紀後半に臨床上問題となり，記憶機能をはじめ認知リハビリテーションのプログラムがさまざま取り組まれた。さらに**統合失調症**$_{74}$などの精神障害者での認知機能障害が報告されるにいたり，精神障害者の認知リハビリテーションが注目された。認知リハビリテーションでは，おおまかに，①神経認知欠損自体を訓練により修復するアプローチと，②神経認知欠損に起因する社会的機能低下や学習の障害を，より学習しやすい実用的な技能の獲得で補うことを重視する代償的アプローチとに分けられる。両者を統合的に行う例として，Brenner, H.D.ら (1994) の統合心理療法 (Integrated Psychological Therapy; IPT) がある。これは，**社会生活技能**$_{93}$や問題解決技能の獲得の前段階として神経認知欠損の修復が必要になるため，認知分化，社会知覚，言語伝達の訓練のステージを含んでいる。これらの訓練は患者数人のグループで行われ，より高次のステージでグループ内相互作用が活用される。Spaulding, W.D.ら (1999) は，モジュール型 SST に先行した IPT の施行の有無で学習効果を比較し一定の効果を報告している。その他，Wisconsin Card Sorting Test (WCST) で**評価**$_{53, 104}$した遂行機能を訓練し課題検査の範囲で改善した報告もある。しかし現状では，検査課題以外の領域での神経認知欠損の修復や社会的機能面での改善に関する十分な証拠はない。**Bellack, A.S.**$_{116}$は，片麻痺患者においては歩行訓練以上に車椅子操作の訓練に意義がある場合と同様に，代償的アプローチが重要であるとする。**Liberman, R.P.**$_{117}$の諸モジュール$_{101}$も神経認知欠損 (および病識の不十分さ) を代償するアプローチと考えられる。

今後，介入の標的として神経認知欠損をみるほか，リハビリテーションの介入転帰の予測指標に含める視点が考えられる。例えば，Bellack は作働記憶を，Green, M.F. は，WCSTの訓練による変化可能性をそのような予測指標として挙げている。　（熊谷直樹）
関連項目：問題解決技能訓練 ₇₇, 注意の焦点付け ₉₈
参考文献　Bellack, A.S. ほか (1999), 鹿島晴雄ほか (1999)

慢性精神障害

Chronic Mental Disorder

遷延性でしばしば再発性に経過し，社会生活上の不具合をもたらす精神障害。原因疾患の代表例として**統合失調症** ₁₇₄ や双極性障害，反復性**うつ病** ₁₇₄ があげられる。日本では，通院患者公費負担制度利用者（約60万人）および入院患者（33万人）から90万人程度と考えられる（厚生白書，2000）。治療の継続とともに，社会生活の再建をはかる**リハビリテーション** ₁₃₂ や福祉的支援がしばしば必要となる。慢性精神障害をもつ人の病状や生活機能の増悪や改善を理解するうえで，Zubin, J. らの理論を発展させた**Liberman, R.P.** ₁₁₇ の**ストレスー脆弱性ー対処技能モデル** ₃₉ が有用である。改善に働く防御因子として，向精神薬，**生活技能構築** ₉₁, **移行プログラム** ₉₁, 社会的支援，ケースマネジメントが挙げられ，SST は技能構築の技法に含まれる。慢性精神障害をもつ人は多くの場合，生活技能の欠損を伴い，周囲の人々と良好な関係を作りにくく，対人関係に関わるストレッサーを体験しやすく，病状の再発や社会不適応を来しやすいという悪循環が形成されがちである。この悪循環を打開し適切な服薬を継続したり，環境の支援を活用する技能を獲得するための援助技法として SST は効果がある。Liberman, R.P.

らの**モジュール** ₁₀₀ はこれを体系的にマニュアル化したものである。　（熊谷直樹）
関連項目：自立生活の技能 ₈₆
参考文献　Liberman, R.P. (1992), Zubin, J. & Spring, B. (1977), 臺弘 (1984)

陰性症状

Negative Symptoms

統合失調症 ₁₇₄ の諸症状に関し，Andreasen, N.C. ら (1982) は，幻覚，妄想，興奮，滅裂等を陽性症状とし，健常者には備わるが患者で機能低下してみえる諸症状を陰性症状とした。Andreasen は陰性症状を構成する要素的症状として，意欲低下，感情鈍麻，会話の貧困，社会的引きこもり，注意力障害を挙げ，陰性症状評価尺度（SANS）を開発した。統合失調症の慢性期にしばしばみられ，陰性症状が前景の病像は欠陥症状群ともよばれる。Crow, T.J. (1980) は，陰性症状・陽性症状のいずれが優位かによる統合失調症の2症状群分割を提唱し，陰性症状優位の一群には器質的基盤の関与が強いとした。なお，近年は，2分法より，現実歪曲（幻覚妄想等），貧困化（意欲低下・自閉・寡言等），解体（滅裂，会話内容の貧困等）で3症状群モデルなど他のモデルも提唱されている。陰性症状は，生活技能および社会的機能の低さ，認知機能障害との関連が知られている。陰性症状には，伝統的**抗精神病薬** ₃₀ への反応は乏しく risperidone 等の非定型抗精神病薬がやや有効で，SST を含む心理社会的治療が重要である。陰性症状の強い患者は SST の適応であるが，過剰刺激を避けた段階的な導入，参加動機の維持，具体的で現実的な課題設定，**作業療法** ₁₆₂ やデイケア等の他の支持的集団活動との統合的活用が望ましい。　（熊谷直樹）
関連項目：認知機能障害 ₁₁₀, 評価 ₃₅,₁₀₄, 言語的表

現/非言語的表現 [39]
参考文献 Liddle, P.F. (1987)

障害の構造

Structure of Disablement

障害とは，疾患等に起因する社会生活上の困難や不具合のことをいう。障害は，疾患等に起因する生体の機能や形態の異常（機能障害；impairment），個人として正常とみなされる方法や範囲で活動していく能力の制限（能力障害；disability），社会経済的な役割の制約などの不利益（社会的不利；social handicap）の客観的側面（客観的障害），本人の自尊感情の低下（主観的障害），さらに生活環境や発症前の職業や性格などの個人的特質を含む，相互に連関をもちつつ相対的に独立した諸因子からなる構造をなすものと考えられる。このように把握された障害を，障害の構造とよぶ。障害を構造として把握することは，単なる思弁ではなく障害をもつ人（障害者）の包括的な**リハビリテーション**[72]における実践的意義をもつ。

例えば，脳梗塞（疾患）患者の場合，半身麻痺（機能障害），歩行による移動能力や両手で運搬する能力等の低下（能力障害），失職や経済的困窮（社会的不利），苦痛を伴う喪失体験（主観的障害）がみられる。リハビリテーション的介入も障害の諸因子に対応して把握でき，例えば，梗塞の再発予防や高血圧の薬物療法（狭義の医療），運動機能回復の訓練（機能障害レベル），杖の使用による移動能力の再建（能力障害レベル），障害年金の活用による経済的支援（社会的不利レベル），先輩患者等との出会いを通じた**障害受容**[73]の促進（主観的障害への対応）がありうる。これらの諸介入は，社会的不利を軽減し**生活の質**（QOL）[115]の低下を防ぐ方向で多職種多機関により統合的になされるが，その計画や**評価**[35,104]でも障害の構造の把握は有用である。

WHOは機能障害→能力障害→社会的不利という線形モデルで1980年に国際障害分類ICIDHを発表した（図左）。上田敏は，障害の主観的側面（「体験としてのやまい」）を組み込むモデルを提唱している。なお，WHOでは，障害者側の生活に関する主観的評価のためにWHOQOL-100という自記式尺度を開発した。日本では，精神障害について，1970年代までは「障害を認めると治療の放棄となる」との主張のため障害について十分論じられなかった。蜂矢英彦は，上田のモデルをもとに，疾患の急性期を「火事」，残遺状態を「焼け跡」と喩え，「焼け跡」における生活の困難さに関した障害モデルを提唱し，疾患と障害の共存を強調した。この障害論は，精神障害者における障害年金請求や福祉サービスの理論的根拠として政策的にも有用であった。臺弘は，精神障害に関し，脳の機能障害（「働き障害」），「生活障害」，「社会障害」ととらえ，疾患を含め障害を生物・心理・社会的諸レベルから統合的にとらえるモデルを提唱した。生活障害は，①日常生活技能障害，②対人関係能力障害，③作業能力障害，④不安定性，⑤動機付け不足・空想的傾向，とまとめられ，**精神障害者社会生活評価尺度**（LASMI）[107]作成の理論的基礎となった。このモデルによれば，SSTは生活障害を直接の標的とし，その改善を通じて社会障害への波及効果をねらい，働き障害への部分的効果も期待することになる。ICIDHの当初のモデルは，①環境要因が十分考慮されない，②線形因果モデルのため能力の改善（増悪）から症状等の機能障害に関与する等の因子の相互作用を説明できない，③否定的表現が多い，ことから批判も多かった。特に精神障害に関しては，障害諸因子の相互作用に対応しきれるモデルが求められていた。1990年代に入り，WHOでもICIDHの改訂に関する検討

がなされ，健康状態（変調／疾患），機能障害，活動，参加，背景因子（環境，個人）からなる相互作用が検討され，2001年に新分類ICFが決定された（図右）。ICFでは従来の「能力障害」は，「活動の制約」，「社会的不利」は「参加の制限」と記述される。　　（熊谷直樹）

関連項目：自立生活の技能 76

参考文献　蜂矢英彦(1981), 佐藤久夫(1998), 上田敏(1992), WHO(1998; 2000)

障害受容

Acceptance of Disability

当初は喪失の受容とされ，その本質は「価値の転換」であることを最初に唱えたのはDembo, T. (1956)であった。Wright, B.A. (1960)はそれをさらに発展させ，「障害が不便なものと認識し，改善の努力をする一方，障害が自分の価値を低めるものではないとし，障害を受け入れること」と定義し，その過程として4つの価値転換，すなわち①価値的視野の拡大，②障害の有害な影響の制限，③身体的な外見や能力の従属性，④比較の価値から内在する実質価値への転換を強調した。日本に障害受容論を紹介した上田敏(1983)は，「あきらめではなく積極的な生活態度に転じること」という意味を付与した。さらに

Eisenberg, M.G. (1994)は障害の受容を，「障害のある人が，障害を負った後の人生に対して，本人なりの意味ある見方を発展させていく主観的な体験のこと」と定義した。しかし，南雲直二(1998)は①専門家からの一方的な押し付けとしての障害受容の専制性，②障害の影響の過小評価，③社会的要因の過小評価という障害受容論の限界点を指摘し，野中猛(2000)もまた，「立派な障害者」を期待することは新たな社会的不利を形成すると一方的な障害受容論を批判し，「自己価値の再編は，治療者や周囲との相互受容によってなる」という村田信男(1982)の視点をひとつの解決策としている。　　　　　　　（角谷慶子）

関連項目：QOL 115, 障害の構造 112

エンパワーメント

Empowerment

少数民族，女性などの社会で差別を受けやすい人々の人権尊重，差別撤廃運動の中で浮上してきた用語で，1980年の第2回世界女性会議の頃より使われるようになった。「自ら力をつけること」を意味する。精神障害者も「自ら力をつけること」によって社会がもつ認識を変えることができ，地域の中で安心して生活できる居場所を確保しやすくなる。

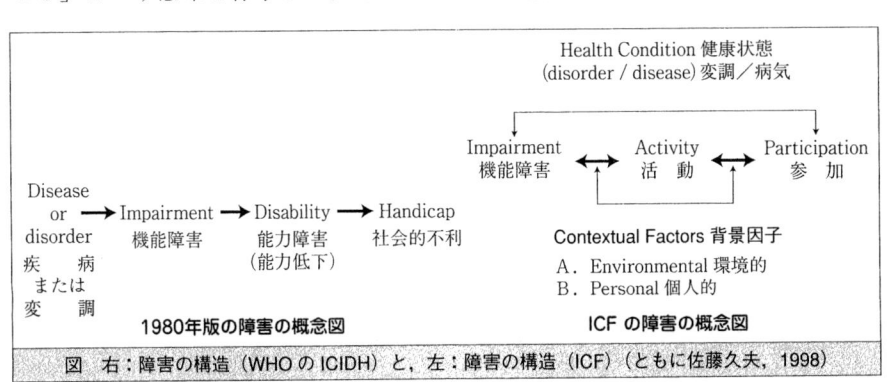

図　右：障害の構造（WHOのICIDH）と，左：障害の構造（ICF）（ともに佐藤久夫，1998）

そのためには，まず自分で病気の管理ができること，必要な生活技能を身につけていくこと，可能な範囲で役割がとれるようになることである。そうした力をつけていく援助のひとつに生活技能訓練がある。生活技能訓練の技法に**正のフィードバック**$_{93}$，**宿題**$_{97}$がある。正のフィードバックでのほめられる体験は「自分にもできる」とエンパワーすることができ，さらに宿題で練習したことを実際の生活の中で実行してみることによって，新しい技能が獲得されていくのである。最近，教育の現場でも**ロールプレイ**$_{91}$などの技法を使って子どもをエンパワーする試み「CAP」が実施されている。「いじめ」「暴力」「誘惑」「虐待」から子どもが自ら心と身体を守るために自分ができることを身につけていくプログラムである。
（皿田洋子）

関連項目：権力の委譲とマルティプル・リーダーシップ$_{127}$

参考文献 Sally, J.C.(1991)

就労援助プログラム

Vocational Support Program

　精神障害者の就労を阻む患者側の要因として**陰性症状**$_{111}$，生活技能の不足，認知障害などがあげられる。こうした点から考えて就労援助は段階をおってすすめられる必要がある。就労前段階においては，規則的な生活，体力と集中力，対人交流，生活を**楽しむこと**$_{72}$などに焦点をあてた援助が必要で，これらはデイケアなどの活動を通して行われる。就労の段階に達すると，職業人としての基本的態度，特に職場での対人適応が課題となり生活技能訓練が不可欠になってくる。生活技能訓練では仕事の探しかた，社会資源の活用（ハローワークの利用，障害者職業センターの協力の求めかた），求職面接の時の対応，職場での対人技能（雇用主，同僚との関わり），ストレス状況を回避する技能などの練習が取り組まれる。熊谷直樹（1995）は就労援助で生活技能訓練を行う場合，健常者に近づけるのではなく障害とうまく折り合うという視点が重要としているが，主治医との良好な関係，治療が継続されるよう**心理教育**$_{103}$も同時に並行して実施されねばならない。障害者職業センターでは，「地域雇用支援ネットワークによる精神障害者職業自立支援事業」もはじまり，就労援助のためのサービスも充実されつつある。
（皿田洋子）

関連項目：移行プログラム$_{91}$

家族援助プログラム

Family Support Program

　精神障害者の**リハビリテーション**$_{132}$における家族の役割は非常に重要である。しかし，多くの家族は自分たちが子どもを病気にしたと罪悪感を抱いたり，病気になった子どもを家族の恥と考え，世間から隠れてひっそりと暮らしたりしている。こうした家族に治療の協力者になってもらえるように働きかけ，家族自身の**生活の質**$_{115}$の向上をめざすものが家族援助プログラムであり，**心理教育**$_{103}$の技術が用いられる。家族に病気についての正しい知識を提供するとともに，家族の示す批判，過干渉などの高い感情表出（high EE）が再発と深い関係にあることを説明し適切な対応の仕方を示し，家族があきらめない限り治り続けることを伝えるのである。こうした家族への援助は，家族に勇気と希望を与え，患者のよき理解者となることを可能とする。援助の方法には何組かの家族と一緒に行う複合家族療法や家族のみのグループ，単家族に実施される**行動療法的家族援助**$_{103}$などがあるが，こうした**家族療法**$_{136}$と並行して家族同

士が支え合う**自助グループ**↗160への援助も重要である。家族援助の研究は，Goldstein, M.J. (1978) や Leff, J.P. ら (1985b)，Falloon, I.R.H. ら (1985)，Anderson, C.M. ら (1986)，McFarlane, W.R. ら (1995, 2000)，Tarrier, N. ら (1994) によって行われ，再発率の低下，high-EE の低下が報告されている。わが国では，伊藤順一郎と大島巌 (1994)，後藤雅博 (1998a, b) などが精力的に取り組んでいる。　　　　（皿田洋子）

QOL（生活の質）

Quality of Life

QOL という言葉が使用されたのは産業革命下の英国で劣悪な炭鉱労働者の「生活の質」の改善という文脈で用いられたのが最初であるという。医学の分野では，Karnofsky, D.A. ら (1948) が抗癌剤の効果を単なる延命率ではなく，自覚症状や身体的機能をあわせて評価したことに始まり，生命倫理に関する論議を経て，ターミナルケアへと引き継がれていく。当初は環境や身体的機能，社会的機能など客観的な側面に重点がおかれていたが，最近では本人の満足度や幸福感，自尊感情など，主観的な側面に重点が置かれるようになっている。WHO (1993) は，QOL を「個人が生活する文化や価値観の中で，目的や期待，基準および関心に関わる自分自身の状況についての認識」と定義し，QOL は「身体的側面と心理的側面，**自立**↗92の程度，社会的関係，生活環境，精神性／宗教／信念の6つの領域により複雑に影響を受ける概念である」とした。上田敏 (1992) は QOL を生命の質（生物レベル），生活の質（個人レベル），人生の質（社会レベル）からなる客観的 QOL と実存レベルの主観的 QOL に二分している。時に客観的 QOL と主観的 QOL には乖離がみられ，障害の受容や期待度，効力感などが介在する

と考えられている。効果判定の他，本人が不満に感じている項目をもとに援助プランを作成することにも利用可能である。（角谷慶子）

関連項目：障害受容↗113，自己効力感尺度↗106
参考文献　角谷慶子 (2000)

日本 SST 普及協会

Japanese Association of Social Skills Training; JASST

SST の普及と，精神科リハビリテーションの発展に貢献することを目的として，安西信雄らの尽力により，西園昌久を初代会長とし，1995年2月に発足した。会員はこの目的に賛同する個人および施設からなるが，SST の拡がりを反映し，精神保健福祉関係者のみならず，**教育関係者**↗146，司法関係者，労働関係者など幅広く，多職種多領域からなる。また，会の目的を達成するために，①各地 SST 研修会の技術的支援としての講師派遣，② SST 研修会を指導する**認定講師**↗116の養成（年2回の認定講師研修会，ビデオ審査等），③ SST に関する情報・資料の収集・伝達のためのニューズレターの発行（年4回），④相互交流・研鑽のための経験交流ワークショップの開催（年1回），⑤ SST に関する研究とその発表の場としての学術集会の開催（年1回），⑥国際交流，他学会との連携など積極的に活動を行っている。また，2000年7月には地区世話人会が結成され，世話人を中心に，全国それぞれの地域の実情に沿った普及活動が進められている。会の詳細については，ホームページ（巻末付録）を参照されたい。

（角谷慶子）

参考文献　日本 SST 普及協会 (1998)

認定講師

JASST Cerfitied Adviser

　SST 実践について，地域や職域などのネットワークの中で，スーパービジョンを行ったり，SST 研修会を指導するに十分な力量と経験を持つことを，**日本 SST 普及協会**[115]により認定された者をいう。認定講師になるためには，SST 普及協会の主催する認定講師研修会に参加した上，①SST の実践経験として 90 時間以上（週1回で2年間）のリーダー体験があること，②SST 普及協会認定講師が指導した研修会にコ・リーダーとして参加した経験があること，③SST リーダーとしての力量があることの3条件を満たす必要があるが，③については，1セッションを最初から最後までビデオに録画したものを，2名の SST 普及協会の研修委員が審査し，一定の基準を満たした者を合格としている。またビデオ録画が困難な審査においては，「改善すべき行動や認知の修正のために適切な練習の提案ができている」など，初心者への SST 指導のモデルとして必要な 13 の必須項目について適切か否かが評定され，申請者にとって，学習過程として有意義なものになるべく，何をどう改善すれば良いかが明瞭になるよう，教育的配慮がなされている。

（角谷慶子）

参考文献　岩田和彦 (1998)，塗師恵子 (1999)，佐藤ゆみ (1998)

バンドゥーラ

Albert Bandura (1925-)

　カナダに生育しブリティッシュ・コロンビア大学で心理学を学び，アイオワ大学で学位取得。米国スタンフォード大学心理学教授として活躍。行動主義的学習理論を発展させ，SST の基本理論の一つである**社会的学習理論**[90]を確立した。その要点は，①行動の学習は直接体験だけでなく他者の行動の遂行と帰結の観察も重要で（代理強化），②行動に関する2つの予期，すなわち自分がその行動をとれるという予期（効力予期）とその行動の結果が役に立つ（結果予期）とによって遂行が左右される，という学習におけるイメージ等内潜的過程を重視するものである。パーソナリティの発達や社会化に関する理論の発展に貢献したほか，治療技法上では，**モデリング**[94]，課題行動のイメージの言語化による定着，予期機能の改善による行動の自己管理の重視につながった。さらに，心理療法はクライエントの自己効力感（self-efficacy）を改善することが共通の目標であるとする統合化も試みた。近年は，行動，環境要因，個人要因の3者が影響を与え合い，互いの決定要因となるとみなすことを特徴とし，個人の認知過程を一層重視する「**社会的認知理論**[187]」を提唱している。日本語訳書も多数ある。

（熊谷直樹）

関連項目：認知行動療法[73]，自己効力感尺度[106]
参考文献　Bandura, A. (1977a, 1977b, 1995)

ベラック

Alan S. Bellack (1944-)

　米国の心理学者。1970 年に，ペンシルバニア州立大学で心理学の学位取得。ペンシルバニア医科大学精神医学講座教授・心理学部門責任者，ピッツバーグ大学心理学講座教授・臨床訓練部門責任者，メリーランド大学医学部精神医学講座教授・心理学部門責任者を歴任。米国の行動療法や心理学，精神病理学に関する多くの学会で役員を歴任。多年に

わたり**社会的学習理論**を基盤とした**統合失調症**患者に対するSST等の心理社会的治療や行動の**評価**に関する臨床的研究を行い受賞も多数。NIMHやNIDAの研究審査員もつとめる。

30以上の著書があり，*Behavior Modification*誌，*Clinical Psychology Review*誌の創設者。統合失調症における，**社会生活技能**の評価として**ロールプレイ・テスト**と反応生成テストからなる社会的問題解決バッテリー（Social Problem Solving Battery；SPSB）を開発した。このロールプレイ・テストの成果をもとに日本版も作成された。統合失調症の**陰性症状**と**認知機能障害**や社会生活技能の関連の解明に多大な業績があり，統合失調症の治療では認知機能障害を前提とした代償的アプローチの重要性を強調している。『行動療法事典』『わかりやすいSSTステップガイド』等の邦訳書もある。　　（熊谷直樹）

参考文献　Bellack, A.S. & Hersen, M. (1985), Bellack, A.S. ほか (1997), 池淵恵美ほか (1994)

リバーマン

Robert P. Liberman (1937-)

米国の精神科医。ダートマス大学で社会学を学び，医学部へ進学，カリフォルニア大学サンフランシスコ校（UCSF）で学位取得。1960年代後半から行動療法の臨床研究に従事。1970年よりカリフォルニア大学ロサンゼルス校（UCLA）に移り，地域精神保健センターで**慢性精神障害者**への**基本訓練モデル**型SSTによる**認知行動療法**に取り組んだ。1977年よりUCLA医学部臨床精神医学講座教授で，カマリロ病院研究部門，西ロサンゼルス退役軍人病院の「統合失調症と精神科リハビリテーション臨床研究センター」責任者である。1980年より，**ストレス—脆弱性—対処技能モデル**により慢性精神障害者の地域生活の質および疾患管理技能を高める観点から，薬物療法と心理社会的治療技法の統合的体系化と普及可能なプログラム化につとめ，自立生活技能（Social and Independent Living Skills；SILS）プログラムにおいてマニュアル教材を備えた分野別諸**モジュール**を作成。そのうち「服薬自己管理」「症状自己管理」「余暇とレクリエーション」「基本会話」「地域生活への再参加」は日本語訳も作成され，著書多数で和訳書も多い。世界各国でSSTやリハビリテーションのワークショップを開催し，2000年までに4回来日した。

（熊谷直樹）

関連項目：生活技能訓練の定義，対人的効果訓練

参考文献　Liberman, R.P. (1988, 1990), Liberman, R.P. ほか (1998)

大集団精神療法

編者の覚書

大集団精神療法・武井麻子

　大集団精神療法の大きな柱は治療共同体に関するものである。しかし、治療共同体の実践の中には、小集団精神療法もサイコドラマも生活技能訓練（SST）も含まれていて、さまざまな理念や概念が包み込まれている。実践者によって方法も考え方も違っているので、同じ項目でも担当者によって、考え方や評価が違っているかもしれない。そのバリエーションの多様さがこの群の特徴であり、面白さである。たとえば、コンフロンテーションは直面化などとも訳されるが、筆者の英国の治療共同体での実践体験からすると、「つきあげ」と訳したほうが、その理念に含まれる建設的な攻撃性や患者との対等なやりとりの雰囲気を伝えてぴったり来るように思われる。

　さらに、この群には精神病院などの社会組織に関する理論や研究も含まれる。精神科医だけでなく、多くの社会科学者がこれに貢献しているが、人物の記述に当たっては、とおり一遍の紹介に終わらせないように、短い解説の中にその人となりも含めて描くように心がけた。なぜなら、理論や実践は単に理論的な産物なのではなく、その人のパーソナリティやライフ・ヒストリーと分かち難く結びついているからである。

　古典的な研究のなかには、最近ではすっかり忘れられたものも少なくない。用語集をまとめるにあたって、邦訳されないまま埋もれてしまった貴重な研究もあり、原典をインターネット書店で取り寄せたこともあった。集団精神療法に関する基本文献を日本語で揃えられる日が来ることを、あらためて願ったことであった。

治療共同体

Therapeutic Community

　Main, T.☞ (1946), Jones, M.☞ (1952) により体系化された精神医療施設における集団精神療法的治療実践の方法論。Therapeutic Community なる言葉は Main (1946) により創られた。彼は Foulkes, S.H.☞ と共にノースフィールド陸軍精神病院で戦争神経症患者の治療に1年間携わった際，治療共同体なるものを創り上げた。つまり，病棟を一つのコミュニティと考え，そこで起きる全てのことを全体で考え，分かち合うという文化 (Total Culture of Inquiry) こそが治療共同体であるとした。一方，Jones (1952) も Main とほぼ同じ頃，モーズレイ病院の疎開先のミル・ヒルやダートフォード，ヘンダーソン病院において心身症や性格神経症や精神病質患者の治療に携わったが，その体験を通して同じような方法論に到達した。彼は①毎日の患者と職員によるコミュニティ・ミーティング☞，②その後職員だけで行うレビュー・ミーティング，さらには③臨時の小ミーティング (living-learning, face-to-face confrontation) を治療共同体の三本柱として重視した。こうして誕生した治療共同体は Rapoport, R.N.☞ (1960) による客観的評価や社会学的研究，精神病院処遇論やリハビリテーション☞ の発展に伴い，従来の身体医学モデルに対する新たな精神医療モデルとして評価されるも，その改革性やあいまいさ，さらには薬物療法，超短期入院治療の台頭ゆえに余り普及していない。しかし，治療共同体の方法論は，地域ケア施設や教育・更生施設などで活用されている。

（堀川公平）

関連項目：ノースフィールド実験☞
参考文献　Jones, M. (1968)

ノースフィールド実験

Northfield Experiment

　Bion, W.R.☞ と Foulkes, S.H.☞ は，イギリスにおけるグループ療法の理論と技法の創始者であり，Main, T.☞ は治療共同体☞ の創始者である。彼らが1943年にグループに関する発想とアプローチを行った病院，すなわち病院施設における集団精神療法の発祥の地ともいえるのがノースフィールド病院である。そのために，彼らが試みたグループ的体験を，ノースフィールド実験と呼ぶようになった。この病院は，第二次世界大戦中の戦争神経症の兵士たちが入院していた陸軍病院で，バーミンガムの近郊にある。その病棟で，Bion と Rickman, J. は，病棟全体のモラールを高めるため，さまざまな大グループの試みを行った。この最初の試みは上層部によって中断されたが，Main と Foulkes は第2次ノースフィールド実験に参加し，成果を上げた。Foulkes は，主として小グループ療法を中心にしたアプローチを行った。そこでの実践を目の当たりにした米国の精神科医 Menninger, K.A.☞ が Main の論文をメニンガー・クリニック紀要に紹介したことから，治療共同体という言葉が世界中に知られるようになった。

　第二次世界大戦が終了すると，Bion はロンドンのタビストック人間関係研究所 (Tavistock Institute of Human Relations) において，クライン派的な視点からの分析的小グループの臨床研究を行った。彼が提唱したワーク・グループ (**作働グループ**☞) と3つの**基底的想定グループ**☞の視点は，現代でも重要な理論的臨床的視点となっている。Foulkes は南ロンドンのモーズレー病院に赴任して，古典的精神分析の視点からのアプローチを基本にした集団療法を開発していった。現在これらは，集団療法研究所 (Ins-titute of Group Therapy) と

して発展している。Mainは，南ロンドンのキャッセル病院において，治療共同体の臨床研究と実践を行った。　　　（衣笠隆幸）
関連項目：タピストック・グループ[7]，グループ・アナリシス[124]
参考文献　Pines, M.(1985, 2000)

レトリートとテューク家

The Retreat & Tuke Family

イギリスのレトリートにおけるTuke一族の活動は，精神障害者の人道的処遇に端を発した近代精神医療の二大源流のひとつとして，狂人を鉄鎖から解き放った，同時代のフランスのPinel, P.がビセートル病院で行った活動と並び称せられる。レトリートはクェーカー教徒の1人の女性が精神病院に収容され，知人の面会も許されないまま死亡したことがきっかけとなり，1796年，ヨーク市に開設され，その後英米の精神病院の手本となった精神障害者のための穏退施設である。創設者Tuke, William (1732-1822)，Tuke, Henry (1755-1814)，Tuke, Samuel (1784-1857)と三代にわたったテューク一族は医師ではなく，敬虔なクェーカー教徒であり，こうした社会事業には宗教的基盤「人間愛の実践」があった。彼らは「幸福が自制を生む」との信念から安寧を重視し豊かな食事と空気，運動などを提供，お茶会を催したりもしていた，一族とレトリートとのかかわりあいはSamuelが詳しく記している (Tuke, S., 1813)。Samuelの子，Tuke, Daniel (1827-1895)はイギリスの代表的な精神医学者となって多数の著書も残している。　　　　　　　　　　（小山内實）
関連項目：社会療法[130]，クラーク[144]
参考文献　Foucault, M.(1961)

コミュニティ・ミーティング

Community Meeting

病棟，病院，中間施設あるいはデイケア等のコミュニティ（共同体）のメンバーである患者と，そこに勤務するスタッフの全員が参加する話し合いの場であり，**治療共同体**[121]の中核をなす。そこでは日常生活上の問題や人間関係の問題がオープンに話し合われて，その意味が検討される。組織の運営が行われると同時に，心理的問題や葛藤が照らし出される。起ってくる問題は，個人の問題というよりもコミュニティ全体で解決すべき問題と捉えられる。ミーティングは定期的に開催され，時間は，**統合失調症**者[124]のグループでは45分から1時間位，**神経症**者[123]のグループでは1時間半位が適当である。リーダーはその場の責任者が引き受けることが多い。

患者は，ミーティングの中で，以前の受身的・依存的だった態度から，より責任を与えられ主体的に参加するよう促される。あらゆるスタッフは患者と同様に，一個人としてミーティングに出席することが期待される。スタッフもまたミーティングの中で，より責任のある新しい役割を要求され，問題に取り組み解決の糸口を探すことによって，各人の学習，成長，治療へと導かれる。　（樋掛忠彦）
関連項目：「グループの中の個人」／「全体としてのグループ」[32]，生活学習体験[129]，ジョーンズ[143]
参考文献　Jones, M. (1976)，齋藤英二，式守晴子(1996)，鈴木純一(1992)

レビュー

Review

　治療的なグループの後で、参加したスタッフは全員でレビュー（振り返り）を行う。あらゆるグループは、30分か40分間位のレビューを行ってようやく完了となる。レビューは、グループの中で同じ相互作用的な場面にさらされた、異なった技能や予測、そして先入観を持った、スタッフそれぞれの反応を点検する大事な機会である。

　グループの中で起こったこと、あるいは起こらなかったことについて検討する。そして、グループでのスタッフの知覚と感情を振り返る。幾つかの仮説が検討され、メンバーの変化や成長が確認・評価[33,104]される。グループ全体として流れていたテーマは何かと確かめる。グループ自体の力動、経過を跡づけ、その意味を理解し、さらにそれを共有の財産にする過程が重要であり、その後のグループの発展にも役立つ。また、スタッフ自身の態度や関わりについて吟味する。「私はこういう気持なのに言えなかった」「今日のグループはいつもより緊張した」などと語り合う中でスタッフはグループの中で感じた不安や葛藤を言語化し、洞察を得ていくことができる。レビューがスタッフのためのグループとなって色々な感情体験を分かちあい、その意味を探り相互に理解してゆく過程が治療の質の向上にとっても重要である。　　　（樋掛忠彦）

関連項目：「グループの中の個人」／「全体としてのグループ」[72]、修正情動体験[7]、生活学習体験[129]、治療共同体[121]

参考文献　Jones, M. (1976)、齋藤英二、式守晴子 (1996)

合同面接

Joint Interview

　患者の個人面接を、医師、看護師、コメディカル・スタッフなどの治療チームが同席して行う方法を言う。主に患者の生活上の具体的な事柄を取り上げ、複数のスタッフによって患者の行動の多様な側面を検討する。それを通じて行動の奥に潜んでいる心の動きを取り扱う。あらゆるスタッフが各自の能力を発揮し、患者も交えて治療を進めていくグループ治療でもある。

　患者が他の人々とかかわることで生じた実際の問題を中心に話し合うが、同時にその面接の場で生じた、今の治療者－患者関係にも触れていく。スタッフは、自分と患者のかかわりだけでなく、面接に入らない他のスタッフと患者のかかわった情報も活用する。そして、面接で起きたことは他のスタッフにフィードバック[95]して討議を重ねる。

　合同面接では医師は自分の見方だけの判断で方針を決定せず、他のスタッフからの批判をあおぎ、チームとして治療にあたる。看護師やコメディカル・スタッフはチームワークの中での自分の役割や位置を知りやすくなる。患者は一対一の面接に比べて合同面接の方が他のスタッフのサポートを得られるので、医師に対して、より対等の立場で自己を表現することができる。スタッフ間の分裂を誘うような操作的な患者や複数のスタッフを巻き込んでの葛藤状況が生じた場合にも活用できる。　　　（樋掛忠彦）

関連項目：コンフロンテーション[125]、社会的ネットワーク・セラピー[158]

参考文献　稲村茂 (1998)

大集団精神療法

グループ・アナリシス（集団分析）

Group Analysis

Foulkes, S.H.[749]によって1940年に編み出された，小グループでのインテンシブな集団精神療法であり，同時に人間行動の社会的側面について探索する方法でもある。対象関係論的精神分析理論に理論的基盤を置くが，彼はこの方法を，「グループのなかで」個人精神分析を行うのでも，精神分析家がグループを治療するのでもない，コンダクターを含めての「グループによる，グループの」精神療法だという。もともと，グループ・アナリシスという言葉は米国の精神分析家Burrow, T. (1925)が1920年代に造った用語であり，彼はのちにPhyloanalysisと呼び換えた。

Foulkesの編み出したグループ・アナリシスは，すべての問題は個人のなかに生じるのではなく，個人と環境（グループ）との相互作用の中で生じると考えることから出発する。その核となるのが，出来事全体のつながりに注目しようとする全体状況（total situation）の観点である。そこから**全体としてのグループ**[732]の見方が生まれた。グループ・アナリシスでは自由集団連想（free group association）と呼ばれる作業が行われる。テーマを定めず，メンバーがその場で思いついたままを話し合うのである。Foulkesはそれを「自由に漂う議論」と呼ぶ。そして，そのやりとりのなかに潜む，見えないつながりを明らかにするのである。

グループ・アナリシスでもっとも重要で決定的な役割を担うのはコンダクターである。コンダクターはグループの第一の従者であり，グループがその目的に向かうように，破壊的にならないように，グループのバウンダリーを維持し，その場の分析的状況，**グループ文化**[738]を促進する役割を担う。そのため，コンダクターには充分な訓練が必要とされる。

方法は，週1回できれば2回のグループで，期間は平均で2から3年。適当なグループに振り分けるための面接を，最初に1，2回行う。男女はできれば半々，日常生活ではまったく接点のない8人というのが基本である。単独でも個人精神療法と併用しても行われる。また，**治療共同体**[721]における**コミュニティ・ミーティング**[722]，**家族療法**[736]，スタッフ・トレーニング[776]のためのグループなどにも応用される。1952年にはロンドンでグループ・アナリシス協会が設立され，1971年からはグループ・アナリシス研究所で基礎訓練が行われている。　　　　（武井麻子）

関連項目：精神分析的集団精神療法[7]，タビストック・グループ[7]，対象関係集団精神療法[7]，パインズ[71]

参考文献　Foulkes, E.(1990), Foulkes, S.H. (1965, 1975, 1983)

双方向コミュニケーション

Two-way Communication

ピラミッド型の権威構造を持つ病院などでは，上から下への**コミュニケーション**[785]は比較的効率が良く行われるが，下から上へのコミュニケーションは難しい仕組になっている。こうした一方向のコミュニケーション（one-way communication）の中では一方的な知識の伝授はできても，人間の変革や成長を促す**社会学習**[729]は不可能である。上から下へ，下から上へと相互にコミュニケーションする双方向コミュニケーションは，多くの場合に苦しい**コンフロンテーション**（つきあげ）[725]を伴う。しかし，こうした痛みを伴うコミュニケーションなしには，学習も成長も起こりえない。つまり，病院を治療的環境として成り

立たせるためには，双方向のコミュニケーション・ネットワークを構築することが不可欠なのである。

そのためには，あらゆる階層において正式なコミュニケーション・ネットワークを設立する必要性がある。そして，いつ，どこで，だれが，どのようにして，何を決めているのかを明らかにし，だれでもが，それに対して意見を言えるような仕組を作らなければならない。そのために管理，治療，職員訓練，作業などのグループが役立つ。それらのグループが互いに横のつながりをもつことにより双方向的なコミュニケーションを保つことができる。

(樋掛忠彦)

関連項目：コミュニケーション・ネットワーク構造→200，民主主義と治療共同体→127
参考文献　Jones, M. (1968, 1976)

現実検討

Reality Testing

Kernberg, O.F.→144によれば，現実検討とは「自己と非自己を区別し，知覚と刺激の外的起源と内的起源を区別し，自己自身の情緒と行動と思考内容を，通常の社会的規範から現実的に評価する能力」であると言う。現実検討は，選択を示す判断とは区別されなければならない。いわゆる現実検討のふりをして，患者の意見に根本的に挑戦する誤りを犯すことがあるので，治療者は注意が必要である。これは通例，逆転移圧力→75への反応である。

治療共同体→121では，メンバー間の相互作用が促され自己価値が高められる。患者が助けあい，身の回りの出来事に対する応答を身につけられるので，希望のなさと無力感の感情が抑止される。それによって世界は，患者を混乱させ脅かす場所ではなくなる。さらに，出来事への患者自身の応答が，人間的な反応の正常の基準によって理解できると学ぶことができる。この過程を明らかにして説明することによって，治療者は患者同士の共感的な連携を促進する。さらに重要なことには，患者が混沌とした反応を理解することができると学ぶ時，自我の統御が促進される。

(樋掛忠彦)

関連項目：コンフロンテーション→125
参考文献　Kernberg, O.F. (1984), Kibel, H.D. (1993)

コンフロンテーション（つきあげ，直面化）

Confrontation

互いに正直な感想や意見をぶつけることによって自分の問題や現実に直面することを言う。グループでは，ただ単にメンバー同士が許容的にお互いを受け入れるばかりではなく，それぞれの違いを指摘し合い，検討することが重要であるが，そのきっかけとなるのがコンフロンテーションである。また，リーダーがただ黙っていると，メンバーはさまざまな感情や時には妄想を投影→51させて，冷たく自分を観察し評価していると誤解して防衛的になったり，強大な力を持った人間と勘違いしたりすることがある。メンバーは，リーダーを含む他の誰にでも彼の主張と行動について質問したり，感想や意見を表明することができる。治療共同体→121が生き残り成長するためには，コンフロンテーションの機能を失わないことが必要であり，誰に何を言ってもよいという自由が不可欠である。

この自由と信頼の雰囲気がなくなると，隠れた議題 (hidden agenda) の方が公式的な議題よりも重要になり，グループは混沌の中で進まなくなる。そこで，ある種の直面化が，隠れた議題を公にするために必要になる。あ

えて直面化の危険を侵したメンバーが孤立し傷つかないためには，問題が一個人の問題として**解釈**されるのではなく，何人かによって支持されなければならない。リーダーの権威が挑戦されないようなグループでは，信頼の雰囲気を打ち建てることは不可能である。社会学者 **Rapoport, R.N.** [148] (1960) は治療共同体を特徴づけるイデオロギーの一つに「リアリティ・コンフロンテーション（現実への直面化）」ということを挙げている。

（樋掛忠彦）

関連項目：双方向コミュニケーション[124], 民主主義と治療共同体[127]
参考文献 Jones, M. (1968, 1976)

クライシス・グループ

Crisis Group

危機（クライシス）は，ある組織的な，そして心理的な手段がただちに取られなければ，大きな不幸あるいは災厄がさしせまっている耐えがたい状況であると定義される。危機は，人もしくは組織を**退行**あるいは崩壊へと導く。しかし，何らかの方法によって解決されたり，ある時は部分的に解決されることもあり，危機がそれに参与した人の成長と学習を導くチャンスとなることもある。危機解決のモデルには，顔と顔をつきあわせての**コンフロンテーション**（**直面化**）[35,125], タイミング，熟練した中立の**リーダーシップ**[193], 開放的な**コミュニケーション**[185], 感情の適度な程度，成長を導くことに対する参与者の態度などの原則がある。

危機が建設的に用いられるためには，ただちに介入される必要がある。その方法の一つがクライシス・グループである。これは，危機に関与している人々が集まり，それぞれの問題や不安を話し合うことにより，信頼感と有能感を取り戻そうとするものであり，感情がまだ生々しい時に，活用されることが重要である。最近ではとくに心的外傷後ストレス障害（PTSD）の予防に，**グループ・デブリーフィング**[126]と呼ばれるクライシス・グループの効用が注目されている。しかし，この方法を適用する際に一番大きな障害となるのは，権威がある地位の人びとが持つ，この方法に対する脅威感である。彼らによる報復がないという安全性と自由さがなければ，メンバーは自分の感情を表現することができない。

（樋掛忠彦）

関連項目：危機介入[137], 権力の委譲とマルティプル・リーダーシップ[127]
参考文献 Jones, M. (1968), Herman, J.L. (1992)

グループ・デブリーフィング

Group Debriefing

大規模な事故，自然災害，戦争や犯罪などをともに体験した人々のための，**危機介入**[137]として行われる**クライシス・グループ**[126]の一つ。デブリーフィングとは，本来，任務遂行後の報告のことをいうが，ここでは衝撃的事件の後にその体験について語ることを指す。「クリティカル・インシデント・デブリーフィング」「グループ・ストレス・デブリーフィング」などとも呼ばれる。同じ衝撃的体験を共有しているということが，生存者の恐怖，孤立無援感，無力感を軽減し，心的外傷後ストレス障害（PTSD）などの影響に対する予防教育ともなることが明らかとなり，現在では大きな事件の後には必ず当事者を集めてのグループ・デブリーフィングが行われるようになった。

ただし，同じ苦痛な体験をしているからといって，自然に仲間意識が芽生えるというものではない。ときには，潜在していた利害の

対立や葛藤が表面化したり、「生存者の罪悪感」から互いに傷つけあうようなことも起こりうる。そのため、グループの第一段階には、PTSDについての説明と対処の仕方についての情報交換といった教育的内容に留め、全面的な感情の吐露や詳しい事実解明などは避けるべきとされている。また、被害者が単独の場合には、すぐに**セルフヘルプ・グループ**[160]に導入せず、信頼のおける親しい人との安全なつながりの確保を優先させるべきである。

また、最近では、被害者の救援や治療に当たった人々の二次的ストレス障害が注目されており、欧米では警察官や消防士などを対象とした短期的なストレス・マネジメント・グループや、医療、看護、福祉などの従事者や研究者のバーンアウト予防のためのデブリーフィング・グループがルーティン化されるようになった。

(武井麻子)

参考文献 Herman, J.L. (1992), Raphael, B. & Wilson, J.P. (2000)

権力の委譲とマルティプル・リーダーシップ

Transfer of Rights and Multiple Leadership

治療共同体[121]が効力を発揮し続けるためには、一人のカリスマ的リーダーに頼るのではなく、さまざまな機能を持つ複数のリーダーが必要である。グループそのものが、どの一人のリーダーよりも重要であり、またその時々の状況によってリーダーが変わるということが、治療共同体においては暗黙のうちに認められている。これがマルティプル・リーダーシップと呼ばれるものである。多くの専門家が協同して働く場では、マルティプル・リーダーシップは、いろいろな業務においてそれぞれが最高の能力を発揮するために、重要である。

彼らは、公式のリーダーが機能しなくなった時に、リーダーとして受け入れられるだけの訓練と人格と、そして技能をもっている必要がある。このような危機に反応して起こる**リーダーシップ**[103]の一時的な交代は、**コンフロンテーション**[125]が日常的に行われている場合にのみ可能である。公式のリーダーに代わるリーダーは、ただ同僚との葛藤を避けるだけでは十分ではない。葛藤を引き起こした条件の分析ができ、状況に巻きこまれず、別の同僚によって、自分のやり方が検討されることを引き受けなければならない。

(樋掛忠彦)

参考文献 Jones, M. (1968)

民主主義と治療共同体

Democracy and Therapeutic Community

治療共同体[121]の社会組織は原則として民主的で平等な構造を持っている。しかし、それは容易に達成できるものではない。なぜなら、現代社会では、高度に訓練された専門家は、権威、責任、権力、そして名声を獲得しているからである。そのような特権と地位を他者と分かちあうことは、公式の訓練と慣習に反する、過去の経験になかったことであるので、多くの専門家にとっては受け入れがたい。しかも、それ以上に難しいことは、治療共同体では、スタッフが自分自身の行為を検討される対象となるという点だろう。

すべての患者、職員は平等に発言する権利を認められ、治療上、また管理上の決定に患者が参加することによって、患者同士の相互治療の可能性が追求される。問題は、治療共同体が真に民主的かどうかではなく、権威の実践なのである。患者が取引や交渉によって組織に影響を与えられることが重要である。また、必要な時にそれぞれが**リーダーシップ**

[193]の役割を果たすこができる数人のスタッフによる民主的な**マルティプル・リーダーシップ**[127]は，一人の人間の感情的な考えや心情の押しつけに対する安全弁となる。（樋掛忠彦）

関連項目：治療共同体のイデオロギー[134]，患者クラブ[136]

参考文献 Manning, N. (1989), Rapoport, R.N. (1960), 鈴木純一 (1986)

責任と許容性

Responsibility and Permissiveness

治療共同体[121]では患者の役割を拡大し，能力にあった責任を与えることが重要である。なぜ私たち職員は患者の自由を奪っているのか。どれくらいの期間か。どれくらいの自由を彼に与えることができるのか。どんな種類の自由が彼の助けになるのか。この自由を許すのが，許容性である。大きな組織であるほど，患者の責任を希薄にして，消極的で敵意を抱く依存的な人物に仕立てあげがちである。確かに患者に仕事を任せて失敗されることは痛手であり時間の浪費かもしれないが，自分の責任を果たし，自分で間違いを経験し，危機を克服し，少しでも成長することは，患者にとって大きなプラスとなるはずである。一見，不快で変わった行動を寛容しながら，すべてのメンバーと共にコミュニティは機能する。治療共同体の運営には，できるだけ原則に縛られないリフレキシビリティ（柔軟性）が重要である。メンバーのために，そしてメンバーと共に，社会的現実を編成し，また再編成していくのである。それと同時に，コミュニティのおかれている環境的文脈によって規定された民主化や許容性の限界にも，直面しなければならない。（樋掛忠彦）

関連項目：民主主義と治療共同体[127]

参考文献 Manning, N. (1989), Rapoport, R.N. (1960)

意志決定過程

Decision-making Process

治療共同体[121]においては，一人の人物による決定は，たとえそれがいかに賢明であっても，基本的概念に反すると考えられる。全てのことがグループで徹底的に討論され，結論はグループの全員一致のコンセンサス（**グループ・コンセンサス**[128]）により導き出される。反対意見があれば，まだ新たな前進の準備ができていないと結論し，決定は延期される。また，リーダーが自ら提案したことに固執している場合や，決定を得るためにグループを操作しようとした場合には，彼の行為がグループの場で検討され，その動機が分析される。

マルティプル・リーダーシップ[127]が効果をあげると，コンセンサスによる決定が成功する。リーダーはグループ全体の雰囲気をおしはかると同時に，個々のメンバーの意見を参考にする。しかし，メンバー全員が一致しなければいけないという圧力が強くて，メンバー個人の感情・意志の発動が抑圧された状況でなされた決定は，修正される必要がある。なぜなら，この場合の決定は，より有意義な，痛みを伴うかもしれない作業から目を背けさせる反治療的行為でありうるからである。

（樋掛忠彦）

関連項目：民主主義と治療共同体[127]

参考文献 Jones, M. (1968, 1976)

グループ・コンセンサス
（グループによる合意）

Group Consensus

コミュニティ・ミーティング[122]などで見られるグループで共有された**意志決定過程**[128]

の，より洗練された形を言う。すなわち，ある話題が全てのメンバーの注意を引きつけた時，グループが最大公約数を発見したように見え，コンセンサスの感じが現われる。グループが特定の話題について十分な時間を使い，全ての個人が内的にかかわる所まで十分に徹底操作し，行動する用意ができたことを意味する。ある重要な問題についてのコンセンサスを得るために何カ月もの時間，結論を出すタイミングを待つこともある。多数決で簡単にことを決するのではなく，コンセンサスをめざすことで，メンバーのコミットメント，興味，社会的学習，そして注意深い探究の方向への変化を確実にする。別のコンセンサスの側面は，相互作用の起こるレベルについてである。メンバーの表面的な相互作用の問題であれば困難は少ないが，競合するサブグループの感情や態度が根底にある場合は何を決定するにも，ことは複雑である。その隠れた重要な問題を未解決のまま残して決定を急ぐと，モラルを下げてグループを分裂させ無力感へと導く。他方，全ての対人関係的な相違を徹底操作することは，時間がかかり過ぎて実際的ではないこともある。グループのエネルギーと資源が許す範囲で深く介入するのが賢明である。

（樋掛忠彦）

関連項目：斉一性への圧力 [196]
参考文献　Jones, M. (1968, 1976)

生活学習体験

Living Learning Experience

生活全体が治療にむけて組織された場を **Jones, M.** [143] (1968) は生活学習状況 (living learning situation) と呼んだ。互いに生活を共にしながら起きて来る事柄を検討していく過程での洞察が学習と成長をもたらすのであり，そこでは **Rapoport, R.N.** [148] (1960) の言うリアリティ・**コンフロンテーション** [125] も用いられる。

生活学習は**社会療法** [130] の最も有用な概念の一つで，人は自分が経験する出来事から最も学習するのであり，日常生活のあらゆる出来事が，常に自身や自分の情緒について，他者や他者の反応について，社会でなし得ることと許容されないことについての学習に用いられるべきであるという**社会学習** [129] の考えがある。この言葉は Jones により普及したが，Cummings, J., & Cummings, E. (1962) の危機解決を通して自我体系を発展させるという個人の成長についての考え方を表現してもいる。

実際は，自分の行動や感情について検討し，話し合うことには**抵抗** [17] が伴い，リーダーの練達した扱いを要し，リーダー自身も検討に曝されるが，個人の自覚を高め，同じ葛藤の反復を回避することにつながる。

（池田真人）

関連項目：治療共同体のイデオロギー [134]
参考文献　Clark, D.H. (1981)

社会学習

Social Learning

個人が社会の一員として生きていくために，他者との関係のなかで対人的行動や社会的態度などを学習することを社会学習もしくは社会的学習 (social learning) という。社会学習のなかには，模倣学習，観察学習，**モデリング** [96] などがある。**Jones, M.** [143] (1968) によると，**治療共同体** [121] で実践される社会学習は，内的欲求やストレスに動機づけられ，感情の表現へ導き，認知，学習の過程を包含する**双方向コミュニケーション** [124] を意味する。心理力動的な技能などを用いて，葛藤や危機が集団状況で解析される時，対人関係の相互作用の結果，変化のプロセスが起こる。

問題や危機解決の原則として，Jones は，①面と向かってのつきあげ[125]（face-to-face confrontation），②そのタイミング，③練達した中立的なリーダーシップ[193]，④各々の感情についての開かれたコミュニケーション，⑤感情の適度なレベル，⑥成長に資する成員の変化を望む態度，の6つを上げている。社会学習は，病院での治療，スタッフのトレーニング[176]のみならず，教育の領域など，地域社会においても応用される。　　　　（池田真人）
関連項目：生活学習体験[129]，社会的学習理論[30]

抱え込む環境（ホールディング環境）

Holding Environment

　Winnicott, D.W.（1958）は，人格の発達や形成の上で，早期の母子関係に注目し，ほど良い母親（good enough mother）と，それを取り巻く環境の設定を重視した。つまり，赤ん坊にとって重要なのは，欲求の対象としての母親と，抱っこする環境としての母親の両面なのである。また，発病やその病理を環境側の失敗という観点から捉え，患者自身の体験が混乱しているとき，それを言葉で取り扱うだけではなく，心身を包む・くるむ・抱える（ホールディング[35]）という環境の必要性を指摘した。治療論として，抱え込む環境とは，患者自身が重篤な不安や精神病的状態にあるとき，治療者や治療チームを含めた外的環境による保護と支持だけではなく，その対処への工夫，痛みへの共感，自己としての連続性の保持，治療環境のマネージメントなどの多義的な意味を含んでいる。抱え込む環境が提供されることによって，患者は現在の自分や対人的な病理を発生させた環境に対応することが可能になると考えられている。さらに，抱え込む環境は，患者が存在すること（be-ing）を保証し，自由と創造性の発露である遊びや余裕という曖昧さを許容する上で必要な環境とされ，環境療法[130]の重要な概念となっている。　　　　　　　　　　　（田代浩二）
参考文献　Winnicott, D.W.（1965, 1986）

社会療法

Social Therapy

　治療共同体[121]をはじめとして，地域の援助システムも含めて，精神障害者の社会環境を再組織することによって，治療やリハビリテーション[132]を促進し，援助していくこと。社会療法を，「人々の生活の仕方に影響を与えることによって変化するよう援助する試み」と定義する Clark, D.H.[124]（1981）によれば，18世紀の道徳療法に始まり，ヨークのレトリート[122]，Jones, M.[123]（1968）の治療共同体を経て，地域社会における共同作業所[166]や共同住居，援助システムへと発展した。社会療法は，Caudill, W.[127]（1958）や Goffman, E.[148]（1961）のような社会学者が，精神病院の制度や人間関係の分析に基づいて，精神病院のあり方を批判したことも根拠になっている。そこでは患者の活動性を高め，自由を拡大し，責任を持たせ，生活しつつ学ぶことが重視されている。精神病院での長期入院の悪影響の反省から考えられた，広義の精神科リハビリテーション活動のことを指すと言ってもよい。　　　　　　　　　　　（池田真人）
関連項目：生活学習体験[129]，社会学習[129]，『小社会としての精神病院』[132]，全体施設[133]

環境療法

Milieu Therapy

　精神科施設などにおいて，環境の諸条件を

改善したり，組織づくりを通して患者に環境側から**働きかけ**↗₁₂₅，患者の精神症状の改善や社会性の回復を図る方法と概念。環境の持つ治療的役割を重視する考えは，道徳療法や非拘束運動，**作業療法**↗₁₆₂，**リクリエーション療法**↗₁₆₃，病棟の開放化，地域精神医療などへと繋がっている。また，今世紀半ばからは，**Jones, M.**↗₁₄₃ (1968) の**治療共同体**↗₁₂₁の実践などから，病院の構造や集団における相互作用を重視する方法や，病院という環境を集団精神療法の場として利用する方法等として発展してきた。一方，Cummings, J., & Cummings, E. (1962) は，環境療法を自我心理学や**社会学習**↗₁₂₉などの理論から概念化し，環境構造が再組織化される中で，自我が再構成されると主張した。今後，個々の患者や疾病に合わせた環境療法の必要性も指摘されている。　　　（田代浩二）
関連項目：社会療法↗₁₃₀，生活学習体験↗₁₂₉，抱え込む環境↗₁₃₀

施設病

Institutionalism

施設病とは，閉鎖的な施設（乳児院，養護施設，精神病院，老人医療施設など）に長期間にわたって収容されることによって生じる発達障害や人格変容のことを総称して言う。ホスピタリズムとほぼ同様の概念である。母親から離れて施設で育てられた子どもは，無関心，無表情，共感性の貧困などの情緒障害，体重減少や発達停止等の心身両面にわたる影響が見られる。一方，療養生活が長期化した患者には，意欲の減退，活動性の低下，感情鈍麻，外界への無関心等の症状が見られ，社会復帰に際して重大な障害となる。このような症状を，施設神経症と Barton, R. (1987) はした。両者は，いずれも環境要因によって発生し，症状の特徴は類似しているが，成因のメカニズムは異なっている。子どもの場合，母性剥奪，対象喪失による抑うつ反応が要因として重視される。一方，成人の患者の場合，**Goffman, E.**↗₁₄₈ (1961) が指摘したように，24時間一定の規制とプログラムのもとに，長期にわたって閉鎖的な集団生活を強いられたことに対する適応行動とみなされるが，その根底には，主体性をもつことが困難な状況における生きがいの喪失という実存的な問題があるとも考えられている。

施設病に対する予防としては，不必要な収容を行わないこと，施設を開かれたものとすること，施設の雰囲気を家族的で自由なものにすることなどが考えられる。（石川与志也）
関連項目：脱施設化↗₁₃₁，治療共同体↗₁₂₁
参考文献　Bowlby, J. (1951), Spitz, R.A. (1945)

脱施設化

Deinstitutionalization

脱施設化とは，施設における，特に公立の大規模な精神病院における入院治療を縮小し，コミュニティの外来によって支えられるケアを拡大することを目的とした運動であり，1950年代から70年代にかけてアメリカやヨーロッパを中心に広まった。その背景には，**抗精神病薬**↗₉₀の開発，巨大化した精神病院の現状や長期収容による**施設病**↗₁₃₁に対する批判，精神保健の財政問題，施設に入所している患者の人権の強調，ノーマライゼーション原理の主張などがあった。この運動はアメリカにおいては，Kennedy, J.F. の『大統領教書』(1963) とそれに続く連邦政府の福祉施策によって促進されたといわれる。しかし，新しいサービスは，急性期の治療や軽症の患者には有効であったが，退院した慢性的な精神病患者には恩恵が乏しかった。彼らの1/3以上がナーシングホームなどへ移り転移施設

病 (transinstitutionalism) を生み出したり，2/3 がホームレスにならざるをえなかったなどの課題も残した。一方，イギリスにおいては，アメリカのようにある時期に劇的に変化したというよりも，徐々に地域精神医療へ移行した。イギリスで生まれた**治療共同体**121の理論も脱施設化の運動を支える原理として重要な役割を果たした。　　　　　（石川与志也）

参考文献　Lamb, H.R. (1994), Shadish, W.R. ほか (1989)

割愛する。

このように，リハビリテーションとは，精神機能，職業，社会的地位，収入など，人としての権利が受障前と同様に保障されるような，内面的には自信と誇りが回復するような全人的復権を目指す支援であることがわかる。　　　　　　　　　　　　（倉知延章）

関連項目：社会療法130，治療共同体121，生活技能訓練の定義83，就労援助プログラム114

参考文献　Anthony, W. ほか (1990)，蜂矢英彦，岡上和雄 (2000)，精神保健福祉士養成セミナー編集委員会 (2001)

リハビリテーション

Rehabilitation

リハビリテーションには，医療的リハビリテーションだけでなく，職業的リハビリテーション，社会的リハビリテーション，そして教育的リハビリテーションの4つがある。

医療的リハビリテーションは，精神疾患により失われてしまった精神機能の回復，ストレス脆弱性による再発防止のための知識や対処技能の獲得などの支援をいう。リハビリテーションの場は**医療機関**166であり，病棟やデイケアがこれにあたる。職業的リハビリテーションは，仕事に就き，継続し，さらに向上するために，職業の相談，訓練，働く場の確保（企業，福祉就労），およびフォローアップなどの支援をいう。リハビリテーションの場は労働，福祉機関（授産施設，福祉工場，小規模作業所など）など多岐にわたっている。社会的リハビリテーションは，豊かな地域生活が送れるように，住居，所得，対人関係，人権擁護，憩いの場の提供などの支援をいう。リハビリテーションの場は，地域生活支援センター，援護寮，グループホーム，福祉ホーム，福祉事務所など，多岐にわたっている。教育的リハビリテーションは，精神障害の分野ではまだ充分に確立していないので，ここでは

『小社会としての精神病院』

The Psychiatric Hospital as a Small Society

アメリカ合衆国の文化人類学者 Caudill, W. 147 によるイェール大学医学部精神病院の社会科学的研究。1958年に出版された。当時，**Stanton, A.H. & Schwartz, M.S.** 146 (1954) の *The Mental Hospital* が出版され，精神分析と社会科学に基づいた **Jones, M.** 143 (1956) の**治療共同体**121の概念が紹介されるなど，アメリカにおいても治療共同体への関心が高まり，イェール大学でもその試みのきっかけとして本研究がなされた。

本書は大きく3つに分けられる。まず第1は，院内の出来事やさまざまなレベルでの**コミュニケーション**185の詳細な観察と分析である。彼はまずエスポジート（仮名）という患者の男子閉鎖病棟への入院から退院までの8週間の出来事を事例として分析した。その患者は壁に絵を描くという行動によって治療者や管理者にさまざまな反響をもたらしていた。次に，患者や看護者，一般医師と指導的医師ら院内の異なる4つの社会集団を対象に面接を行い，それぞれ院内の生活を素材とした絵を見せて，その反応を分析し比較した。

最後は，上記4つの社会集団の公式カンファレンスなどにおける発言の量的質的分析である。結果として，彼は精神病院においては患者の治療と病院の管理運営という二つのタスクがあり，同時にそれが行われている点で，病院以外で行われている通常の精神療法とは異なる特徴をもつことを明らかにした。

（武井麻子）

関連項目：社会療法 130, 脱文化過程 133

脱文化過程

Acculturation

文化人類学，社会学における概念で，文化変容とも訳される。異なった文化（culture）が接触することによって相互に取り入れあい，変容していく，そのプロセスのこと。

米国の社会学者 Caudill, W. 147 (1957) は「患者」として精神病院に入り調査を行うなかで，この現象が精神病院にも起こっていることを明らかにした。すなわち，精神病院という組織には，外の社会の文化とは異なる独特の文化があり，入院患者はこうした文化変容を体験するというのである。しかも，それは患者同士の相互関係を通して行われる。たとえば，古株の患者は新入りの患者に対して，病院でうまくやっていくためのさまざまなコツを伝授する。精神病院にある独特のルール（怒ってもよいが，暴力はいけない。暴力を振るうと注射や保護室が待っている。それを続けるともっとひどい他の病院に強制的に転院させられるなど）が伝えられ，医師に対する態度などが助言される。どの医師はどういう話がお気に入りか，万が一にも退院を勧められたりしないためには，不安や悩みについて話すことが必要であることなどである。こうした助言による文化変容を経て，患者は患者らしくなっていくというのである。

むろん，このプロセスにはスタッフも関与している。患者が入院する際，持ち物が点検され，適切でないと判断された物（たとえば危険とみなされた物品，余分な食べ物や衣類，高価な持ち物など）は取り上げられ，個人的な所有物は最低限に制限されてしまう。いわゆる剥ぎ取りの儀式である。また，いったん入院すれば，それまでの社会的地位や職業などにはお構いなく，ほかの患者と同じ一人の患者として一律に取り扱われるようになる。それぞれがこれまで所属していた社会・共同体の文化を剥ぎ取られ，その病院の文化に同化していくことを余儀なくされるのである。施設病 131 は患者が長期入院中にこうした脱文化過程を経て，精神病院の文化に適応していった結果なのである。

（武井麻子）

関連項目：『小社会としての精神病院』132, 民主主義と治療共同体 127

全体施設

Total Institution

全制的施設とも訳される。Goffman, E. 148 が Asylums (1961) で取り扱ったのは，まさにこの全体施設である。

彼は全体施設を「大勢の同じような境遇の人間が，外の世界からかなりの時間切り離され，型どおりの管理された共同生活を送る，居住や仕事のための場所」と定義した。具体的には，障害者や高齢者，孤児，生活困窮者などのための福祉施設や，結核療養所，精神病院，らい療養所，刑務所，強制収容所，軍隊兵舎，船舶，寄宿学校，飯場，植民地居留地，貴族のお屋敷，僧院，修道院などがそれに当たる。これらの特徴は，①生活のすべてが同じ場所で，ひとつの共通した権威の下で営まれる，②メンバーは毎日の活動を大勢の他人といっしょに，同じことを同じようにや

るように求められる，③一日のすべての活動が次から次へとスケジュールで決められており，上からのはっきりした規則や管理組織によって課せられている，④施設の公式な目的を達成するためとされる，ひとつの合理的な計画に沿って，さまざまな活動が強制される，などである。Goffman, E. はこうした施設の文化とそこに関わる人々との相互作用に注目し，いわゆる**施設病**（Institutionalism）[131]は，こうした施設に適応した結果の，施設が生み出す障害であることを明らかにした。

（武井麻子）

治療共同体のイデオロギー

Ideology of Therapeutic Community

1950年代後半，社会学者 Rapoport, R.N. [128] は Jones, M. [123] の**治療共同体**（ベルモント病院）[121] で研究調査を行い，そこでの治療実践を記述した。それをまとめたのが *Community as Doctor* (1959) であるが，そのなかで彼は，治療共同体の根底に，①民主主義（democratization），②**許容性**[128]（permissiveness），③現実への**直面化**[35, 125]（reality confrontation），④共同性（communalism）の4つのイデオロギーが存在することを明らかにした。それは Jones らの実践が，単に治療の方法論にとどまらず，社会を支配する伝統的権威主義に対する思想的挑戦であったことを物語っている。こうした治療共同体のイデオロギーは，やがてスローガン化され，ある種の神話となっていった。Kernberg, O.F. [74] (1980b; 1984) は，治療共同体の限界と問題は，入院治療における技法的概念とイデオロギーとが混同されたところにあると批判している。

このほかに，Clark, D.H. [74] (1981) は治療共同体的な**社会療法**[130] の特徴として，①活動，②自由，③責任の3点をあげており，社会療法の効果的要素もこの3点のどれかに帰すことができると述べている。さらに彼は，この3つに加えて生活しつつ学ぶこと(Living-learning) も社会療法にとってきわめて有益な理念であるとしている。　（武井麻子）

関連項目：環境療法[130]
参考文献　舘哲朗(1991)

精神病院の治療構造

Therapeutic Structure of Mental Hospital

病院という組織は，伝統的に，院長を筆頭とした医師－看護師－看護助手－患者という強固なピラミッド型のヒエラルキー構造を持っている。しかも，医師集団，看護集団はそれぞれ独自のヒエラルキー構造をもっており，患者のなかにも非公式にボスが生じているところもある。しかし，そのヒエラルキー構造が一般社会あるいは通常の職場のそれとは異なる点は，階級内での移動はあっても，階級間の移動はほとんどブロックされているという点である。たとえば，看護師は医師にはなれず，看護助手は看護師にはなれない。なるとしたら，このシステムの外で教育を受け，資格を得ねばならないのである。患者もまた（少なくとも正式には）スタッフにはなれない。また，病院には経営管理的な権威構造と治療的な権威構造という二重の権威構造がある。とくに営利を目的とした病院では，この二つの権威どうしの葛藤が治療にも影響を及ぼす。

こうした**治療構造**[73]は，何が病気で，誰が治療者か，あるいは何が治療なのかを決定する治療文化とも密接につながっている。つまり，精神疾患はその人格とは何のかかわりもない生物学的な病気であって，治療はもっぱら医師が行うもの，看護師はそれを補佐し，患者はもっぱら治療される存在であるという

治療文化をもつ病院では，おのずからこうしたヒエラルキー構造が形作られるのである。

治療共同体 121 はこうした治療文化そのものの変革を目指している。すなわち，精神病とは個人と環境の相互作用のなかで生まれるものであり，治療とは患者みずからが変化しようとする力を引き出し，支えるものであって，そのためには環境もまた変化する必要があるという考えが基盤にある。したがって，治療はすべてのスタッフと患者が協力し合って達成するものと考えられ，おのずから治療構造にも伝統的なヒエラルキー構造は否定される。治療者も患者も対等な立場で治療と病院運営に責任をもつことが求められ，それが治療となるのである。　　　　　（武井麻子）

関連項目：民主主義と治療共同体 127，権力の委譲とマルティプル・リーダーシップ 127，意志決定過程 128，全体施設 133，脱文化過程 133

参考文献　Fidler, J. (1990)，鈴木純一 (1971)

生活療法

Seikatu-ryouhou

1956 年に小林八郎によって命名され国立武蔵療養所で開始された，わが国の精神病院における一種の**社会療法** 130。生活指導とレクリエーションと**作業療法** 162 の 3 つを包括したもの。とくに生活指導とレクリエーションは従来，治療とは切り離されたものと考えられていたが，そこに治療的意味を見出したという点でその時代としては画期的なものであった。当時は，精神外科の手術（ロボトミー）が広く行われていて，術後に一時的に**退行** 70 状態に陥る患者に対して日常生活や対人関係の持ち方などについての指導を必要としたということがきっかけであった。また，第二次世界大戦の復興期とはいえ，精神病院内の患者の生活は目を覆うような欠乏状態にあり，

人間らしい生活には程遠いものがあったことも，レクリエーションなどが積極的に取り入れられた背景にあったという。やがて生活療法は病院あげての取り組みとなり，これまでの沈殿した精神病院を一変させ，全国に広まっていった。対象も，当初の慢性・荒廃・不潔患者からさまざまなレベルの患者にまでひろげられ，個々の自立度に応じた指導計画が立てられるようになった。

しかし，生活指導という名のもとで患者を集団生活に強制的に適応させていくという管理的側面があったことや，作業の名の下で患者が使役に利用されていたことなどが，やがて 1970 年代の精神病院批判のなかであらわにされた。80 年代後半になり，臺弘 (1984; 1987) は生活療法を**リハビリテーション** 132 の概念として復権すべきであると説き，作業療法も生活療法の一部としてその中で生かされて初めて意味あるものとなると主張している。たしかに，薬物療法一辺倒の治療ではなく，患者の生活全体を見る視点は今日の精神医療にも必要なものであろう。ただし，生活療法に根本的に欠けていたのは，物理的・人的環境側にも問題があり，患者にだけではなく，環境に働きかけることも治療にとっては不可欠要だという視点であった。（武井麻子）

関連項目：働きかけ 135

参考文献　小林八郎 (1965)

働きかけ

Hatarakikake / Tatal Push

第二次世界大戦後の 1950 年代に松沢病院において始まった治療的取り組み。同じ頃，武蔵療養所で始まった小林八郎による**生活療法** 135 と同じく，生活指導，**作業療法** 162，レクリエーションなどの治療活動を含むものであるが，「働きかけ」を提唱した吉岡真二

(1965) は，これを「患者の行動・日常生活・環境などのいっさいを，治療的な方向へ向けようとする治療者側の努力と活動」と定義している。患者がより現実的な社会生活の体験を通じて，一般社会への適応性を見につけることが目的とされていたが，吉岡はとくに現実生活の基礎となる人間関係，治療者の患者に対する人間的接触，**治療的雰囲気**♂を重視した。つまり，作業療法でも患者に作業させることだけが目的ではなく，作業療法場面の仲介となる人間関係が重要だというのである。そのため，患者懇談会や患者自治会のほか，さまざまなグループ活動が取り入れられた。また，治療チームという考え方も示し，スタッフ同士の人間関係も治療にとって重要な意味があると考え，チームの話し合いを行った。こうした吉岡の考え方は，1952 年に出版された **Jones, M.** ╓₄₃ の Social Therapy で紹介された**治療共同体** ╓₂₁ の思想に影響を受けたものであった。したがって，日本における治療共同体の最初の試みと見なしてもよいだろう。

(武井麻子)

患者クラブ

Patients' Club

アドラー派の精神科医 Bierer, J. が 1939 年英国ランウェル病院に開設したデイホスピタルで用いた**社会療法** ╓₃₀ の一方法。さまざまなソーシャル・クラブを作り，運営する活動が治療となると考えられた（治療的ソーシャル・クラブ）。患者は，そのクラブのメンバーとして他のメンバーに認められることや，さまざまな役割を引き受け，責任を果たすことによって，自己アイデンティティを確立していく。また，他のメンバーと協力して課題を達成するプロセスでさまざまな人間関係を体験することを通して社会的スキルを身につけたり，自己に気づいたりすることができる。スタッフはあくまでも脇役として働く。

日本でもさまざまな場所で患者クラブが運営されている。その一例として，宮内勝らは東京大学医学部付属病院精神科外来のデイホスピタル（DH）で「実行委員会方式」という方法を用いた。それは患者メンバーのなかから 2 カ月ごとに最高責任者として DH 委員，男女 2 名ずつを選挙で選び，その下に書くプログラムごとに係を置いて運営の責任をもつという方法である。スタッフのほうも医師と看護師による職員会議でメンバーの動向を話し合いながら，患者メンバーの活動を側面から支えるほか，担当看護師は DH 委員とともにプログラムを検討する代表協議を行う。

この方法は病院内の治療的活動にも生かされる。たとえば，さまざまなクラブ活動や患者が自分たちで病棟運営にかかわる患者自治会や患者懇談会などである。とくに入院中は，スタッフに依存的になり，自らが責任をもって行動することが少なくなりがちである。がんじがらめの規則は，患者の自発性や創造性を失わせていく。患者自治会では，患者みずからが自分たちの問題を検討し，解決の糸口を見出していく。患者の権利擁護（アドヴォカシー）や**エンパワーメント** ╓₁₃ などにとっても重要な役割を果たす。

(武井麻子)

関連項目：権力の委譲とマルティプル・リーダーシップ ╓₂₇

参考文献 宮内勝（1986）

病棟雰囲気尺度

Ward Atmosphere Scale (WAS)

精神科における治療にとって，もっとも重要な要素は雰囲気であるといわれている。この，目に見えない**治療的雰囲気**♂というものを量的に測定するために Moos, R. ら（1968a；

1968b）が開発したのが，この病棟雰囲気尺度 Ward Atmosphere Scale（WAS）である。この尺度は病棟という治療的環境のさまざまな面が，スタッフや患者にどのように感じ取られているかを**評価** 35, 104 しようとするもので，99の項目からなるが，それらは10の下位尺度に分かれている。すなわち，①関与，②サポート，③自発性，④自律性，⑤実際的な退院へ向けたオリエンテーション，⑥個人的な問題へのオリエンテーション，⑦怒りと攻撃性，⑧秩序と組織化，⑨プログラムの明確性，⑩スタッフのコントロール，である。①②③は関係性の次元に関する下位尺度であり，④⑤⑥⑦は治療プログラムの次元を評価する。残りの⑧⑨⑩は管理構造の次元を評価するものとなっている。この尺度により，病棟という治療環境の雰囲気とさまざまな治療効果との関連が調べられた。　　　　（武井麻子）

関連項目：治療要因 → 3，社会的風土 → 185，評価 → 35, 104

逸脱

Deviance

社会学における逸脱の概念は，たとえば犯罪を法的規範の違反といった狭い意味で捉えるのではなく，インフォーマルなものを含めて，社会に受け入れられた共通の規範的基準から外れた行為をすべて逸脱と見なす。すなわち，社会のなかで共有され，制度化された諸期待に背くものが逸脱とされるのであり，それは時代や社会によって変化するものである。

つまり，逸脱はそれ自体，積極的に定義はできないが，社会集団はそれぞれ自明の規則をもち，その規則の侵犯として逸脱行為はカテゴリー化され，犯罪，不品行，宗教的な罪などに分類され，発覚すれば刑罰，非難，軽蔑，除名など，何らかの制裁が社会から加えられるものである。そうした分類では捉えきれないカテゴリーに「精神病」というレッテルが付与される。これがラベリング理論の考え方である。そして，一度そうしたレッテルが貼られると，人々はそのレッテルでしかその人を見ようとしなくなる。Becker, H.S.（1963）やScheff, T.J.（1999）などは，社会の冷たい「まなざし」や「扱い」が，新たな逸脱を生み出すという。一方，Szasz, T.S.（1974）は，こうした一連の社会の動きをゲーム・プレイイングとみなし，精神障害は一つの社会的役割であるのと同様，精神科医もまた，社会的逸脱の制御者としての役割を担っているという。**治療共同体** → 121 では患者スタッフの症状や問題行動を一種の逸脱とみて，本人だけでなく，環境側の問題をもとらえようとする。　　　　　　　　（武井麻子）

関連項目：現実検討 → 125，集団規範 → 190

危機介入

Crisis Intervention

地域精神保健活動の先駆者の一人Caplan, G.は，第1次予防として危機介入をあげた。危機自体は精神疾患ではなく，それにつながる予兆である。したがって，そうした予兆への早期介入は，重篤な精神的破綻を予防する最良の方策である。しかも，危機はそれまで潜在して続いていた心理的問題を明るみにだし，治療的解決を図ると同時に，それが学習につながるという意味でも重要である。

危機介入にあたっては，危機的状況にかかわりあるすべての人を対象とする必要がある。多くの場合，危機は人間どうしのつながりのなかで起こるからである。とくに何人かの集団で危機について話し合い，問題解決へと向けていくのが，**クライシス・グループ** → 126 と呼ばれる臨時のグループである。たとえば，

病棟で盗難や患者どうしのトラブル，もしくは患者のスタッフへの暴力など，何か問題が起こった場合，患者もスタッフも，その事件と係わりのあるすべての人びとが一同に介して，それぞれの立場からの見方や感じ方を述べ合う。それにより，事件の背後にあった人間関係上の葛藤が明らかになり，当事者の気づきを深め，治療につながるのである。

また，心的外傷となりうるような事件が起きた場合，当事者たちが集まって語り合う**グループ・デブリーフィング**[126]なども，PTSDの予防にかかせない危機介入方法の一つである。こうした危機介入は，時期をおかず，タイミングよく行う必要があり，公平かつ冷静に対応する技術が要求される。　　（武井麻子）

参考文献　Herman, J.L.(1992)

生活の発見会

Seikatsu-no-Hakken Kai

生活の中から**森田療法**[160]を学んでいこうとする，集団学習運動として出発した**セルフヘルプ・グループ**[160]。前身は1959年に発足した啓心会というもので，1957年に同人組織となり，『生活の発見』誌が創刊された。1970年に，これまでの同人組織から，会員相互の助け合いによる森田療法の集団学習運動という新しい方針が打ち出され，「生活の発見会」が結成された。

会の目的は，**神経症**[173]の症状を乗り越えるだけでなく，森田療法理論を実生活のなかに生かして，より建設的な生活をしていくことである。そのために自分の問題を自分で解決するという意志をもつ人びとが自主的に参加し，活動する。したがって，生活の発見会は医療の場ではない。会員は相互に平等であるという原則のもとに，全国に約150の集談会や懇談会が組織されており，毎月1回の森田理論の学習を中心とした会合が開かれている。集談会では，先輩会員による森田理論の講話や体験発表，参加者による体験交流などが行われ，会員同士の相互理解・相互啓発が図られる。

その他に，会では「相談室」を設けて，会員による相談活動を行っているほか，手紙による相談も受け付けている。機関紙『生活の発見』は月1回の発行。　　（武井麻子）

参考文献　北西憲二(1998)，長谷川洋三(1990)

グループ文化

Group Culture

Bion, W.R.[149]によって提唱されたもの。Bionは分析的小グループの研究において，グループの基本的要素をメンバー個人，グループ心性（group mentality），グループ文化と考えた。彼は，グループ文化とは，個人の願望とグループ心性における葛藤の機能であると定義している。そして，グループ心性とは，**ワーク・グループ**[17]，**基底的想定グループ**[17] (basic assumption groups；依存グループ dependent b.a.g., ペアリング（つがい）グループ pairing b.a.g., 闘争－逃避グループ fight/flight b.a.g.) などから成り立っている。それぞれのグループ心性の中には，個人との葛藤に特有のものがあり，それぞれ特有のグループ文化を持っている。またBionは，グループのある基底的想定グループが活動しているときの，グループの雰囲気や軋轢などを依存文化，ペア文化，闘争逃避文化と呼び，基底的想定グループの現象的な表れをグループ文化の意味でも使っている。これは，グループ文化の基礎には，必ず基底的想定グループが存在し，基底的想定グループが変遷していけば，グループ文化もそれに伴って変化していくことをより明確に記述したものである。

(衣笠隆幸)

関連項目：作働グループ→17
参考文献　Bion, W.R. (1961), Pines, M. (1985)

ゲシュタルト療法

Gestalt Therapy

　ゲシュタルト療法はグループで行うことが多い。それは一つには，「今・ここで」における「自明なもの（obvious）」に注目し，関わる心理療法で，その背後（「地」あるいは無意識）との関係性に気づくことに最大の関心をもっているので，グループが有利であるからである。たとえば，グループの他の参加者にプロジェクション（精神分析的には**転移**→）を起こす人があれば，参加者全員の目の前で，すなわち「今・ここで」起きているので，その様態やセラピューティックな関わりが明らかに了解可能になる。したがって，参加者への**般化**（学習の転移）→も容易になりやすい。
　Perls, F.→により提唱された心理療法で，セラピストが分析したり，**解釈**→しないのが特徴である。クライエントの主体性・選択・責任性に関わるこの療法は，実存主義的現象学の流れに属する。まだまだ知られていないが，「**エンプティ・チェアー・テクニック**」→「イメージ法」「夢のワーク」「ボディ・ワーク」などの技法が開発されている。日本には倉戸ヨシヤにより本格的に導入されてすでに22年になり，その知見も蓄積されつつある。
(倉戸ヨシヤ)
参考文献　倉戸ヨシヤ (1993, 1998), Perls, F. (1973)

Tグループ

T-Group

　グループで率直に自分の感情を表現することによって，感情への感受性を高め，みずからの対人関係の歪みや癖に気づき，改善しようとするもの。TグループのTは「人間関係訓練グループ（human relations training group）」または「対人的感受性訓練（interpersonal sensitivity training）」のTである。
　その先駆となったのは，サイコドラマの創始者 **Moreno, J.L.**→ の初期の仕事で，1914年に遡る。そこに参加したものたちのなかに **Lewin, K.**→ らがいた。1946年，Lewinはコネチカットの州立教育大学で，Benne, K., Bradford, L., Lippitt, R.の3人をトレーニング・リーダーとしたワークショップを開催した。当初の目的は人種的宗教的偏見をなくすための研究と，社会的指導者の養成であった。参加者は主として教師やソーシャルワーカー達で，小グループに分かれてグループディスカッションや**ロールプレイ**→を行った。1日のセッションの終了後，スタッフ達がその日のグループの**レビュー**→を行っていたところへ，何人かの参加者が加わって議論となったことがTグループと呼ばれるトレーニング・グループの誕生のきっかけとなった。メンバーどうしがオープンに自分たちの体験を振り返って話し合うなかで，自分の行動が他のメンバーにどう受け取られたのか，どういう影響を他のメンバーに引き起こしたかなどについて他のメンバーからの率直な**フィードバック**→を受けることにより，自分自身や他のメンバーについての気づきと理解を深め，大きな学習の機会となったのである。
　この偶然に得られた方法が，やがてグループでの人間関係を改善し，他者への感受性を高めるためのTグループとして確立された。

1947年には，この成果を生かした第1回のTグループが，メイン州ベセルで実施された。これがナショナル・トレーニング・ラボラトリー（国立訓練研究所；National Training Laboratory; NTL）の始まりで，これ以降，**エンカウンター・グループ**↗140を含むさまざまなグループの源となっていった。

感受性訓練（sensitivity training）はTグループとほぼ同じもので，特に対人援助職種を対象に，自己や他者へ感受性を高めるための訓練を目的として行うものである。（**武井麻子**）

関連項目：ヒューマン・リレーションズ・ラボラトリー↗165, 成長グループ↗161, タピストック・グループ↗

参考文献　Siroka, R.W. ほか（1971）

エンカウンター・グループ

Encounter Group

自分の潜在能力に気づき，他者との出会いを体験し，生きる実感を体得していくことを目的としたグループ。広義には，1960年代からアメリカを中心に急速に展開した動向全体や集中的グループ体験を総称する。狭義には，**Rogers, C.R.** ↗150の理論と実践にもとづく，ベーシック・エンカウンター・グループ（basic encounter group）をさす。

エンカウンター・グループの直接的な起源としては，大きく2つの流れがある。その1つは，**Tグループ**↗139と呼ばれるもので，Lewin, K.↗178によって始められた。1946年にコネティカット州で，人種的宗教的偏見をなくすための研究と，社会的指導者の養成を目的として行ったワークショップから偶然に誕生したものである。その後，リーダーもプログラムも設けない新しいグループ体験法を研究する組織として，ナショナル・トレーニング・ラボラトリー（NTL）が設立され，そこで発展したTグループは，ワークショップによる体験を主体とするグループ学習法である。

他の1つは，Rogers（1969）が開発したベーシック・エンカウンター・グループである。Rogersは非指示的カウンセリング，クライエント中心療法といった理論を打ち立てると同時に，カウンセラー養成にも力を注いだ。ウィスコンシン大学を退官後，人間研究センター（CSP）を設立し個人治療を超えるものとしてパーソン・センタード・アプローチ（PCA）を提唱し，後輩を育てるため独自の集団訓練プログラム（ラ・ホイヤ・プログラム）を1967年からスタートさせた。このラ・ホイヤ・プログラムこそがエンカウンター・グループの基礎をなすものであり，体験的グループ・トレーニングへと応用されていった。

ベーシック・エンカウンター・グループでは，1グループは10～15名の参加者と，1～2名のファシリテーター（facilitator）で構成される。原則として，参加希望者はだれでも参加できる。例えば精神障害とか聴力障害があるからといって，参加を制限していない。多くは1週間以内の合宿形式で行われ，3時間程度の話し合いが1日2～3回もたれる。あらかじめ設定されたテーマや進め方はない。すべてはグループ・メンバーに任され，グループが討論の方向や進め方を開拓していく。その場面に参加する人は，皆均等に出会う可能性をもった参加者として捉えているため，オブザーバーのように，その場面に存在しながら，客観的観察をのみ課題としてのぞむ姿勢は不自然でありなじまない。ファシリテーターは，個人的な表現・感情の探求，**コミュニケーション**↗185を促進するために，自由な雰囲気を作るように働きかける。この雰囲気の中で，自己や他者を深く理解するようになるとともに，「出会い」と呼ばれる開放的で直接的な対人関係が生ずる。これらを通

じて自己概念の変革や生き方の再選択が可能になる。　　　　　　　　　（武井麻子）
関連項目：成長グループ[161]

教育領域における治療共同体的試み
Therapeutic Community Approach in Education

　患者に責任を与えることでコミュニティの持つ相互援助的な力を高めるという治療共同体[121]と似た発想は，教育の領域では早くから見られた。Neill, A.S. は 1921 年に，英国の少人数制の寄宿制私立学校サマーヒル・スクールの母体となる学校を創設した。この学校の特徴は，①生徒の自主性の重視（授業への出席は生徒の自由に任される），②教師との対等性（生徒と教師はファーストネームで呼び合い，校則や行事は全校集会で決定され，その場では教師も生徒も同等の一票を持つ）などがある。その後，1960 年代から 70 年代にかけて，アメリカでのエリート教育志向の高まりへのアンチテーゼとして，遊びや作業などの体験学習を重視しようという流れが生じた。このような授業は異なる学年の子どもが参加し，その中で年長の子どもが年下の子どもに教える経験が重視された。アメリカ，ミシガン州ではクロンララ・スクールが創設され，アンアーバーの公立学校では体験学習が大幅に取り入れられた。その理論的な背景には Jones, M.[143] の治療共同体の概念も影響を与えている。日本でも Neill の影響を受けた学校法人「きのくに子どもの村小中学校」が 1992 年に和歌山県に開設されている。　　　　（太田裕一）
関連項目：教育機関[167]，学級集団精神療法[139]
参考文献　堀真一郎 (1997)，Jones, M. (1968)，東京シューレ (2000)

シナノン・グループ
Synanon Group

　1950 年代終盤，カリフォルニアのサンタモニカで薬物依存症者らの更正の目的で，AA[165] のメンバーであった Dederich, C. によって創設された治療共同体[121]である「シナノン」で，治療として行われたグループをいう。「シナノン・ゲーム」とも呼ばれた。10 数人のメンバーからなり，週 3 回以上開かれる。訓練された専門家のリードは最小限に止められた自助グループ[160]である。このグループでは，AA の 12 のステップの中の第 4 ステップ「捜し求め，恐れることなく，生き方の棚卸表をつくりなさい」が追求されて，嘘，偽善，過度な依存心というようなメンバーの防衛が容赦なく攻撃される。この攻撃療法がシナノン・グループの特徴である。グループからメンバーへの攻撃的な圧力が，メンバーが自己信頼を得るのに治療効果をもつと信じられたのである。こうした非専門家的リーダーシップ[193]や，その対決的な技法は，エンカウンター運動に大きな影響を与えた。Rogers, C.R.[150] (1969) は，薬物依存治療へのシナノンの貢献は評価しつつも，呵責のない攻撃のみをグループ・プロセス[193]の基本的要素とする考え方は，非促進的であるばかりか有害なものだとみなした。
　1970 年代，シナノンは商業化し，「裕福な企業コミューン」と化し，1975 年には自らを宗教団体と名乗り，ある種のカルトとなった。そして周囲の住民からの排斥運動や組織内部の対立から 1980 年代半ばには閉鎖に追い込まれた。しかし，シナノンの元メンバーの中から更生や回復に向けたさまざまな治療共同体運動が生まれている。　　（磯部修一）
関連項目：エンカウンター・グループ[140]，嗜癖[173]
参考文献　坂上香 ほか (2002)

組織的防衛

Organizational Defence

　組織を集団としてみた場合，合理的な管理システムの背後に，無意識の次元での動きが存在することがわかる。いわば組織の基底的想定が働いているのである。たとえば，病院を例にとれば，院長や病棟医長などの組織のリーダーは，スタッフのファンタジーの対象となりやすい。彼らの能力や思いやりのなさに対する不満が渦巻いているようなところでは，依存の基底的想定が動いているのであり，そこに，カリスマ的な院長や医師が現われることがある。一時的にはスタッフのニードは満足されるが，やがては闘争－逃避の基底的想定へと変化し，後継者争いや反対勢力の分裂などが起こったり，対の形成の基底的想定が働いて職場内恋愛や結婚が生じたりすることになる。ほかにも組織内部の派閥争い，退職者や休職者の増加，汚職・背任などの組織犯罪などは，すべて組織のダイナミクスの生み出したものと見ることができる。

　こうした研究の先駆けは精神分析の治療家でもあった Menzies, I.E.P. (1960) である。彼女は，ロンドンのある総合病院の看護組織を対象に調査を行った。看護師の定着率の低さの原因を調査するためであったが，彼女がそこで見出したのは，看護という仕事が職業上不安を生み出すものであること，それを防衛するために，看護業務が組織されているということであった。病み苦しんでいる患者とかかわることは，看護師に深刻な無力感や罪悪感をもたらす。**退行**⇨を余儀なくされた患者は看護師に攻撃を向けることもあり，皮膚と皮膚との接触は性的なファンタジーを刺激する。こうした出来事は個々の看護師の内にある未解決の葛藤や不安を生み出すのである。

　こうした不安を防衛するために，看護師は意識的・無意識的に患者を避けたり，仕事と私生活を切り離すといった個人的な対処を行おうとするが，一方で組織的な防衛も行っているというのが彼女の発見であった。たとえば看護師は統一されたユニフォームで一人一人の看護師の個性を殺し，団結を誇示する。また，看護業務は患者中心というより業務中心に編成され，患者を疾患名や部屋の番号で呼ぶような非人間化が起こる。看護組織は強力なヒエラルキーによって支えられているが，それは看護師の能力が「有能さ」と「無能さ」とに分裂され，より良い有能さは上の者へと**投影**⇨され，逆に無能さはより下層のスタッフに投影されているというのである。

〔武井麻子〕

関連項目：基底的想定グループ⇨
参考文献　Obholzer, A. & Roberts, V.Z. (1994)

コミュニティ心理学

Community Psychology

　コミュニティ心理学とは，「さまざまに異なる身体的－心理的－社会的－文化的条件をもつ人びとが，だれも切り捨てられることなく，共に生きることを模索するなかで，人と環境の適合性を最大にするための基礎知識と方略に関して，そこで発生する心理社会的な諸問題の解決を自らの研究課題とするイノベイティブな臨床社会心理学」である。1965年，米国における地域精神保健活動を母体に，コミュニティの心理・社会的問題の解決に貢献する心理学者独自の領域として旗揚げされた。わが国では，1975年に第1回コミュニティ心理学シンポジウムが開かれ，1998年には日本コミュニティ心理学会が発足するに至っている。コミュニティ心理学の発想や視点には，「個人と環境との適合 (fit) を図る

ためには，個人の内的諸要因（パーソナリティなど）の改善だけでなく，その個人をとりまく環境的諸要因（集団，組織，制度，文化・社会的環境）への**働きかけ**といと変革が重要である」との共通認識がある（山本和郎，1986；安藤延男，1989）。したがって，援助サービスのタイプや提供の仕方についても，伝統的な臨床サービス・モデルが「治療的（セラピー中心）」「直接的」「単一的」「専門家中心主義（かかえこみ）」であるのに対し，コミュニティ・サービス・モデルは，「予防的・成長促進的（ケアと教育を基盤）」「間接的」「多面的・総合的」「コミュニティ中心主義（非専門家との協働を強調）」という特徴をもつ。

コミュニティ心理学の発想と方法にもとづく実践と研究は多岐にわたる。スクールカウンセラーによる学校コミュニティへの介入をはじめ，精神障害者の地域ケアとケース・マネージメント（**社会的サポート・システム**や社会的ネットワークづくり），精神科リエゾン・コンサルテーション活動，術後がん患者へのサポート・グループ介入，エイズ・カウンセリング，職場のメンタルヘルスとメンタリング行動，ドメスティク・バイオレンス問題への対応，子育て支援と虐待予防活動，災害・犯罪被害者の心のケア（**危機介入**），難民や中国帰国者，外国人労働者など異文化に生きる人びとへの支援，高齢者を支えるネットワーク支援，**セルフヘルプ・グループ活動**と**ボランティア**の養成，コミュニティ感覚や**エンパワーメント概念**に関する検討などである。　　　　　　　　　　（箕口雅博）

関連項目：コミュニティにおける実践

参考文献　Duffy, G.K. & Wong, F.Y. (1996), Orford, J. (1992), 山本和郎ほか (1995), 山本和郎 (2001)

ジョーンズ

Maxwell Jones (1907-1990)

スコットランドのエディンバラに生まれ，エディンバラ大学医学部出身の精神科医。第二次世界大戦中，ロンドンの北郊外にあるミル・ヒルにあった陸軍病院に赴任し，戦争神経症の治療においては患者同士の話し合いや支え合いが治療的に働いていることを知る。終戦後はダートフォードにおける捕虜帰還兵，ベルモント病院（後のヘンダーソン病院）における性格神経症や精神病質者の治療と**リハビリテーション**の体験を通して，**治療共同体**による治療を確立させた。その中で，①毎日の患者と職員による**コミュニティ・ミーティング**，②その後の職員だけで行われるレビュー・ミーティング，③臨時の小ミーティング（living-learning, face-to-face confrontation）」を重視した。その後，ディングルトン病院の院長として赴任し，精神病患者に対する治療共同体を用いた成果と理論的概念化，さらには病院外の地域のコミュニティとの関係を治療に組み入れ，家庭医とのチームプレイの必要性に言及した。　（連理貴司）

参考文献　Jones, M. (1956, 1968), 鈴木純一 (1992)

メイン

Tom Main (1911-1990)

治療共同体の理論と臨床的方法論を最初に提唱した英国の精神科医。1946年から30年間にわたりロンドン南部のキャッセル病院（Cassel Hospital）において，精神分析的グループ療法のオリエンテーションを持った入院治療などを積極的に行った重要な指導者である。彼の精神分析の臨床的応用部門は，

思春期患者[769]の家族との同時入院の方法，結婚問題の臨床的研究など多岐にわたって，先見的な研究を行っている。Mainは1911年に，南アフリカのヨハネスブルグ市にて生まれ，スコットランドのニューカッスルで学童時代を送っている。そしてダーラム大学の医学部に入学し，1936年にダブリン大学で精神科医の訓練を修了している。

そして，第二次世界大戦中に有名なノースフィールド病院 (Northfield Hospital) において，**Bion, W.R.**[769], **Rickman, J.**, **Foulkes, S.H.**[759] などの精神分析家とともに**ノースフィールド実験**[721]と呼ばれる活動に参加，大きな影響を受けた。そこでは，戦争神経症の患者を対象に，分析的な大グループ，小グループによる援助が実験的に盛んに行われていた。Mainは終戦後に精神分析家の訓練を受け，キャッセル病院においてBalint, M. やFreud, A., Klein, M. らのスーパービジョンを受けながら精神分析的方向づけを持った治療共同体の運営や，種々の精神分析的応用臨床を行った。また彼は，終生精神分析の臨床も実践し続け，その経験の重要性を強調している。彼の臨床研究は，今では世界各国に影響を与えている。なかでも，'The Ailment' という彼の論文は，**問題患者**[73]とスタッフとの関係に光を当てた研究として，もっとも有名である。

（衣笠隆幸）

参考文献 Hayley, T. (1991), Main, T. (1989), Pines, M. (1985)

カーンバーグ

Otto F. Kernberg (1928-)

ニューヨーク病院院長，コーネル大学医学部精神科教授，コロンビア大学トレーナーであり，国際精神分析学会会長を務める。メニンガー・クリニックで古典的精神分析を学び，後にJacobson, E., **Ganzarain, R.** ら[30]の影響を受けた。自我心理学全盛だったアメリカに対象関係論を取り入れ，両理論を批判・統合した理論体系を構築。現代精神医学，臨床心理学に多大な影響を及ぼす精神分析学の第一人者である。中でも，1960年代後半，**境界例**[173]を神経症的人格構造と精神病的人格構造の中間に位置する境界性人格構造として概念化した功績は大きい。また，集団領域に関しての研究も多く，メニンガー・クリニックやウェストチェスター病院での経験をもとに**治療共同体**運動[721]を批判的に検討している。また，**Bion, W.R.**[769]の**基底的想定グループ概念**[73]や**一般システムズ理論**[24]に基づいて，個人・集団・組織の連関性を強調した集団精神療法理論を展開している。さらに病院運営に関しても，集団心理力動理解に基づいた院内生活全体の運営を強調し，大きな貢献を果たしている。

（秋山朋子）

関連項目：メニンガー[745], ギャンザレン[30], 治療共同体のイデオロギー[134]

参考文献 Kernberg, O.F. (1976, 1980a, 1998)

クラーク

David H. Clark (1920-)

英国の精神科医，**社会療法家**[130]。近代精神医療の創始者とみなされるPinel, P. の人間的心理療法（道徳療法）と**Tuke, W.**[122]が創設したヨークの**レトリート**[122]に始まった，精神障害者に対する人道的処遇の理念を，その後の，Simon, H. の積極的作業療法，**Jones, M.**[745]の**治療共同体**[721]を経てコミュニティにおける**共同作業所**[166]やデイケアなどの支援システムの組織化にも見出し，これらの諸活動を「社会療法」という概念でまとめた。この概念を理念として30年間院長を努めたフルボーン病院の開放化とケンブリッジ・リハ

ビリテーション・システムと呼ばれる地域ケアシステムを作り上げ，おし進めた。また1968年には世界保健機構（WHO）顧問として来日，日本の精神医療を現状分析し収容主義を改め精神障害者の社会復帰と地域参加を進める勧告内容の「クラーク報告」(1969) をしている。 　　　　　　　　　　　（小山内實）

参考文献　Clark, D.H.(1974, 1981, 1995, 1996)

メニンガー

Karl A. Menninger (1893-1990)

Menninger, Karl A. は1893年，カンザス州トピカに生まれた。ウワシバーン大学，ウィスコンシン大学を経てハーバード大医学部を卒業後，海軍の予備部隊，インターンをした後，ボストン精神病院の助医になった。ここでは院長 Southard, E. から大きな影響を受けた。1919年トピカにメニンガー・クリニックを父と共に開設し，1925年，弟の Menninger, William も参加して13床の診療所を開いた。1930年，Alexander, F. の**教育分析** 77 を受け，1939年にはトピカ精神分析研究所を設立。1945年，メニンガー精神医学校設立。1990年，生地にて没。

メニンガー・クリニックは，患者をマスとして扱う当時の精神病院とは異なり，患者一人ひとりの精神力動に基づいた個別アプローチをした。また，メニンガー・クリニックおよびメニンガー精神医学校は，力動精神医学のメッカとなり，多くの優秀な精神科医たちを輩出している。

Karl の学問的業績には，精神分析技法論を自我心理学の立場からまとめ上げたこと，精神疾患をストレスへの個体の反応として一元的にとらえた独自の精神障害一元論 (unitary concept) の確立，病院精神医学の実践などがある。Menninger 兄弟の最も重要な貢献は，アメリカ精神医学界に精神分析学を導入，さらに病院治療体系に組み入れ，チーム医療の基礎を築き，**治療共同体** 731 の方法を世界に広めたことにある。 　　（髭香代子）

関連項目：カーンバーグ 744，家族療法 136
参考文献　Menninger, K.A.(1930, 1958, 1959)

レイン

R.D. Laing (1927-1989)

スコットランドのグラスゴー生まれ。虐待する父と病弱な母の間に生れた Laing, R.D. は，幼い頃から恐怖や憤怒の感情から逃れるため，精神的な引きこもりを実践していたという。14歳頃までに心理学，哲学，神学に関心を抱き，17歳頃までにはヴォルテール，ダーウィン，ミル，ハックスレーをむさぼるように読み，ギリシャ語で哲学書を読みこなしていた。グラスゴー大学に進学後，医学を志し，精神分析に興味を持つようになる。1951年から56年まで，最初は軍用病院で，さらにグラスゴー王立病院の重症患者病棟の女性患者を対象に**統合失調症** 74 を研究を始めた。この体験から，1960年，『引き裂かれた自己』を出版，家族のなかで統合失調症が作られていくプロセスを描き，精神医学界に激しい論争を呼んだが，英国中でベストセラーとなった。

その後，彼はロンドンのタビストック・クリニックのスタッフに加わり，Winnicott, D.W. や Klein, M. らとともに分析に加わり，Esterson, A. との家族に関する共同研究を行い，『狂気と家族』(1963)，『経験の政治学』(1967) を次々と発表した。

1965年，精神病治療の改革を目指すグループ，フィラデルフィア協会のほかのメンバーと共同で，イースト・ロンドンのキングズリー・ホールで，独自の治療活動を開始した。

それは，反精神医学の理論を実践するための**治療共同体**[121]で，道を踏み迷い「狂った」人々が「社会からの充分な励ましと承認を得て，内なる空間と時間の中へ導かれる」ことによって快癒するという信念に基づくものであり，「人間崩壊を再び助長する工場」である精神病院に対するアンチテーゼでもあった。

キングズリー・ホールでは，患者の著しい**退行**[30]も許容され，看護師は退行した患者にオムツをあてがい，哺乳瓶でミルクを飲ませ，身体を拭いてやった。毎夜9時半になると，Laing によって取り仕切られるディナーが始まり，長いテーブルを囲んで，Laing が哲学，医学，宗教などについて説いたという。真夜中にはテーブルを取り払い，夜明けまで自由なダンスが繰り広げられた。

キングズリー・ホールはロンドンの反体制文化活動の中心となり，若い反精神医学者たちだけでなく，ロック・グループ，実験的演劇グループ，画家，詩人，反体制派の学生など多くの有名・無名の人々の溜まり場となった。患者のなかには，画家メアリー・バーンズのような有名患者も出てきた。しかし，テレビドラマや映画，演劇にもなり，時代の先端を行く文化的シンボルともてはやされたキングズレー・ホールも 1971 年には分解，Laing は Cooper, D. や Esterson, A. らとも決別，Bark, J. と Schatzman, M. も Laing と袂を分かって別の治療共同体アーバーズ協会を作ることになった。スリランカ，インド，日本へと長い旅に出た Laing は，70 年代には政治的立場を捨て，ヨガ，菜食，新しい分娩様式の信奉者として文筆にいそしむ毎日となった。1989 年，フランスの避暑地で新しい妻とテニス中に襲った心臓発作で彼は 62 年の生涯を閉じた。

〔武井麻子〕

参考文献 Laing, R.D. (1990), Showalter, E. (1985)

サリヴァン

Harry Stack Sullivan (1892-1949)

20 世紀前半のアメリカの精神医学者。「精神病は対人関係の病である」「精神医学は対人関係論であり，科学的方法を応用するためのデータは，参与しながらの観察のみから得られる」として，シェパード・アンド・イノック・プラット病院において**治療共同体**的[121]ともいえる男性**統合失調症**患者[174]のための病棟を開設。前**思春期**[169]の対人関係，共感的，非侵入的な治療環境を重視して，精神障害，特に統合失調症と強迫神経症の理解と治療に足跡を残した。晩年にメリーランド州のチェストナット・ロッジ（Chestnut Lodge）病院で行った講義とスーパーヴィジョンは，Fromm-Reichman, F. の精神療法理論をはじめとして，Peplau, H.E. の看護実践における対人関係論などに大きな影響を与えた。

〔池田真人〕

関連項目：対人関係集団精神療法[2]，フランク[7]

参考文献 Fromm-Reichman, F. (1950), Sullivan, H.S. (1953a)

スタントンとシュワーツ

Alfred H. Stanton and Morris S. Schwartz

精神科医 Stanton, A.H. と社会学者 Schwartz, M.S. は，1940 年代後期，米国メリーランド州にあるチェストナット・ロッジ病院で 3 年間に渡るアクション・リサーチを行い，*The Mental Hospital*（1954）を著した。ここは **Sullivan, H.S.**[146] や Searls, H.F. らが勤務していたことで有名な病院で，患者は 1 日 1 時間精神分析を受けていた。Schwartz は病棟のなかに座り込み，そこで起きたことの

一切，医師，ナース，看護助手，患者たちのやりとりの一切を観察し，記録した。さらに彼らはカルテや看護記録，管理記録，カンファレンス記録などをも分析し，精神病院という複雑な組織の機能を分析したのである。

その結果，看護者が患者のさまざまな要求に応えるやり方は，彼らが自分たち自身こうありたいと考えている理想のやり方とはかけ離れていること，患者の失禁はそうした看護者に対する返報の意味があると考えられることなどを明らかにした。こうして，病歴にはかかわりなく入院患者の行動や回復は病棟という社会システムによって影響されていること，患者の治癒にとって，病院内の人間関係がもっとも重要なファクターとなっていること，1時間の診療時間以外の，残り23時間が患者の治療にとって重要であることなどを明らかにした。この研究は，当時の**社会療法**[130]や**環境療法**[130]，**リハビリテーション**[132]の考え方に大きな影響を与え，後の**Goffman, E.**[148]の著作にも彼らの名前が見える。

なお，Schwartzは米国における社会心理学の草分け的存在といえるが，晩年，筋萎縮性側索硬化症（ALS）を発症し，その病床に集ったかつての教え子に語った人生をめぐる哲学は，マスコミの注目するところとなった。その記録『モリー先生の最終講義』（飛鳥新社，1998）やAlbom, M.の『モリー先生との火曜日』（NHK出版，1998）はわが国でも翻訳され，ベストセラーとなった。しかし，残念ながらそのモリー先生がほかならぬSchwartz, Morris S.その人であることを知る人はいまや少ない。

（武井麻子）

関連項目：精神病院の治療構造[134]

コーディル

William Caudill (1920-1972)

文化とパーソナリティに関する研究で有名な米国の社会人類学者。シカゴ大学を卒業し，同大学院で社会学および人類学を学んだ。1950年から2年間イェール大学で社会人類学の教鞭をとるかたわら，イェール大学精神科病棟で身分を隠したまま患者としてフィールドワークを行った（1952a）。その方法は倫理的側面からも多くの議論を呼ぶところとなり，彼はその後，再び同じ病院で今度は研究者としての身分を明らかにしてのフィールドワークを行い，*The Psychiatric Hospital as a Small Society*（『小社会としての精神病院』，1957）[132]を著した。

ハーバード大学社会関係学部に移った彼は，1954年から1955年にかけて，日本に駐留する米軍兵士のストレスに関する調査や日本の精神病院と変容する文化に関する調査を行った。この日本での体験がのちの研究に大きな影響を与えたと彼自身述べている。さらに1958〜59年にかけて，日本の精神分析的治療や**森田療法**[160]を行う精神病院など，3カ所の精神病院や看護者に関する比較研究を行った。やがてハーバード大学の社会人類学の講師となった彼は，同大医学部精神医学部門での研究員としても活躍したのち，国立精神衛生研究所の社会的環境研究室のパーソナリティと環境に関する研究チームの長となった。彼はまた，日米の精神疾患患者およびその治療に関する比較研究や，育児と家族内関係と文化に関する研究を日本とアメリカで行っており，土居健郎との共著もある。

（武井麻子）

関連項目：脱文化過程[133]，社会療法[130]
参考文献　Caudill, W. (1952b, 1957)

ゴッフマン

Erving Goffman (1922-1982)

　象徴的相互作用主義と現象学的社会学の視点から集団内の社会的相互行為に関する研究で有名な社会学者。富裕なユダヤ系ロシア移民の子どもとしてカナダで生まれた。マニトバ大学を卒業後，オタワの国立映画委員会に入る。その後，トロント大学の社会学科に入り，そこで社会学と人類学に出会った彼は，米国社会学界のリーダーとして名を馳せていたシカゴ大学社会学部に進み，Blumer, H. や Hughs, S.H., Wiener, N. といった著名な社会学者と出会う。修士論文ではTATを用いて社会経済的階層とパーソナリティとの関連を研究している。

　その後，彼はエディンバラ大学に開設された社会人類学部の助手として赴任，シェトランド半島の村をフィールドに，そこでの人間模様を素材にして人々の日常生活での**コミュニケーション**（会話的相互行為）$\tilde{l}_{85}$を分析，博士論文を執筆した。1951年シカゴ大学に戻り，翌年，米国でも有数の名家として知られるチョート家の娘アンジェリカと結婚する。

　1954年，彼は国立精神衛生研究所の助成金を得て，精神病院内での相互行為に関する研究に着手した。当時米国では，精神病院の入院患者が増加傾向を示していたため，何らかの対策を講じる必要があったのである。1955年～56年にかけての1年間，彼は運動療法の助手として病床数7,000の巨大な精神病院セント・エリザベス病院で終日ときには夜まで病棟で患者とともに過ごし，「入院患者の社会的世界を，患者によって主観的に体験されるままに，知ろう」とした。このときの体験は，*The Presentation of Self in Everyday Life*（『行為と演技』，1959）や*Asylums*（『アサイラム』，1961）に結実する。前者はアメリカの社会科学を専攻する学生なら誰でも手にするテキストのひとつと言われている。また，後者は，もうひとつの著*Stigma*（『スティグマ』，1963）とともに1960年代以降,欧米を始めとして全世界に広まった精神病院改革と**脱施設化** $\tilde{l}_{31}$ の運動のための重要な学術的貢献となった。しかし，そのさなか妻が躁うつ病のため自死。1982年，彼は晴れてアメリカ社会学会会長に選出されたが直後，癌のため病死した。その直前，再婚した二度目の妻との間に初めての息子が誕生したばかりであった。

（武井麻子）

関連項目：精神病院の治療構造 $\tilde{l}_{34}$，施設病 $\tilde{l}_{31}$
参考文献　Winkin, Y.(1988)

ラパポート

Robert N. Rapoport (1924-1996)

　米国医療社会学の創始者の一人。元ハーバード大学社会関係学部社会人類学教授。第二次世界大戦時に中国で従軍した体験から比較文化に興味をもち，1949年シカゴ大学で人類学の修士号を取る。ハーバード大学に勤務しながらナヴァホ・インディアンの研究で博士号を取得した。彼の関心は主に社会文化的環境と個人の心理学的機能との相互作用にあった。やがて1953年から57年にかけて，ロンドンにあるベルモント病院（現ヘンダーソン病院）リハビリテーション病棟において，**Jones, M.** $\tilde{l}_{43}$ によって行われた**治療共同体** $\tilde{l}_{21}$ の実践に関する評価研究に多職種チームの一員として加わった。そこで彼は，治療的環境が患者に大きな影響を及ぼし，過去のゆがんだ環境の影響を変えていくさまを観察した。

　その成果が*Community as Doctor*（「医師としての共同体」，1959）である。ちなみにこの本の序文は Jones によるものである。

　この著書のなかで，彼は精神疾患の治療の

目的と**リハビリテーション**🔗の目的は異なっており，ときには治療が反治療的になることもありうること，また，退院後1カ月間は再発の危険性が高いが，6～12カ月のうちには落ち着いていくことを示し，十分なアフターケアの重要性を示唆した。

彼がこの著書で示した治療共同体の4つのイデオロギー，すなわち，①民主主義（democratization），②**許容性**🔗（permissiveness），③現実への**直面化**🔗,🔗（reality confrontation），④共同性（communalism）の4つは，形態や方法が変わっても治療共同体であることを示す原則として今も広く認められている。しかし彼は，この4つのイデオロギーが互いに矛盾することもあること（たとえば，許容性と**現実検討**🔗），治療共同体のなかで伝統的な職業役割を身に付けた医師や看護師たちに役割葛藤が引き起こされることなども指摘しているのである。また，彼は家族，子ども，地域に関する研究でも知られ，タビストックの家族と環境研究所の共同創設者でもある。（武井麻子）

関連項目：治療共同体のイデオロギー🔗，精神病院の治療構造🔗，民主主義と治療共同体🔗

フークス

Sigmund Heinrich Foulkes (1898-1976)

ユダヤ系精神科医，精神分析家。1898年ドイツのカールスルーエに5人同胞の末子として出生。1923年フランクフルトで医学博士号を取得，卒後研修でGoldstein, K. より脳神経学を学ぶ。ウィーンで Deutsch, H. に**教育分析**🔗を学び，フランクフルト精神分析協会で活躍する。ナチスの政権獲得を機に，Jones, E. に招かれ英国に移住，帰化し本名の Fucks を Foulkes に改める。英国の医師資格取得後，1940年にエクセターで開業し，精神分析的な小集団精神療法である**集団分析**

（グループ・アナリシス）🔗を開始する。ゲシュタルト心理学の影響を受け，集団を単なるメンバーを足しあわせたものでない，独自の実体としてとらえる「**全体としてのグループ**」アプローチ🔗のパイオニアとなった。また集団を脳の神経ネットワークにたとえ，メンバー間で行われる意識的，無意識的な多層の**コミュニケーション**🔗の理解を共有していくことで，メンバーが成長することをねらった。第二次世界大戦中は**Main, T.** 🔗らとともに戦争神経症患者の**治療共同体**🔗「**第2次ノースフィールド実験**🔗」に参加。大戦後はモーズリー病院に勤務しつつ，個人開業を続けた。1952年ロンドンで集団分析協会を設立し，1970年まで会長を務めた。1976年グループ中に冠動脈血栓のため死去。

（太田裕一）

関連項目：フークスの概念🔗，メンタル・メイトリックス🔗

参考文献 Foulkes, S.H.(1990), Nitsun, M.(1996), 太田裕一，西村馨(2001)，鈴木純一(1999a)

ビオン

Wilfred Ruprecht Bion (1897-1979)

英国人精神科医，精神分析家。インドにて出生。オックスフォード大学で近代史を，ロンドン大学で医学を学ぶ。1932～1948年タビストック・クリニックに勤務し，後にノーベル賞作家となる Beckett, S. の精神療法を担当。クライン派の Rickman, J. から**教育分析**🔗を受ける。

第二次大戦中，従軍し士官選抜に2時間半の集団観察を導入する。また Rickman とともに軍隊病院の戦争神経症患者のリハビリテーション部門に所属し，そこで最初の**治療共同体**🔗の試みである「**第1次ノースフィールド実験**🔗」を行うが，軍の階級制度になじ

まず6週間で中断。その体験から，集団が機能的に働く**作働グループ**（作働集団）↗と，**退行**↗することによって効率的に働かなくなる3つの**基底的想定グループ**↗（依存，闘争－逃避，つがい）の概念を定義した。そして個々のメンバーでなく，集団全体の無意識に着目する「**全体としてのグループ**」アプローチ↗のパイオニアとなった。1945～53年，Klein, M.から**教育分析**↗を受けつつ，**統合失調症**患者など重症例を治療し，数式などを使った抽象的で難解な理論を構築した。1962～65年，英国精神分析協会会長。晩年は，ロスアンジェルスに移住。開業しつつ伝記と自伝的小説を執筆。1979年英国に戻って2カ月後に白血病のため死去。　　　　（太田裕一）

関連項目：グループ文化↗

参考文献　Bleandonu, G. (1990), Pines, M. (1985), Roudinesco, E. & Plon, M. (1997)

スラブソン

Samuel R. Slavson (1891-1980)

　力動的集団精神療法の父とも称される米国の精神療法家。ロシア生まれ。13歳で米国に移民，1930年代半ばからニューヨークで，非行や**神経症**的傾向↗などの環境との不適応を起こした子どもを対象にチャイルド・ガイダンス・クリニックでプレイ・グループ（活動グループ）を用いた集団療法を開始，そこでの実験的試みをまとめて1943年に *An Introduction to Group Therapy* を出版した。また，彼は1942年に創立された米国集団精神療法協会初代会長となったほか，協会雑誌の編集者を長年務めるなど，米国における集団精神療法の発展に大きく貢献した。

　彼の功績は，精神分析的な心理学的概念を初めて治療的グループワークに応用したことである。彼は子どもたちのグループでの**コミュニケーション**↗を活性化するために，ゲームや道具，ときには食べ物なども用いた。彼によれば，集団精神療法のグループは母親代理としての機能をもち，そのなかでメンバーは触媒プロセス（catalytic process）を通じて相互に基本的欲求と感情とを活性化させる。彼は自分のアプローチについて，グループのなか（in）での治療ではなく，グループによる（by）治療であると述べている。米国では今でも小学校での，**心理教育**↗や両親の離婚，薬物乱用の問題，社会技能訓練などに彼の理論が応用されている。　　　（武井麻子）

関連項目：生活技能訓練の定義↗，楽しむこと↗，活動集団療法↗，フークス↗，モレノ，ジェイコブ↗，シャイドリンガー↗，国際集団精神療法学会↗

参考文献　MacKenzie, K.R. (1992)

ロジャーズ

Carl R. Rogers (1902-1987)

　クライエント中心療法およびパーソン・センタード・アプローチ（PCA）の創始者。1902年米国シカゴで生まれた。土木技師の父，母はともに敬虔なプロテスタントで，彼は青少年期を通して，家庭の外での社交生活をほとんど持たず，引きこもりがちで，夢想の好きな子どもであったという。

　1919年，ウィスコンシン大学マディソン校農学部に入学したが，強い宗教的な性向から牧師になるために歴史科に移った。卒業後まもなく幼なじみのヘレンと結婚，1926年には，ニューヨーク市のユニオン神学校に入学し，臨床の仕事に出会う。彼は牧師よりカウンセリングの仕事を自らの職業として選び，コロンビア大学教育学部に移り，臨床心理学と教育心理学を学んだ。1928年，ニューヨーク州ロチェスター児童虐待防止協会に

児童心理学者として就職。1939年に『問題児の臨床的治療』を著した。

1940年，オハイオ州立大学の専任教授となり，カウンセリングの教育と研究を行った。1942年の『カウンセリングと心理療法』は，非指示的療法（non-directive therapy）の理論と技術に焦点を当て，セラピストが許容的な雰囲気を作り出してクライエントが感情について自由に表現できるようにするときに，健全な成長が起こる，と主張した。1951年の『クライエント中心療法』の中で，「非指示的」という用語を棄てて，「クライエント中心的」（client-centered）という用語を用いるようになり，人間は，成長，健康，適応に向かう衝動をもっているという人間観をもとに，共感的理解・無条件の肯定的関心・純粋性の三本柱を中心理念に据えた。

1957年，ウィスコンシン大学マディソン校の精神医学と心理学の教授となったが，マディソンおよび一般教育における彼の見解に対する反感と疑惑に失望し，1964年に大学を辞して，カリフォルニア州の西部行動科学研究所（WBSI）に移り，**エンカウンター・グループ**↗140に取り組んだ。個人を対象とする限り，セラピストとクライエントとの関係の中で，真の意味でのクライエント中心の考え方が貫けないと考えたからである。1968年には人間研究センター（CSP）を設立し，1969年に『エンカウンター・グループ』を刊行。

高齢になっても行動的であり，1973年にはアイルランド紛争へのエンカウンター・グループを試みるなど，エンカウンター・グループの技法を中央アメリカ，南アメリカ，ロシアなどにおける国際紛争の解決に適用することを試みた。そして，1987年，心臓発作で生涯を閉じた。85歳のときであった。

彼はアメリカにおける臨床心理士の資格制度の確立におおいに貢献したが，晩年は博士号を含むあらゆる資格制度に批判的であった。常にクライエントや非専門家の力を信じ，専門家はそこから学ぶべきだという姿勢を崩さなかったのである。　　　　（武井麻子）

関連項目：Tグループ↗139，集中的多元統合集団精神療法↗158

各種アプローチ

編者の覚書

各種アプローチ・西川昌弘

　本領域では，古典的ないしは革新的な，集団療法ないしは集団精神療法の各種アプローチを取り上げている。精神分析的精神療法，心理劇，SST 領域で収録されている諸概念以外で，展開が生じている理論的および実践的諸概念の収録を目指した。それに加えて，①特定対象群，②実施機関と関連組織，③訓練，をはじめとする，その他の主題を取り扱っている。

　①「特定対象群」に関しては，主要な，精神科診断項目ないしは発達位相に分類される対象群に関する諸概念と，集団処方の有効性に焦点を当てた諸概念を収録した。例えば，現代のいわゆる「社会的引きこもり」に代表される若者の自我同一性危機の問題は，発達的視点抜きには，十分な治療的展開が困難である。また今日，集団処方は，個人精神療法の導入に抵抗する患者や，集団精神療法によって，個人精神療法がより前進するような，多様な問題をもつ人々に適用されている。このように，特定の精神科診断項目や発達位相に分類される対象群に対する，治療戦略と技法修正が取り上げられている。

　②「実施機関と関連組織」に関しては，総合病院および精神科単科病院といった医療機関，心理コンサルテーション・クリニック，家族会や断酒会といった自助グループ，学級や学生相談等の教育機関，矯正機関での集団療法と集団精神療法の活用を取り扱っている。これらの社会的資源は，日本社会における精神的健康の意味を浮き彫りにしている。また，それらの機関や組織，コミュニティ内での社会的相互作用は，メンバーの精神的健康や生活の質（QOL）に，より良い効果を与えることができるものである。

　③「訓練」は，集団精神療法領域が今日，直面しているもっとも重要な課題である，グループリーダーの訓練と，法的問題をはじめとする主題を取り扱っている。加えて，集団精神療法に大きく貢献した人々を紹介した。

古典的集団療法

Classical Group Therapy

　米国の内科医 Pratt, J.H. が 1905 年，当時いわゆる死の病だった肺結核患者に行った「患者学級」，教授的集団療法（Didactic Group Therapy）が集団療法の始まりといわれる。彼は結核患者の回復が身体的条件と同様，心理的条件に関係することに気づいていた。当初は治療時間節約も理由の一つだった。これは情緒的問題の短い講義と集団討議，体験の分ち合いで構成されている。同年オーストリアで **Moreno, J.L.** [78]が売春婦の社会復帰を目指し心理劇を始めた。また Pratt の刺激を受けた米国の精神病院の精神科医が院内で，1909 年に Marsh, L.C. は戦争神経症者に，Lazell, E.W. は**統合失調症者**[124]に指示的ー教授的集団療法（Directive-Didactic Group Therapy）を始めた。Low, A. は退院後の精神病患者を集め意思疎通能力向上の訓練を行った。彼の相互扶助と**自立**[32]の考えは匿名**断酒会**（**AA**）[165]や英国の治療的社交クラブ（Therapeutic Social Club）へと展開し分岐した。日本では 1893 年に日本禁酒同盟が成立している。これらは心理力動論に依拠しないが今日でも実用性がある。集団精神療法の出発は 1930 年で，先駆者は Wender, L., Schilder, P., Burrow, T., **Slavson, S.R.** [150]である。　　　　（西川昌弘）

関連項目：モレノ，ジェイコブ[78]，心理教育[103]，患者クラブ[136]，生活の発見会[138]

参考文献　池田由子(1968)，小谷英文(1983)

課題志向的グループ

Task Oriented Group

　グループにおいて課題を明示し，その達成がグループにとっても個人にとっても目標となるアプローチ。広い意味では，企業集団など何らかの達成を目的として成立している集団は，すべてこれにあたる。治療グループとして考えると，課題達成が治療目標と一致するものが該当し，**認知行動療法**[23]のように目標を設定して治療に取り組ませるものが典型である。グループに参加した結果，どのような成果が得られたかが重要なので，成果重視（outcome emphasis）グループとも呼ばれる。生活技能訓練（SST），**セルフヘルプ・グループ**（**自助グループ**）[160]などもこの範疇に入る。これに対して，成員の自由な相互作用からグループを展開するアプローチが過程志向的グループ（process oriented group）で，グループ・ダイナミクス，**グループ・プロセス**[193]を重視する。精神分析理論に基づくグループ（**精神分析的集団精神療法**[3]，**集団分析**[124]，**対象関係集団精神療法**[3]等），人間性心理学に基づくグループ（**エンカウンター・グループ**[140]，**ゲシュタルト療法**[139]等）はだいたいこちらに当てはまる。課題志向では行動変容が目的となり，過程志向では人格変容が目的となることが多い。　　　　　　　　　　　（裵岩秀章）

関連項目：断酒会と AA [165]
参考文献　山口隆ほか(1994)

並行集団

Parallel Group

　並行集団とは，Mosey, A.C.（1984）が提唱した発達集団（発達段階に適う集団関係技能を習得する場として，並行集団，課題集団，自己中心的協同集団，協同集団，成熟集団の 5 段階が区分される）における第 1 段階の集団である。場の特徴は，厳密な意味では集団というよりも集合状態である。メンバーは，自己を脅かさない他者のいる場面で物理的に場を共有して，遊

んだり働いたりできるが，課題遂行において
ほぼ相互交渉を持たず，他人を笑わせる，模
倣する，自分の行動が他者に与える影響を試
す，偶発的に言語的・非言語的交流などで刺
激し合う関係に留まる。この技能の修得には，
治療者はメンバーが物を盗ったり，破壊した
り，暴力をふるうことを禁止して安全な場面
を維持しながら，この段階では順番を待つこ
とができないので作業材料や道具や遊具など
をメンバー各々に用意し，各人の欲求充足を
図り，能力にあった簡単な課題達成を援助す
る。この技能の評価方法は，評価のために設
定された集団，他の目的のためにある集団の
どちらでもよく，治療者が小集団場面を直接
観察することである。　　　　（小林夏子）

関連項目：作業療法 *162*, 抵抗 *17*, マザー・グループ *20*, グループ発達 *10*, 初期依存位相 *12*

参考文献　小林夏子(2000)

カップルズ・グループ・セラピー

Couples Group Psychotherapy

　カップルズ・グループ・セラピーは，**家族療法 *156***，夫婦療法と集団精神療法を統合したものであり，Coché, J. & Coché, E. (1990) が意欲的に主張するように，近年新しく注目されている手法である。家族の中核ボンドを修復する本手法は現代の家族崩壊に直接歯止めをかける効果を持ち，従来の家族療法の弱点を補うものである。またカップル危機を契機として，精神療法への橋渡しをする効用もある。精神療法の現代的展開の新たなホープと言ってよかろう。処方として定義するなら，既婚夫婦，非婚異性および同性カップルの関係改善のために，カップルによる小集団事態を用いて行われる精神療法である。理論は，実存主義理論，集団力学，心理力動論，そして**一般システムズ理論 *22***が応用されている。

適用の条件は，動機づけにあり，どのように困難な状況にあろうと関係改善を求めていることが重要である。したがって，すでに離婚を考えているカップルは適用外となる。未だ十分実証はされていないが，サイズは臨床的にわが国では3カップルが適切であろう。グループ構成（**集団構成 *20***）は，年齢，問題，診断の異なったヘテロ構成とし，男女協同治療者の効用が大きいとされる。ただし本邦の臨床例はまだ少なく，これからの処方である。
　　　　　　　　　　　　　　　（小谷英文）

家族療法

Family Therapy

　家族療法は，クライエントが問題としている症状や事柄が個人のシステムないし家族システムの内に生起した現象であると考え，全体システムの変容を通して，その改善ないし解決を図るところにその特徴がある。それゆえ，初期の家族療法は小集団としての家族を対象とし，家族のもつ集団力動を通して個々の成員の成熟を意図したところから「家族集団療法」と称し，集団療法の一種と見なされたりした。しかし，家族集団療法の構成メンバーは同一の家族員たちであるのに対して一般の集団療法のそれは異質の家族の人達であり，両集団の集団力動も異なり，前者の扱う問題の多くが家族の下位システムである夫婦関係や親子関係などと関係している場合が多いことから一単位としての家族を対象とした家族療法が成立したわけである。
　ここ数年前までの家族療法は治療者主導型のものが多く，治療者が家族の外側にあって，「家族内で問題を処理できるように援助する第1次変化（First Order Cybernetics）を目標とした治療法」を採用してきたが，1990年代に，20世紀の自然科学的な因果論や治療論

が疑問視され，治療者の理解や判断を絶対視せず，家族との共働による成果としての治療的コミュニケーション・システムの効果に重点を置くようになっている。これは治療なるものを治療者と家族が織り成す連鎖的ないしはらせん状的相互作用の結果であるとみるものであり，家族のさらなる成長を促す第2次変化（Second Order Cybernetics）をともなう家族療法である。米国のメンタル・リサーチ研究所（MRI）のブリーフセラピーが，問題とは家族のうちもっとも悩み苦しんでいるコンプライアントの問題解決の努力そのものであり，その改善が問題の解決につながっていることから，de Shazer, S. や Tomm, K. などによる介入的質問法が次々に紹介され，家族のもつ治癒力の増強をもたらす下記のような社会構成主義的な家族療法的アプローチが一般化している。「問題の外在化法」を案出したWhite, M. と Epston, D. のナラティヴ・セラピー，治療者とクライエントの**コミュニケーション**[185]を通じて新しいナラティヴを構成するAnderson, H. のコラボレイティヴ・アプローチ（1997），面接状況に関するチームメンバーの意見を家族と治療者に聞かせ，新しい意見と認識をもつことによって問題の解決を促進するAndersen, T. (2001) のリフレクティング・チームはその代表である。

（鈴木浩二）

関連項目：一般システムズ理論[24]，システムズ概念[25]，家族援助プログラム[114]

参考文献 Ackerman, N.J. (1984), Bell, J.E. (1975), McNamee, S. & Gergen, K.J. (1992), 鈴木浩二 (1998)

活動集団療法

Activity Group Therapy

子どもの集団療法の一つで，1930年代，Slavson, S.R.[130]によって始められた。基本的信頼感はあるが，学童期の仲間体験につまずき，集団への所属感を求めている子どもに効果がある。現在，小中学生の不登校児，境界線から軽度**精神遅滞**[72]の子どもなど対人関係の取り方が下手な子どもに多く用いられている。自閉症児など異質な子どもの参加は集団を活性化する。治療的意義は活動（ゲーム，工作，スポーツなど）そのものにある楽しい体験を通して**抱え込む環境**（ホールディング環境[130]：安心できる，守られた雰囲気）のもとで，「**今・ここで**[23]」，これまでの感情や行動を修正していく。治療者は，行動に現れた子どもの状態を把握しながら，親しみやすく楽しめるように工夫していかなければならないが，何よりも治療者自身が「ともに楽しめる」ことが大切である。子どもの人数は数名〜8名がまとまりやすい。治療者の数は，子どもの状態にもよるが，最低男女2人が望ましく，理想的な家族のイメージに近づける。兄姉的な若い学生が参加するメリットも大きい。時間は週1回90分程度があまり負担がかからず，適当である。期間は約1年をめどに，さらに治療の必要な子どもは，個人精神療法や新たな集団に導入することも考える。

（大澤多美子）

関連項目：ホールディング[35]，コンテイン[36]，学級集団精神療法[139]，仲間集団現象／同胞葛藤[34]，シャイドリンガー[30]

参考文献 宮内和瑞子ほか (1987)，西田行壮ほか (1992)，Slavson, S.R. (1953)

集団芸術療法

Group Art Therapy

集団を使って行われる芸術療法を集団芸術療法と呼ぶ。大きく2つのタイプがあり，一つは，集団精神療法の経過の中に，芸術活動

を一部分挿入して，**言語的表現**を補完する方法であり，今一つは，芸術療法を実施する時に集団を対象に行い，集団力動を芸術療法の効果を高めるために用いる方法である。二つとも，集団の場で芸術活動を行うことは共通しており，起こってくる集団力動も共通したものが多い。しかし，治療者の立場や力点の置き方によっては，若干方法や効果が異ってくる。

芸術活動の中には，絵画や彫刻のように極めて個人的性質の濃厚なものもあれば，演劇，音楽，舞踊のように対人指向性の強いものもある。詩歌等はその中間に属し，個人的色彩の濃いものもあれば，連句のように対人指向性の強いものもある。また，造形的活動のように，後に作品として残って，他者の目に触れる可能性があるものと演奏のように録音，録画しない限り，消えてしまうものがある。また，個人的活動を集団の場で行う方法と集団を前提にして行われる音楽，演劇，舞踊等の活動がある。こうした様々な活動自体の持っている性質と，それによって生じる集団力動の複雑な関連の中に治療的要素を見出していくことが求められる。　　　（松井紀和）

関連項目：ダンス・セラピー*163*，運動表現療法*164*，遊戯療法とサイコドラマ*71*

参考文献　松井紀和（1998）

社会的ネットワーク・セラピー

Social Network Therapy

Speck, R.V.（1967）によって考案された，集団療法あるいは**家族療法***156*の一つのアプローチ。単にネットワーク・セラピー，あるいは家族療法の流れでは，ネットワーク家族療法と呼ぶこともある。元来は，核家族化によって，患者のサポート機能が十分に働かない**統合失調症***114*の患者をもつ家族を対象に，親戚関係を含めた拡大家族や，友人，隣人をネットワークメンバーに加えて，共生的な家族間の拘束の結びつきをゆるめていくことと，人的資源を結集することで外的な**社会的サポート・システム***92*を提供することに役立つとされた治療法である。ネットワークは，当該の患者の生活にとって，情緒的，機能的に重要な役割や位置を占めてきている人々からなる援助集団として構成される。その数は，10〜20人から，多い場合は200人に及ぶこともある。それらの人々は，患者の親族や，友人，職場仲間であったりし，社会生活のさまざまな場面で患者に援助的であることができる人々である。メンバーは，必要なときに何人か，あるいは全員が集まれる状況にあり，セラピストがそれらの人々を召集し援助のためのネットワークを整備する。ネットワークのサイズによって，治療的に生かせる集団力動は異なる。　　　　　　　（能　幸夫）

参考文献　Speck, R.V. & Rueveni, U. (1969), Speck, R.V. & Attneave, C.L. (1973)

集中的多元統合集団精神療法

Intensive Multi-modal Integrated Group Psychotherapy

集中的多元統合集団精神療法とは，複次統合療法（pluralistic therapy）の一つに位置づけられる処方体系である。複次統合療法は，時間や状況に制限がある中で精神療法の最大限の効果を追及するために，複数の種類の異なる精神療法を統合的に組み合わせて処方する方法の体系である。日本では，同一治療者による個人精神療法と集団精神療法である**コンバインド・セラピー***31*や，異なる治療者による**コンジョイント・セラピー***32*が，難治性患者（difficult patient）に処方されることがあるが，PTSD患者や反社会的問題行動に走

る青少年への適用を含め，複次統合療法それ自体を対象とした臨床および理論的研究は未だ黎明期にある。1980年から小谷英文は，集中的多元統合集団精神療法の臨床と技法的体系化を進めている。これは，患者の自我を同盟の対象システムとし，精神分析的小集団精神療法を核とした多重集団治療システムを，物理的に同じ場で，数日間という短期間に集中的に展開するものである。その治療機序の中心は，個々の患者の多次元的なシステム・バウンダリーの通過体験による，中核的自己感覚の活性化とそれを可能にする「信頼できる自我機能」の再発見である。

(西川昌弘)

関連項目：システムズ概念 25
参考文献　小谷英文(1994,1997)，西川昌弘＆西村馨(2003)

学級集団精神療法

Classroom Group Psychotherapy

学級集団精神療法は，集団精神療法を学級経営に適用した試みで，学級集団に直接介入する心の教育（感情教育）の手法として筆者らが開発中のものである。日本の学校教育は，学級集団を基本単位として展開されるが，通常の学級集団は課題志向的であり，児童・生徒の心の発達を促す情緒的な心理空間の保有が乏しい。そこで，①学級集団の情緒的な心理空間の保有を援助し，学級集団の**グループ発達** 70 を促すこと，②学級集団の成員である児童・生徒の感情表現を豊かにし，豊かな心の発達を促すことを目的として，学級集団精神療法の試みが展開されている。学級集団のグループ発達は，集団精神療法のグループ発達と類似し，形成期，動乱期，活動期，遂行期，分離期といった過程をたどる。学級集団精神療法は，道徳・学活等の時間を利用した週1回45分間の授業を，各学期を1クールとして1年間を通じて展開する。言語を媒介とした相互作用を基本にし，メンバーの実態・発達段階を考慮して，**言語的表現** 33 を促す活動を取り入れて授業を構成する。各発達段階別の目標は，低学年：活動を通じて豊かな感情表現ができる，中学年：仲間との心理相互作用を通して適切な感情表現ができる，高学年：言葉による適切な感情表現交流を通じて自己理解・相互理解を得る，である。

(雨宮基博)

関連項目：教師のためのロールプレイング 70，活動集団療法 157，児童期 169，思春期 169，成長グループ 161，教育機関 167
参考文献　Scheidlinger, S. (1982)，小谷英文(2000)

治療的グループ

Therapeutic Group

Scheidlinger, S. 30 (1982a)は，人を援助するグループを「誰が何を誰になぜ行うのか」という観点から，①集団精神療法（小集団精神療法），②治療的グループ，③成長・トレーニング・グループ，④**セルフヘルプ・グループ** 160 の4つに分類した。この分類によれば，治療的グループとはメンタルヘルス志向のグループであり，必ずしも訓練された集団精神療法の専門家によって行われるものではないが，入院もしくは外来における精神衛生専門家による様々なアプローチのグループがこれに含まれる。ソーシャルワーク，看護，養護，心理教育相談の延長において，投薬治療や個人精神療法などのメインとなる治療処方の補助的手法として用いられることが多い。グループという形態を最大限活かし，安心感と安全感を持って活動が展開されることによって，精神機能の治療的改善が図られると同時に，メインとなる治療処方がより効果的に機

能することも期待されている。治療的コミュニティ（**治療共同体** 121），社会的リハビリテーション・グループ，**作業療法**グループ 162，診断グループ，子どものガイダンス・クリニックにおける親のカウンセリング・グループ，などが例として挙げられる。　　　（井上直子）

関連項目：小集団精神療法の定義 3

森田療法

Morita Therapy

　森田療法は日本で生まれた**神経症** 173 に対する治療法で，森田正馬（1874-1938）が1919年にさまざまな苦労の末に作り出した。伝統的な森田療法は，自己抑制的で観念的傾向の強い神経症の一群（森田神経質と呼ばれ，不安，恐怖，強迫，心気症状を呈するもの）を対象に，入院して遮断的環境のもとで行われる。入院は1週間の臥褥期（個室で一日中食事とトイレ以外は横になり，不安と向き合う時期）から軽作業期，作業期，社会復帰期の4期からなる。軽作業期からは日記療法，作業期からは集団での作業が始まり，とらわれている自分の注意を外に向け，自分の健康な欲求を治療の場の作業や集団生活で発揮することによって神経症的不安を克服していく。それと共に自分の自己中心的なとらわれを集団での生活や治療者とのやり取りで気づき，修正していく。入院期間は森田の時代で4週間，現代では平均3カ月である。現在では積極的に外来でも森田療法が行われている。この**治療構造** 28 は，不安を持ちながら集団で作業を行うという厳しい**現実原則** 36 とともに，治療者，補助治療者，同じように悩む仲間との情緒的交流から得られる受容的側面からなる。後者でのグループ体験は森田療法の治癒過程に大きな役割を果たし，Yalom, I.D. 71 の挙げる11の治療的因子とほぼ重なるものである。日本で初め

ての組織だった集団精神療法といわれるゆえんである。　　　　　　　　（北西憲二）

関連項目：作業療法 162，サイコドラマと森田療法 48，
　　　　生活の発見会 138

参考文献　北西憲二＆近藤喬一（1985），Vinogradov, S. & Yalom, I.D.（1989）

セルフヘルプ・グループ（自助グループ）

Self-help Group

　セルフヘルプ・グループ（自助グループ）とは，同じ悩みや障害を持つ人たちが集まって作られた小グループのことである。その目的は，自分が抱えている問題を仲間のサポートを受けながら，自分自身で解決あるいは受容していくことにある。問題解決を目指したり社会に対して働きかけるグループもあるが，解決できない問題（障害等）の受容もセルフヘルプ・グループの大きな特徴である。専門家がグループ開設・維持に協力することはあるが，基本的に本人たちの自主性・自発性が最も重視される。よく知られたセルフヘルプ・グループは，1935年にアメリカで始められた**AA** 165（Alcoholics Anonymous）で，全世界に120万人の会員がいる。日本においてもAA（あるいは**断酒会** 165）の他，障害や病気に取り組む非常に多くの会が活発に活動をしている。最近では，虐待・犯罪被害者などの会も増えてきた。石川到覚ら（1998）の巻末には日本のグループがリストアップされている。また，まだ少数ではあるが全国に情報センターである「セルフヘルプ・クリアリングハウス」が誕生しつつある。　　　（高松　里）

関連項目：エンカウンター・グループ 140，課題志向
　　　　的グループ 155，セルフヘルプ・グループと
　　　　サイコドラマ 75，患者クラブ 136

参考文献　Gartner, A. & Liesman, F.（1977），
　　　　Katz, A.H. & Bender, E.I.（1976）

成長グループ

Growth Group

　メンバーの心理的成長を目的とするアプローチ。日米において捉え方に違いがある。日本では主として**エンカウンター・グループ**140等を指し、教育領域や専門家養成において盛んである。米国では、自己実現・成長を目指すグループだけでなく、病理が重くない人を対象とした治療グループや活動中心の治療グループ、例えば交流分析や**集団芸術療法**157などを含めて考えることが多い。しかし日米ともに同じ背景を持ち、人間性心理学の影響を受けて発展した。それゆえメンバーの主体性・意志・感受性・共感能力の重視、病理よりも人間の健康な機能や認知能力に着目する点、ファシリテーターが対等な立場からメンバーを支援する態度、「今・ここで」の介入33などを共通点とし、そこに治療グループとの違いも見られた。米国では力動的治療集団との区別の意味もあったため両国にずれが生じたが、その他に精神科医療のあり方、心理治療・カウンセリングなどに対する土壌の違いなども影響している。現在では治療グループであっても、成長という視点を持たず、患者の主体性や感受性、健康な能力を視野に入れなかったり、一方通行的なグループ運営をしていては、治療的たり得ないことは周知のとおりである。　　　　　　　　（裵岩秀章）

関連項目：ロジャーズ150
参考文献　畠瀬稔(1995)

親ガイダンス・グループ

Group Guidance of Parents

　我が国では、今日、不適応状態の遷延から社会的引きこもりに至った児童、青年の数は50万人以上と言われている。子ども達への心理的援助は、彼らが心理－社会的に依存している両親が入口となることが多い。親として助けを求めて来談するクライエントの大部分は、子どもが理解できないこと、親としての機能不全を主訴に、来談する。大都市部に在住する心理－社会的に剥奪された子弟への心理的援助から現代の**精神分析的集団精神療法**7を確立したSlavson, S.R.150は、子ども達を理解することと、特定場面における子ども達に対する両親の応答の仕方に焦点をあてた親ガイダンス・グループを展開させた。彼は、グループ目標を、①子ども達の特質と諸欲求への感応性を高めること、②両親の態度と養育に関する価値観を改めること、③子どもとの付き合いの適切なやり方を徐々に発展させること、に置いた(1958)が、グループ作業を通じて、「親としての自分」の取り戻しと機能分化を目指す。親ガイダンスグループは、自身の治療動機が必要な集団精神療法と異なるが、それゆえに一人ひとりの親の**アセスメント**104と選択、集団力動の取り扱いがより一層必要となる。子どもの成長は早いため、親の疾病利得は重大な問題である。

（西川昌弘）

関連項目：家族療法156, 児童期169, 思春期169, 青年期171
参考文献　小谷英文(1995b), 皆川邦直(1996)

フリー・グループ

Free Group

　時間・場所の決まった会合に自由に参加できる個人によって構成されるグループを指すPinney, E.L.11(1982)の用語。フリー・グループにはメンバーシップの境界はあるが、継続出席が求められるわけではない。精神療法

作業というよりも，居場所を得ること，自己表現の練習体験をすることが主目的であり，集団治療の**ウォーミングアップ**$_{30}$や，治療終結後の移行的環境として用いられることも多い。その意味で，コミュニティ・アプローチと集団精神療法の中間的処方とも言える。その形態の柔軟さゆえに，メンバーにはさまざまな居方，関わり方が許容される。出入りの自由さが認められるだけでなく，人と関わらないまま場にいることが保証され，それが安心感や所属感の基盤となる。時には，役割実験的社交活動なども導入しうる。そのような体験は，自我機能の低い者，シゾイド傾向の高い者にとっては強力な自我支持的効果を果たす。なお，わが国ではこのような形態を「オープン・グループ」と呼ぶことが多いが，それは集団精神療法の構造を規定する概念であり，区別して用いられるべきである。

〈西村　馨〉

関連項目：コミュニティ心理学$_{142}$，治療構造$_{28}$
参考文献　小谷英文(1998)，西村馨(1999)

ミニグループ

Mini Group

グループメンバー2人から3人に対して，セラピスト2人あるいは1人が加わる形の，最小のグループ・サイズで行われる集団精神療法。Fuller, J.S. (1977) によって報告された，社会関係が乏しい子どもに対して，他の子どもと親密なピア関係を形成するための治療に用いられたデュオ・セラピー (duo therapy) がその原型である。ミニグループにおいては，通常のサイズのグループに比べると，より密なメンバー同士のピア関係や大人（セラピスト）との関係が展開し，**危機介入**$_{137}$もより迅速に対応できるのが特徴である。そのため，発達的にチャム経験の体験自我を賦活すること が治療課題の**児童期**$_{109}$，あるいは**青年期**$_{171}$の**退行性**$_{20}$の患者群，およびPTSD患者群のような，パニック体験を有し小さく安全な擬似家族的集団にしっかりと包まれる体験を必要としている危機介入患者群の場合に，きわめて有効な治療形態といえる。特に現代の少子社会においては，きょうだい体験の希薄な子どもの同胞関係の発達経験を補うために注目される処方である。

〈河野貴子〉

関連項目：サリヴァン$_{146}$，集団設計$_{30}$，集団構成$_{29}$
参考文献　小谷英文(1998)，河野貴子＆小谷英文(1998)

作業療法

Occupational Therapy

作業療法は，人間の主体的な営みと関係する作業活動を主要な治療手段として，人や環境に対する効果的な適用を図り，対象者の幸福の実現に必要な作業ニーズの充足を目的に働きかける治療である。目的をもった作業や行動が健康的な生活を促進し，必要な日常生活能力によって障害を予防する。対象者のより積極的な作業活動への参加が作業療法過程の鍵である。わが国の法律で「作業療法とは，身体または精神に障害のある者に対し，主としてその応用的動作能力または社会適応能力の回復を図るため，手芸，工作その他の作業を行わせることをいう」と定義づけ，発達，**老年期**$_{171}$，身体・精神障害などの領域で各々個別および集団の治療が行われる。集団作業療法は，集団力学と地域精神医療の台頭を契機に発展したが，作業遂行による言語・非言語的交流経験から集団適応の向上を図る場と考えられる。実践モデルとして，Fidler, G.S.の課題集団（ストレス，葛藤，問題探索と行為を通した学習），Mosey, A.C.の発達集団（発達段階ごとの集団関係技能を習得），Howe, M.C.らの

機能集団（個々の欲求充足や成長を達成），Remocker, A.J. らの構成的集団（自己探究や成長・変化の経験とコミュニケーション練習 *185*）等がある。　　　　　　　　　　　　　（小林夏子）

関連項目：生活技能訓練の定義 *83*，社会生活機能 *83*，作業活動分析 *176*，並行集団 *155*，リハビリテーション *132*

参考文献　Kielhofner, G. (1992), 小林夏子 (1994), 矢谷令子 (1999)

リクリエーション療法

Recreation Therapy

リクリエーションとは，本項では，再創造のための，報酬によって強制されない，その活動自体に動機づけられた自由な楽しい活動ととらえられる。1950 年代に米国で提唱された治療的リクリエーション (therapeutic recreation) の考えを基に，特に集団に用いるリクリエーション療法では，観劇，音楽鑑賞といった受け身のものから，スポーツ，ゲーム等の能動的なもの，花見，クリスマス会のような季節感を味わうものまで幅広い。効果として，治療環境への適応，意欲・体力の回復，対人関係の改善等が挙げられ，**リハビリテーション** *132* を中心とした治療法である。対象は幅広いが，老人，精神・身体障害者に多く用いられている。集団としては，2，3 人の集団，病棟単位から施設全体まで，規模は，多様に適用される。基本的に**並行集団** *155* であるが，活動の企画から準備，実行に対象者が関わる場合，課題集団へと移行する。集団によるリクリエーション療法では，解放感，自己効力感だけでなく，ゆるやかな**集団凝集性** *194*，愛他性を体験し，さらに特化した集団精神療法へのレディネス作りにも貢献する。

（星野法昭）

関連項目：課題志向的グループ *155*

参考文献　江崎修造 (1995), 鈴木秀雄 (1995)

ダンス・セラピー

Dance Therapy

ダンスや身体動作を用いた，精神療法的アプローチの一形態。ダンス／ムーブメント・セラピーとも呼ばれ，身体動作と精神内界の力動との関連性に注目し，ダンスや動作の持つ象徴性や表現性を治療的に活用する非言語的精神療法を指す。1940 年代に米国のモダン・ダンサー Chase, M. が，精神科入院患者にダンスを用いた**働きかけ** *135* を行ったのが始まりである。その後この技法は，諸派の精神分析や Laban, R. の動作分析の影響を受けながら精神療法的アプローチとして発展し，チェイス派をはじめとして，依拠する理論や技法を異にする様々な流派に分かれた。方法としては，治療者がクライエントの自発的で健康的な動作表現を支持し発展させていく形が一般的である。1966 年に米国ダンス・セラピー協会が設立され，他にカナダや欧州，イスラエル，日本等の国々で実施されている。主な適用は，精神科治療や予防，教育等で，個人でも集団でも実施可能である。なお，広義には，ダンスや身体を動かすことを通じて，楽しみやリラックス，カタルシスを行うことを目的としたものも含まれる。　（鍛冶美幸）

関連項目：運動表現療法 *164*，活動集団療法 *157*，集団芸術療法 *157*

参考文献　Schmais, C. & White, E.Q. (1986), Levy, F.J. (1992), 鍛冶美幸 & 香田真希子 (1998)

運動表現療法

Group Relaxation Therapy Utilizing with Body Movement and Expressions

うつ病者 [174] への総合的治療戦略の一環として、町田市民病院神経科で開発・導入された集団ボディ・ワーク・プログラム。その目的は、①身体活動をなごやかな集団的雰囲気の中で実施することによって、不安・緊張を除去し、心身の自然な動きやリズムを整え、活動性を高めること、②身体を治療的に動かすことにより、「やりすぎ」を押え、自然な行動の拡大を促すことにあり、徹底して身体運動・表現に着目し、「からだ」から「こころ」へのアプローチを目指す。バイオエナジェティックス (Lowen, A., 1974) をうつ病者のグループに適用することから開始され、そこに野口体操、気功法、表現教育などさまざまな技法を折衷的に取り入れて実践していくなかで現在の形に定式化されていった。約1時間の枠内で実施される集団プログラムは、①自己紹介、身体ほぐし→②ペア・マッサージ→③リラクセーション→④ゲーム・遊び→⑤リズム体操→⑥おたけび→⑦感想（**シェアリング** [55]）、というメニューの組み合わせと流れによって構成されている。現在では、複数の総合病院精神神経科、精神科デイケアなどにも導入され、うつ病のみならず**神経症** [173]、**統合失調症** [174]、人格障害など適用対象も拡大している。さらに、働く女性や外国人留学生の心身の健康増進プログラムとしても適用されている。

（箕口雅博）

関連項目：リクリエーション療法 [163]、ダンス・セラピー [163]

参考文献　近藤喬一 (1998)、箕口雅博ほか (1999)、中村敬ほか (1988)、Lowen, A. (1974)

家族会／全国精神障害者家族会連合会（全家連）

Family Group / the National Federation of Families with the Mentally Ill in Japan

知的障害、自閉症、アルコール・薬物依存などを持つ患者の家族も独自の会を結成し活動しているが、通常は精神病を家族の一員に持つ人々の集団を指す。家族会活動の発展は精神保健施策の転換期と密接な関係があり、アメリカでは1970年代の**脱施設化**政策 [131] の進行とともに運動が盛んになった。多くの重症患者が地域に戻されて生じる軋轢、烙印（ステイグマ）、孤立との苦闘、あるいは当時流行した分裂病（**統合失調症** [174]）母原説を唱える専門家への反発などが大きなエネルギーとなり、米国の精神病患者のための全国連盟（NAMI）は大きな組織へと発展した。日本でも、ライシャワー大使刺傷事件の後、精神衛生法が患者取り締まり法へと改悪されようとする動きがあった1964年に、全国精神障害者家族会連合会（全家連）が結成された。地域や病院を単位とする小さな家族会から全国規模の連合体までその組織規模はさまざまであるが、家族会の意義は、①家族として同じ苦悩を抱えている人々の相互協力と自助活動、②**共同作業所** [166] の運営など精神障害者の直接的な支援活動、③精神障害者の代弁者としての権利擁護活動などにある。近年は、精神保健福祉法の改正などに大きな影響を与える団体にまで成長している。しかし、精神障害者の当事者団体と考え方がかならずしも一致せず運動方針を巡って対立することもある。

集団としては、**課題志向的グループ** [155] であるが、地域や病院の小さな家族会では共通の喪失体験を共有する人々の**セルフヘルプ・グループ** [160] としての機能も併せ持つ。しかし、家族のための集団精神療法や**認知行動療**

法[83]のグループとはその目的や機能が異なり，峻別されるべきである。　　　（伊藤哲寛）

関連項目：家族会における実践[85]，社会療法[130]，障害受容[113]

参考文献　伊藤哲寛 (1997)，全家連30年史編集委員会 (1997)，岩田泰夫 (1997)

断酒会と AA

Danshu-kai & AA (Alcoholics Anonymous)

断酒会と AA (Alcoholics Anonymous) は，ともに断酒を目指す**自助グループ**[160]で，アルコール依存症者への援助や治療の中で大きな役割を地域で果たしている。断酒会は，戦前からの禁酒運動とアメリカの AA の影響を受けて戦後，結成され全国的に組織化された。日本の AA は，70年代になって広められた。それぞれの活動の基本は，断酒会では「例会」，AA では「ミーティング」と呼ばれる1時間半から2時間のセッションで，数人から多くは数十人のメンバーで毎週何回か実施される。そこで，断酒会の言葉を使えば，「体験談に始まり体験談に終る」「言いっぱなしの聞きっぱなし」で酒歴に基づいた体験談がなされる。数多く継続的に参加することで，断酒継続を可能にし，さらには豊かな人間性の回復を目指す。両者の違いは様々あるが例えば，断酒会の例会が，家族の同席，さらに医療や福祉関係者の参加も認めるオープン形式をとるが，AA では依存症者本人のみのクローズド形式が基本で，家族はアラノン (Al-Anon) という配偶者の会をもつ。また AA では匿名性が堅持される。これらの会と狭義の集団精神療法との違いは，自助グループである点や，生涯の参加が可能である点などである。　　　　　　　　　　（磯部修一）

関連項目：アルコール依存症のための実践[75]

参考文献　新福尚武 (1984)

ヒューマン・リレーションズ・ラボラトリー

Human Relarions Laboratory

小グループでの対人関係のあり方を観察・フィードバック[95]し，成員の対人関係能力を高めることを目的としたアプローチ。**Lewin, K.**[178]により，1946年に**Tグループ**[139]として始められた。その後ナショナル・トレーニング・ラボラトリー (NTL) が設立され，Tグループが組織的に実践されるようになると，**Rogers, C.R.**[180]の来談者中心療法の影響を受けて，感受性訓練 (sensitivity training) の流れが生まれた。Tグループが対人関係における概念，スキル，理論の学習を重視するのに対し，感受性訓練はリーダーとメンバーの実存的な出会いとそこでの感情を取り扱うことを通しての個人の成長を目標とするという違いが見られる。その意味で前者は**心理教育**的[103]であり，後者は心理療法としての性質を強く持つ。しかし次第に両者は融合し，あまり差異は見られなくなった。現在はどちらを強調するということでもない，ヒューマン・リレーションズという呼び名がよく用いられる。ラボラトリーという呼び名は，現実社会を離れた「実験室」空間において，個人の発見，学習，成長があるという考え方を反映している。日本では立教大学キリスト教研究所，南山短期大学等で盛んに実践されている。

（裵岩秀章）

関連項目：ロールプレイ[94]，成長グループ[161]

参考文献　星野欣生＆津村俊宏 (2001)，津村俊宏＆山口真人 (2000)

各種アプローチ

医療機関

Medical Institution

　医療機関における集団精神療法の普及と日本の精神医療の発展とは密接に関係してきたと思われる。加藤正明(1985)の回想によると，戦前の日本で集団精神療法は全く知られていなかったという。しかし入院した慢性の**統合失調症者**[174]に対して，**作業療法**[162]，**リクリエーション療法**[163]，生活指導，**生活療法**[135]などのグループワークが行われていた。唯一組織的な集団力動を利用した**神経症**[173]の精神療法として**森田療法**[160]が挙げられる。

　そして第二次世界大戦後に米国精神医学の影響のもとに，医療機関で言語的交流を主とする集団精神療法が始まった。当初は精神病院内での慢性の統合失調症患者を主な対象とする集団精神療法であった。日本集団精神療法の前身である集団精神療法研究会の演題(1978-1984)をみると，統合失調症を対象とした入院での集団精神療法が多い。しかし入院と共に外来での集団精神療法やデイケアも積極的に行われ，その**グループ・プロセス**[193]が論じられている。

　最近の杉山恵理子らの実態調査報告（わが国の精神医療現場における集団精神療法の実施に関する全国規模の調査，1995）によると，入院・外来の少なくとも一方で集団精神療法を実施している病院は，全体の41.6％であった。グループワークのみ実施している病院を含めるとグループを媒介として活動を実施している病院は全体の74.9％にのぼった。

　その手法は，大集団精神療法，小集団精神療法，**認知行動療法**[83]（主としてSST），心理劇であった。そして集団精神療法の導入の病院への影響として，スタッフの**治療過程**[70]に関する関心が高まること，患者理解が厳密となり，病棟内力動の理解が深まる，病棟内の雰囲気，治療的環境の力動が活性化し，コメディカルスタッフの治療活動意欲が高まる，などが報告された。問題点として，導入を丁重に行わないと集団精神療法実施スタッフが孤立する傾向があるという。

　日本の精神医療機関において集団精神療法あるいはグループワークが重要な治療の手段となって来た。しかしそれは患者の個の尊重を伴ったものでないと，逆に治療者主体の治療となり，単なる病院にとってのよい患者を作り出す可能性も否定できない。集団精神療法，特に**コミュニティ・ミーティング**[122]は病院全体に開かれた治療法として理解し，常に患者の異議申し立てを保証するものでなければならないだろう。そうすることにより，今でも絶えることのない精神医療機関における患者の人権無視という事態は避けられよう。また集団精神療法は個人精神療法や薬物療法と異なり，医療機関の経営者や働くスタッフに対して大きな影響を与えうる。したがって集団精神療法を精神科医療機関に根づかせ，集団精神療法に携わるスタッフが孤立しないためにも，医療機関の経営者の姿勢が重要であり，彼らの姿勢が問われよう。

(北西憲二)

関連項目：精神病院の治療構造[134]，治療共同体[121]
参考文献　増野肇&山口隆(1985)

共同作業所

Sheltered Workshops with the Function Similar to Day Center or Drop-in center

　精神障害者のために**ボランティア**[176]や家族が草の根的に各地に設立した地域社会資源の一つである。他の精神障害者社会復帰施設のように精神保健福祉法の中で正規に位置づけられておらず，運営基盤，経営基盤が不安定であるが，精神障害者の地域支援施設とし

てはもっとも数が多い。通所授産施設など精神保健福祉法で定められた社会復帰施設がきわめて少ない我が国では、それらを補完あるいは代替する社会資源として、コミュニティ・ケア推進のために重要な役割を担ってきた。国や自治体から一部運営助成金が出されているが、自治体によって助成額に大きな差があり、運営資金に悩んでいる作業所も多い。このような小規模施設が経営基盤の安定した社会福祉法人に移行できるように社会福祉事業法が最近改正された。

運営規模が小さい、地域の生活圏内に散在しており利用しやすい、医療の傘のもとにないなど、いわゆる法定社会復帰施設にない特徴を持っている。その機能は施設によって多様であり、福祉的作業所として、当事者が気軽に立ち寄り憩うことのできる溜まり場として、あるいは生活支援や生活相談の場としてなど、さまざまな形で利用されている。集団としては**課題志向的グループ**であるが、**シェアリング**、**障害受容**の場としても重要である。 　　　　　　　　　　（伊藤哲寛）

関連項目：家族会／全国精神障害者家族会連合会、就労援助プログラム、脱施設化

参考文献　藤井克徳(1998)、東雄司(1995)

開業心理療法機関

Psychotherapy Clinic

開業心理療法機関における集団精神療法を大きく特徴づけるのは、個人契約に基づく臨床心理学的サービスであり、**医療機関**ではないという点にある。したがって、医療的ケアを必要としないクライエントが主な対象となる。医療的ケアを必要とする場合には、連携可能な主治医から了解を得たクライエントのみを対象とする。集団精神療法は、単独手法として行われることもあるが、多くの場合は個人精神療法を第一手法とした第二手法として組み合わせて行われる。**コンバインド・セラピー**または**コンジョイント・セラピー**として同時期に並行して行う場合や、個人精神療法への導入として、あるいは個人精神療法からの旅立ちとして時期を前後にずらして行う場合である。医療や他のセラピストと連携する際には、相互の信頼関係を維持、強化することが課題となる。とりわけ対象関係の混乱したクライエントや対象希求性の強さから対象への反応性の高いクライエントの防衛や**行動化**によって、この信頼関係が揺さぶられることが起こりうる。速やかな精神療法内作業による取り扱いと共に、時には対処するためのケース・マネージメント能力もセラピストには求められる。

　　　　　　　　　　（井上直子）

関連項目：外来における実践、精神分析的集団精神療法

参考文献　Roberts, J. & Pines, M. (1991)

教育機関

Education Agency

第二次世界大戦後、民主主義教育の基本を伝え、教育に大きな指針を与えたのがアメリカの教育学者 Dewey, J. である。彼が主張した教育機能は、指導 (direction)、統制 (control)、ガイダンス (guidance) の3つで、理論的には、3機能がバランスよく果たされるならば、教育は健全でかつ効果的な成果をあげることができる。しかしわが国の教育機関において、戦後50年を経る中で、指導と統制の区別はなくなり、二者の強力な圧力の下、Dewey の主張した第三機能のガイダンスは、教育方法として顧みられずほとんど消え去ってしまっている（小谷英文, 1993a; 2000）。今日、生徒個人への対応が不十分なまま前二者中心

の集団教育に頼り過ぎる結果，児童生徒集団のみならず，教師集団にも働く集団力学によって，指導と統制の連動的強化が生じている。本来，児童生徒の指導－統制が集団圧力の中で展開されればされる程，その妥当性の点検と**フィードバック**[35]が児童生徒個々人の集団適応反応の確認を通じてなされなければならない。教師の**リーダーシップ**機能不全[193]によって，いじめ，**スケープゴーティング**[22]も容易に生じる。わが国の教育機関は，戦前の全体主義的集団教育のコンプレックスから未だ抜け出せていない。　　　　（西川昌弘）

関連項目：斉一性への圧力[196]，学級集団精神療法[139]
参考文献　Véase de Douglas, T. (1995), Dewey, J. (1938)

学生相談

Student Counseling

学生相談は，知能・年齢・社会的背景の比較的類似な**青年期**[171]を中心対象とした大学コミュニティの教育的サービスの一環として行われる。そのため，適応援助，修学生活の充実，進路選択，発達促進，人格的成長などが重要な援助課題になる。そこでのグループ手法は，所属感をもたらし，対人関係に幅を与え，自我同一性の確立に貢献する強力な手段となる。わが国では，ロジャーズ流の**エンカウンター・グループ**[140]がめざましい普及を遂げ，大きな成果を上げ，大学合同企画にまで発展した歴史を持つ。また，授業の枠組みで自己理解や成長のためのグループ体験が行われることもある。一方で，比較的重症な学生の生活援助のために日常的な**フリー・グループ**[161]が行われることもある。来談学生の重症化が叫ばれる現在，積極的な治療グループや**コンバインド**[31]／**コンジョイント・セラピー**[32]の積極的導入が望まれるだけでな

く，学業技能や**社会生活技能**[37]の習得をめざすグループ・カウンセリング，各種**自助グループ**[160]の運営指導，学内少数派の適応援助グループなどの展開も期待されている。

（西村　馨）

関連項目：成長グループ[161]
参考文献　都留春夫 (1994)，佐治守夫ほか (1977)，佐治守夫ほか (1981)，小柳晴生 (1999)

矯正機関

Correctional Institution

矯正機関には，未成年を対象とする少年鑑別所，少年院，成人を対象とする拘置所，刑務所がある。いわゆる処遇を主として行っているのは，少年院と刑務所である。そこでは，被収容者たちの犯罪・非行性を除去し，社会適応力を養うため，生活指導を中心とした処遇プログラムが実施されている。集団精神療法もその一環として位置づけられる。犯罪・非行という問題行動の背後には，家族や友人との葛藤といった不適応，知的能力や人格の問題，精神病など多様かつ幅広い水準の問題が存在し，その改善には，個々の被収容者の問題を的確に把握し，それに応じた処遇を実施することが必要となる。実際に集団精神療法を実施する際は，例えば覚せい剤依存や性犯罪といった共通の問題を持つ者ごとにグループ編成することが多い。対象となる被収容者は，自分の問題を認めようとしない，困っても他人に助けを求めようとしないといった特徴を持つ。また，矯正機関における精神療法は，治療の対象者が拘禁されており，治療者と対象者の関係が，権力を持つ職員と力で抑えられる被収容者という立場の影響を受け，対象者の自発的な取り組みが得られにくいという構造上の特徴も持つ。　（川端壮康）

関連項目：施設病[171]，矯正現場での実践[71]，活動集

団療法 157
参考文献 藤岡淳子(1998)

児童期

Childhood

児童期の**精神分析的集団精神療法**は治療者の分析的な言葉による介入とメンバーの活動（アクティビティ）から構成される。治療集団で起こっている事柄それ自体と，それらがどのように自分の生活の状況に関連あるかを子どもが思案することを励ますために，治療者は折りよい時期に説明，**解釈**や助言を提供し，子どもが自分の気持や行動の意識的，無意識的な動機に注目するように導く。行動的問題の他に**神経症**症状がある子どもの治療に用いられる。

神経症的な子どもは，発達問題に関連ある不安を管理する心理的な機能がまだ備わっていないため，精神内的葛藤を表面化できる分析的な治療が必要である。治療者との間で安全かつ指示的な**転移**関係を築きながら，子どもは，抑圧されていたリビドー的，敵意的，そして，他の気持に対して気づきを深め，これらの感情をカタルシス的に発散する能力が備わる。集団で自分と似た気持ちを他の子どもが持っていることを発見すると，一般化の要因を通して子どもは，ほぼ即座に安心感をいだく。治療者に対しての転移は促進され，メンバー間の転移が設立される。集団メンバーは，感情的なカタルシスを及ぼす人としての役割を果し，自分の問題について話しあうことを互いに活性化し，**修正情動体験**に導く。

治療者は，積極的に心理的に適切な時期を見計らって一対一，数人，あるいは，集団全体との話し合いに取り組む。これらの話し合いは，子どもの個人遊びや集団メンバー間の交流から生じる気持ち，空想，そして両価性等に注目する。子どもが表現する気持や連想的な観念は，家族状況に関連があり，治療集団に置き換えられる。治療者は，子どもが表現する御膳立てをし，個人的な開示ができるように子どもを楽な気持にさせる。適切な時に治療者は子どもに説明，提案，反映，あるいは，**心理教育**をする。介入は子どもの感情的耐久力や処理能力に合わせて調節される必要がある。

人形や家具などといったリビドーを活性化する遊び道具を使い，治療者が子どもと共に顕在行動や，彼らの内的心理的問題を探求できるようにする。このような道具は，意識的，無意識的に子どもの考えや気持，特に口愛的，肛門的，そして，性的な冒険や空想に関連あるものを遊びを通して引き出す性質がある。9歳から前**思春期**の子どもは同一性形成を結晶化するために同性の治療者が率いる同性集団が最適である。分析の初期位相においては，集団持続のために初期**抵抗**の発見，分析，そして，扱いが絶対的に必要である。

〈大野木嗣子〉

関連項目：スラブソン 150，仲間集団現象／同胞葛藤 24，活動集団療法 157，遊戯療法とサイコドラマ 71

参考文献 Kymissis, P. & Halperin, D.A. (1996), Riester, A. & Kraft, I.A. (1986)

思春期

Early Adolescence / Mid-Adolescence

発達過程の一つの時期で，**児童期**に続き，第二次性徴の発現がみられ始める時期から身体的・性的な成熟が完成する時期までをいう。発達過程は，思春期に続いて，身体イメージが統合され自己－表象とアイデンティティの感覚が安定してくる時期から心理的な

装置が比較的安定し成人と同じように機能し始める**青年期**へと連なる。

思春期という用語は，生物学的には puberty という用語が用いられるが，心理学的には adolescence という用語が用いられ，青年期という用語との間で，訳語上の混乱がみられる。ここでは，身体的成熟とそれにともなう自己イメージや仲間集団のありかたの違いから，思春期には，青年期前期（12～15歳）と青年期中期（15～18歳）を示す early adolescence と mid-adolescence の用語をあて，それに続く青年期後期（18～21歳）を示す late adolescence を青年期とし，用語上の区別しておく。

思春期は，生物学的な身体的・性的成熟への心理的適応過程であり，本能衝動の高まりと身体イメージの変化によって，表面上は非常に混乱しやすい時期となる。一方でこの混乱は，性衝動と攻撃衝動も含めた統合的な人格構造が確立されていくために必要な心理的プロセスでもある。

集団精神療法の観点からの思春期に関しては，**Scheidlinger, S.** (1982) が詳しく検討している。思春期前半（early adolescence）の青年は，強烈な身体的変化に対処しなければならず，それにともなう自己イメージの統合性への不安と，性衝動と攻撃衝動による不安も喚起され，恥やきまりの悪さという感情が生じる。彼らは，それらの感情を特に大人の目から隠そうとする。身体的な成長の男女差や個人差は別の不安も喚起する。この時期の青年の内的葛藤は行動によって表現されやすく，伝統的な心理療法のアプローチに乗りにくい。同性との対等なピア集団は，この時期は安定性は欠くものの，彼らの普遍性の獲得に役立ち，自尊心や価値観・行動の規範をもたらし，豊かな活動エネルギーの出口として機能する。思春期前半の青年を対象とする集団精神療法は，反治療的な不安を喚起しないために，同性で組み，大人との情緒的結びつきを薄める効果を持つ活動やゲーム，インフォーマルなディスカッションをところどころにおいて設定するとよい。そのようなグループのなかでも，彼らの自意識は過剰となり，大人に対する暖かい気持ちは，挑発や敵意をあらわにすることに置き換えられやすい。

思春期後半（mid-adolescence）の青年は，発達的に受けるストレスにある程度適応しはじめてきている。身体イメージはまとまりつつあり，自分の抱くファンタジーへの恐れは減少し，衝動コントロールにおける欲求充足に間が持てるようになる。安定したピア文化とのかかわりを深くもちながらも，信頼できる大人との交流を持ちたがるようになる。しかし同時に，気分の変動は起こりやすく，**退行**しやすい傾向も持つ。思春期後半の青年を対象とする集団精神療法は，異性で組むことが可能であり，セラピストや仲間との信頼という基本的問題を解決すれば，性への関心や職業への興味などのテーマを語ることが可能になる。ただし，大人のグループと異なり，情緒的交流が突然止まり，沈黙や日常のありふれた会話に変わってしまうということが生じる。

思春期の集団精神療法はこの時期の青年にとって望ましい治療処方であるが，治療設定の工夫や発達特異的な現象への理解とともに，セラピストのアクティブさが求められ，加えて特有の**逆転移**感情が生じるなど，特別な技法の習熟が求められる。　　（能　幸夫）

関連項目：活動集団療法，集中的多元統合集団精神療法，コンバインド・セラピー，能動的治療者／受動的治療者

参考文献　Freud, A. (1958), Scheidlinger, S. (1982a, 1984)

青年期

Adolescence

　青年期は**思春期**[769]に比して社会的側面が強調された用語である。その意味で，思春期と青年期は人間固有の発達段階で，他の動物はこの段階が非常に短いか，もしくは持たないという Kymissis, P. (1993) の指摘は示唆的である。日本や西欧社会では18歳から21歳くらいまでがそれに当たるとされる。多くの西欧諸国では18歳から選挙権が与えられているが，日本では20歳からである。Blos, P. (1985) は，対象依存から対象愛への移行期だと述べている。Erikson, E.H. (1959) は基本葛藤を自我同一性対役割混乱と見なした。また **Sullivan, H.S.** [746] (1953b) は，前思春期のチャムシップ・ペア（chumship pair），水いらずの親友関係を様々な事象に関する妥当性の相互的一致の追求を通じて確かな現実検討能力の展開を可能にするユニットであり，性器成熟後の実り多い仲間集団形成へと導くと考えた。**集団成員性**[791]は，青年にとって救命装置であり，幼児的な依存性から分離と同一性形成へと導く不安定な掛け橋板となるのである。そこで彼らは仲間の中で自分たちが何者であり，自分たちがどこに属しているのかを発見できる。Aronson, S. & **Scheidlinger, S.** [39] (1993) は次のように指摘している。セラピストは，彼らの英雄となり**集団凝集性**[794]を創りだす手助けをする。治療目標には彼らの①親への依存性を減らすことと，②不安への対処技術と，③攻撃欲動と性欲動を充足するために受け入れることができるやり方を発達させることが含まれ，①仲間関係を改善させたり，②自律性を増大させたり，③学業を展開させるための情報を獲得したりすることを援助することを通じて先の3目標の達成に資すると述べている。また彼は，セラピストや仲間に対する信頼感という，基本的な問題が解決したならば，青年は，概して，権威に関わる問題，職業と社会の問題，性的な問題や，人間の条件などについて，有意義な独特の話し合いができる。ここで重要なのは，大人グループとは違って，情緒的に負荷の高い相互作用が突然止められることも少なくはない点である。急に沈黙したり天気の話題に移ったりするのは，通常は**抵抗**[71]の現われというよりも，単に青年は，特定の短い時間しか，情緒的負荷の高さに耐えることができないということの現われであることが多い。グループが成熟してくると，各々の「違い」というものが起こることを認識しつつ，その「違い」は作業すれば交渉することができるものであり，すべての「違い」について関心と尊敬が向けられるということを認識していく。さらに，治療的努力は，個々人がその気持ちを行動によって表現することではなく，話をすることで表現することに向けられる。この課題は，否認や外在化，誇張することや欲求不満を我慢することが普通に行われる青年にとって決して簡単なことではない。

(西川昌弘)

関連項目：集団構成[29]，同一視[79]，集団同一性[796]，期間制限集団精神療法[32]

老年期

Senescence

　団体や集団への所属を通じて社会的活動に参加したり，他人と交わることが，高齢者の精神的健康や情動の**リハビリテーション**[132]に好影響を与えることは，以前から知られていた。老年期の集団精神療法は，この意味で予防的にも治療的にも重要な役割を果たすであろう。それには対象や目的によってさまざまなやり方がありうるが，なんらかの病理や

障害を持つ臨床的集団と，健常高齢者が中心の非臨床的集団とに大別できよう。前者の目標は改善の可能性があると判断される**神経症**か，感情病，**統合失調症**か，アルコール依存などの精神医学的問題を抱えこむ人々の治療やケアである。後者は，たとえば定年退職などの人生の出来事に伴なう喪失体験，過去の人生体験やこれからの余生をどう生きるかについての考え方や感情の問題を集団のなかで話し合うことで，各成員の心身の健康に貢献することを目標とする。集団の一員になって社会との連帯や個人の自尊感情が維持・強化されることも，集団によるアプローチの効用であろう。実施にあたっては重い心身障害のあるもの，集団への参加の意志がないものは適用がむずかしい。こうした徴候が認められず，集団に参加する意志があり，老年期に入る前に相当の適応水準が証明されている場合は適格者と言える。高齢者の集団では成員間の自由な会話の進行が困難なことがあるが，Silver, A. (1950) は次のような話題に集団を誘導する面接技術を提唱した。いくども議論の対象となる話題は，①古き良き時代，②社会・経済的困難，③家族から拒否されているという感情，④老年の孤独，⑤身体的不調，などである。これに関連して，①信仰心，②結婚や情愛生活，③歴史的な出来事，④食物，などが常に話題の中心になるという高齢者集団における成員の思考内容に関する報告もある。老年期の集団治療が個人治療に勝る点は，それが後者に比べて不安や緊張が少ないこと，自分の感情や思考を集団の中で明らかにすると同時に，他人の態度に反応することを迫られるといった事実である。また，集団の他の成員との**同一視**かや相互交渉により生じる感情の成熟なども利点としてあげられる。老年期の集団によるアプローチに深い洞察の獲得を目指すことは無理としても，社会化，対人関係や集団同一視の増進と並んで自己表現の助長に焦点づけして実施するとき，より大きな効果と意義を期待できよう。高齢化が進むわが国の社会で，老年期集団療法の必要性が今後各分野から高まることが予想される。　　　　　　　　　　　　　　　（近藤喬一）

関連項目：老人施設での実践か，ソシオドラマか，治療要因か

参考文献　Linden, M.E. (1956), Toseland, R. (1980), Wolff, K. (1963)

精神遅滞

Mental Retardation

Pantlin, A. (1987) は，セラピストに対する強力な**理想化**か や依存に精神遅滞者の特徴があること，**逆転移**かとしてセラピストが保護的になりすぎること，発達障害者が「理解の遅さ」を防衛として用いることを指摘している。発達遅滞者の主要なグループテーマとして「アイデンティティ感覚」「違い」「セクシャリティーへの恐怖」が挙げられている。コ・セラピストの導入は，両親の象徴のみならず，一人の治療者に安全に否定的感情を向けることを可能にする。Sinason, V. (1992) は，長期にわたる**精神分析的集団精神療法**かに関して，1年目は一次的な本来のハンディキャップに対する過剰な防衛である「二次的な心理的ハンディキャップ (secondary mental handicap)」を理解し，取り扱い，2年目はこのハンディキャップに変装して隠れている異質性にまつわる喪失と悲嘆を取り扱い，3年目はセクシャリティの問題，依存欲求，見捨てられ不安を取り扱うという大きな流れを報告している。また技法的には，モザイク・メイトリックスの有用性が指摘されている（中川剛太ら, 1998)。　　　　　　　（中川剛太）

関連項目：精神分析的システムズ技法か，コ・セラピーか，集団精神分析か

嗜癖

Addiction

　従来アルコールや覚醒剤などの継続的な摂取によってひきおこされる障害は，薬物探索行動や身体依存を中核的な症状としてもつ依存症と定義されて来ている。しかし最近ではアルコールや薬物，それに食物（**摂食障害**↗*175*）という物質への依存だけでなく，ギャンブルや買い物というような行為への依存，アルコール依存症の家族で問題になることが多い共依存という人間関係への依存にまで拡大して，これらを嗜癖として捉えるように変わりつつある。これら嗜癖者は自らの情緒や自己評価への不安，そして他者との間の不安を調節するために，物質や行為に反復的強迫的に頼る。さて嗜癖の臨床では，集団精神療法や**心理教育**↗*103*，家族支援など，グループ・アプローチを抜きに語ることはできない。退院後は，**自助グループ**↗*160*が引き継いでいくのが一般的だ。治療の初期過程では，嗜癖者の否認を弱めることが主要な治療目標となるが，これを治療者一人が**直面化**↗*35,125*して打開しようとすることは当面困難で，支持的な**リーダーシップ**↗*193*のもと，仲間意識が醸成される集団は，否認を弱める力を持つ。また本人や家族に，嗜癖についての正しい知識を供給することは，集団療法の教育的な役割である。

(磯部修一)

関連項目：断酒会と AA↗*165*，行動化↗*21*，摂食障害↗*175*
参考文献　Flores, P.J.(2001)

神経症

Neurosis

　神経症は，人格装置の一時的機能障害であり，個人の歴史的対人病理とも言えよう。**転移**↗*18*に混乱の少ない神経症は，精神内的探究の垂直的分析にストレートに入れる個人精神療法の適用がもっぱらとされる。しかしわが国の臨床においては，土居健郎の甘え理論で知られるように，母子二者関係力動が遷延し，三者関係力動を機軸とする分析的関係形成が必ずしも容易ではない。しかしグループが移行対象機能を果たすことから，わが国の神経症者に集団精神療法は極めて有効に働くことが認められている。第1に，精神療法のプリトレーニングとして，グループに抱えられ仲間に隠れながら精神療法体験をする精神療法への導入を助ける効用が大きい。さらに集団事態での精神療法の徹底操作的体験への馴染みができれば，個人精神療法における垂直的分析作業への**抵抗**↗*21*は大きく減じられる。また神経症は，元来，症状形成によって一時的に集団からの**逸脱**↗*137*を果たすものである。よって個人精神療法の探究が進んだ後，集団に戻ったところで改めて自己の変化を水平的，体験的分析によって確認する効用も大きいものがある。とりわけ**青年期**↗*171*の傷つきやすい敏感な人格には，揺り返し防止も含めて治療的意味が大きい。

(小谷英文)

関連項目：垂直的様式／水平的様式↗*38*，エディプス力動↗*16*，前エディプス力動↗*16*
参考文献　小谷英文(1985a), Brook, D.W.(1993)

境界例

Borderline Cases

　神経症者↗*103*が症状形成によって集団からの**逸脱**↗*137*を果たすのに対して，境界例患者は人格の混乱を症状形成によって封じ込めることができず，集団に適応することも逸脱することもできず，対人葛藤を強いエネルギーをもって持ち続けるのが特徴である。困難患

者と言われる由縁である。だが彼らが表すこの集団との関係の特徴は，彼らにとって集団が常に移行対象的な性質を持つものとして体験されやすいことを意味する。したがって，グループの影に隠れてセラピストと会うことによって，境界例患者は，重要な対象と一定の関係をとっていくことの準備をすることができる。Horwitz, L. (1980) は，グループにおけるセラピスト体験が，彼らの強い愛着葛藤や対象分裂の傾向を薄めることから精神療法準備処方としての効果を説いている。またKibel, H.D. (1981) の短期入院集団精神療法の勧めは，集団の**ホールディング体験**$_{31}$により，集団が分離個体化過程を助ける移行対象として働き，患者の安定化を助ける治療効果を主張しているものとして，わが国の臨床実践からも納得が行くものである。メンバー構成としては，重度神経症，重度心身症の患者とのヘテロ構成で3人以上の境界例患者を同じグループに入れない方がいい。

境界例患者はグループに所属できるようになるまでに時間がかかり，**ドロップ・アウト**$_{34}$も普通である。ドロップ・アウトを封じ込めるのでなく，許容することで，グループの対象恒常性を獲得していくのがコツである。治療初期には同一セラピストによる**コンバインド・セラピー**$_{31}$が望ましい。　　（小谷英文）

関連項目：境界性人格障害のための実践 $_{74}$，集団構成 $_{29}$

参考文献　Leszcz, M. (1989), Wong, N. (1981)

うつ病

Depression (Mood Disorder)

1970年代から，軽症であるが，薬物療法に**抵抗**$_{31}$し，慢性化し，反復化を繰り返し，なかなか社会的機能を回復しないうつ病者が増えてきた。このころから，うつ病の理解とその治療が身体病理仮説に基づいた薬物療法のみでなく，違った観点からの取り組みが要請されるようになった。それが社会心理学的モデルで，うつ病者の対人的，社会的，認知・行動的機能不全に注目して治療的仮説を立てる機能論的モデルに立脚した精神療法である。その取り組みの重要な手段としてうつ病の集団精神療法が挙げられる。日本では北西憲二ら (1990) が初めて慢性うつ病に集団精神療法を試み，効果を上げた。その要諦として，①グループリーダーとしての治療者がうつ病に対する治療的楽観主義を持つこと，②比較的同質患者で構成されること。それが**心理教育**$_{103}$の効果を高め，共感的，家族的な**治療的雰囲気**$_{2}$で孤独と無力感に打ちひしがれている患者の相互交流の大きな助けとなること，③**認知行動療法**$_{83}$の技法の積極的利用とsocial skillsの重視，④期限設定的グループ (task oritented group) とすること。期限と具体的課題設定は，うつ病者に治療への希望を与え，そのモチベーションや集団への帰属意識を高め，かつ治療中だるみを防ぐという効果がある。それが具体的行動や役割再建の大きな原動力となる，などが挙げられる。その他に日本で試みられている気分障害（うつ病）のグループワークとして近藤喬一ら (1989) のうつ病の**自助グループ**$_{160}$，箕口雅博ら (1998) の**運動表現療法**$_{164}$が挙げられる。　　　　　　　　　　　（北西憲二）

関連項目：期間制限集団精神療法 $_{32}$

統合失調症

Schizophrenia

統合失調症を含む精神科慢性疾患患者が，集団の中で交流することを通して改善することは，モラル療法後期の指導者の一人Butler, S. (1887) によってすでに記載されている。

しかし，精神病とグループの心性を統合的に理解する**精神分析的集団精神療法**の発展は，第二次大戦後の Bion, W.R. によって始められたと言ってよかろう。

現在，統合失調症の集団精神療法は，精神療法の意味を広くとれば，社会生活訓練（SST），**認知行動療法**，活動療法，薬物あるいは病気教育指導などが最も広く行われている。一方5～6名の小グループを対象に狭義の集団精神療法も欧米や日本の一部で行われている。治療グループの中で患者達が異常および正常双方の心理を適切に表出・理解して行くことを助ける。セラピストと患者達のこの交流プロセスを基に，より健康な安心・信頼感，現実検討能力，自信，自律性などをできるだけ回復，改善することを目的とする。原則的に，寛解状態になってからの，自他の心を理解するワークに適した（精神療法適性）患者が対象になる。これは精神分析的支持的・表現的集団精神療法といえる。この接近ではセラピスト自身も成長が必要なので，慢性患者相手の燃えつき状態になることを防止する。精神療法自体の進歩に加えて，近年の向精神病薬の進歩も，集団精神療法の幅と深さを加えることに与っている。

現在，統合失調症の集団精神療法は，入院でも外来でも，他の精神科慢性疾患患者との混合グループで行われていることが多い。しかし一連の ICD や DSM にみられるように，診断信頼度がさらに向上すれば，統合失調症特定のグループにより，集団精神療法における特定の技法と理解およびリサーチの向上が可能であろう。何れにせよ，統合失調症患者の集団精神療法を実践する場合は，まず個人精神療法による統合失調症の理解と技法を身につけてからとりかかることが大切である。

(高橋哲郎)

関連項目：境界例，神経症，ホールディング

参考文献 Alietti, S. (1980), Ganzarain, R. (1989), Schermer, V.L. & Pines, M. (1999)

摂食障害

Eating Disorder

Anorexia Nervosa（神経性無食欲症），Bulimia Nervosa（神経性過食症）とも多くの集団療法が試みられてきた。集団療法は，コスト低減や，対人関係の問題を持つクライアントの孤独感や異常な食行動への羞恥心を減ずる効果が期待されている。神経性無食欲症の場合，SST や自己主張訓練等の集団アプローチが他の治療と共に施行されるが，複合的治療でも予後は悪く，集団療法の効果も限定的である。神経性過食症で，集団療法の効果・意義は定着している。最も有効性が確証されているのは，集団による**認知行動療法**や**心理教育**である。これは構造化されたプログラムを持ち，異常な食行動の抑制法の学習と，食事，体重，身体イメージ，自己概念に関する非機能的な認知の変容を目標とする。また，対人関係療法（Interpersonal Therapy；IPT）による神経性過食症の治療はCBTと同等の効果を持つとされる。この理論では，クライアントは対人関係への切望と恐怖の両方を持ち，過食行動はそうした葛藤の解消に用いられているとされる。対人関係療法による集団療法の目標は，メンバーの相互作用により，上記の葛藤と食行動の関係について検討，修正を行うことである。以上のほかに，精神分析や解決志向アプローチによる集団療法，**自助グループ**が行われている。近年自助グループに専門家が認知行動療法的な方向づけを行う試み（Guided Self-Help）が行われている。

(森田展彰)

関連項目：嗜癖

参考文献 Harper-Giuffre, H. & MacKenzie, K.R. (1992), Garner, D.M., & Garfinkel, P.E. (1997), Wilfley, D.E. ほか (1993)

一般市民（ボランティア／教育関係者）

Groups in General People
(Volunteer and / or Educational Group)

　一般市民とは，地域コミュニティの人びとが，専門家から独立しつつ，自分たちの力で，悩める人，障害をもっている人びとを支え，援助したり，生活の場で起きているさまざまな問題を相互支援的に解決していこうとして組織し，活動しているグループ全体をさす。**セルフヘルプ・グループ** _160_，ボランティア団体および NPO（非営利団体）による活動が中心となるが，対象，方法論，リーダーなどによって，いくつかに分けることができる。第1は，**断酒会** _165_，**シナノン・グループ** _141_，吃音者の会，**生活の発見会** _138_ など，共通の病気や障害をもつ人びとによるセルフヘルプ・グループである。第2は，病気や障害をもつ人びとを対象とする親の会およびボランティアを中心とした支援グループである。第3は，高齢者福祉，外国人支援，子育て支援，教育問題の解決などを目的とする生活支援型のボランティア団体・NPO である。近年では，その領域も平和や環境，文化，まちづくりなど多方面に拡がりをみせている。いずれのグループの活動においても，ほかのメンバーを援助することがその人の成長・自己実現につながる側面を有しており，Riesman, F. (1965) の指摘する「援助者－治療」の原理（helper-therapy principle）が発揮されている。また，こうしたグループ活動の拡大と充実は，共生社会としてのコミュニティ全体の成熟につながるものと考えられる。　　　　（箕口雅博）

関連項目：社会的サポート _92_，エンパワーメント _113_，コミュニティ心理学 _142_

参考文献　田中尚輝(1998)，村山正治&上里一郎(1979)，山本和郎ほか(1995)

作業活動分析

Occupation Activity Analysis

　作業活動分析は，**作業療法** _162_ の主要な治療手段である作業活動を用いた**治療構造** _28_ の根拠を追究し，**評価** _35,104_・治療計画・治療実施という操作を，対象者のニーズや現実的な基盤に連結する役割機能を果たす概念と考えられる。従来，この語はわが国で，作業分析や活動分析と言われてきたが，佐藤剛（1996）は，作業の語を時間，エネルギー，興味などを目的志向的に活用する過程を重視した概念的用語として捉える立場から，作業には種々の活動に対して目的あるいは生産的に関わる意味があり，活動分析に過程分析が重視されることから，「作業活動分析」という用語の適切さを論じた。実際の分析方法には，静的な一般的分析法と動的な治療適応分析法とが区別される。前者の分析法では，用具，材料，工程，環境，文化，水準，治療の要素などを，後者の分析法では，対象者の作業ニーズ，趣味，障害，治療目的，期間，頻度，適応理論，段階づけなどを分析要素とする。また作業活動分析には，運動・動作的，生理的，心理的，社会的，文化的側面の多次元の科学と作業療法理論，および観察法，面接法，客観的測定法等を含む多様な分析方法が不可欠であり，資料の集積が作業療法の今後にとって重要な検討課題である。　　　（小林夏子）

参考文献　小林夏子(1992, 2000)

トレーニング

Training

　精神療法は，帰するところ個人の人格成長にあるので，基礎は個人精神療法にある。個

人精神療法の基礎を踏まえて，集団精神療法トレーニングを理想的に体系化するなら，以下のようになる。

①教授法（理論と技法の文献講読とその正確な理解を目的とする）：講義，セミナー，②観察法：ビデオテープ観察，陪席ライブ観察，③シミュレーション法：応答構成法（グループ展開ポイントの治療者介入練習），課題ロールプレイ法（技術的課題のグループ・**ロールプレイ**⤴），シナリオ・ロールプレイ法（実際の集団精神療法スクリプトの**再演**⤴），④体験法：体験グループ（多様な**グループ・プロセス体験**₁₉₃の実感），プロセス・グループ／**Tグループ**₁₃₉（グループにおける個人力動と集団力動展開の体験と分析的理解：Alonso, A.が具体的な検討をしている），**教育分析**₁₇₇（集団精神療法被治者体験），⑤臨床法（スーパービジョン法；長期集団精神療法（最低2年間）および短期**期間制限集団精神療法**₃₂の実践）：1対1の個人スーパービジョン，小集団によるグループ・スーパービジョン，**コ・セラピー・スーパービジョン**⤴，⑥事例研究。

体系的訓練の基本は，理論と実践技術の習得錬磨とその点検にある。可能な訓練から蓄積していくことが重要である。　　（小谷英文）

関連項目：精神保健従事者の訓練⤴

参考文献　Alonso, A.(1993), 小谷英文(1987a)

教育分析

Didactic Analysis (UK)
Personal Psychotherapy (USA)

教育分析は，その方法が精神分析，個人精神療法あるいは集団精神療法であろうと，その目的に違いはない。精神療法は，治療者の存在そのものが治療媒体となるものである。その治療媒体としての歪みの矯正，すなわち**逆転移**要因⤴の克服と，治療者としての人格機能の錬磨にその目的がある。教育分析を受けるということは，患者になるということであり，契約をし，料金を払い，正規に集団精神療法を受けるということである。決して，教育的な特別の処方があるという訳ではなく，**トレーニング**⤴₁₇₆として課される体験グループとも区別されなければならない。

集団精神療法は，個人精神療法の対治療者空間に加え，集団力学や集団精神機能によるグループ自体のメンタル・メイトリックス空間があり，個人の心理力動がより立体的に表れる。個人精神療法では対処し難い困難患者に対して，集団精神療法が効果を発揮する機序はここにある。個人の無意識的葛藤の現れが，一人の治療者スクリーンよりも格段に大きい言わばプラネタリウムのような集団スクリーンに映し出されるからである。Bellak, L.(1980)が，全ての精神療法家は集団精神療法による教育分析を受けるべきだとしたゆえんである。

（小谷英文）

関連項目：メンタル・メイトリックス⤴

参考文献　Day, M.(1993)

法的問題

Legal Issues

法と倫理について：法的立場で考えてみると，私たち数人のグループは現在厚生労働省の支持を受けて精神科の倫理的問題について国際比較を行っている。その中に，**集団精神療法の倫理**⤴₁₇₈も含まれる。Simon, N.P.(1994), Mullan, H.(1987), 倫理委員会（Ethics Committee, 1987), Harman, W.(1988) 等を含む関連論文を，Weisstub, D.N.から提供してもらい，日本も遅まきながら精神科倫理の研究を始めた。この研究は国際比較するまでには文化の違いなどもあり，数年かかるであろう。

教育と資格化について：集団精神療法学会

主催で教育と訓練が1998年より始まっており、キャンディデートよりスーパーバイザーの資格を持った人が少しずつ増えてきている。これが法的に職業的資格とどう結びつくのかは今後の課題であろう。

集団精神療法の保険点数化について：集団精神療法の点数化は，1986年に厚生省として初めて外来の一部が認められた。外来の範囲の拡大および入院集団精神療法が保険で認められることについては，日本精神病院協会が，日本精神神経学会をはじめとする精神保健従事者団体懇談会の協力を得て，厚生省に働きかけた結果である。1993年には厚生省から厚生科学研究費助成金を受け，集団精神療法班の分担研究者として長谷川美紀子が，また協力研究者代表として小谷英文が膨大な資料を基に「精神科コンサルテーション・リエゾン医療等に関する研究―集団精神療法の効果と基本枠組―」と題して研究を行った。それが厚生省に提出され，1994年4月より入院集団精神療法が100点の点数化となった。しかし，その内容には様々な問題があるので，さらに要望書を出し，より現実に即した点数化を実現するよう努力してきている。1993年5月，点数化の要望書を提出。1995年10月，内容①入院6ヵ月以降も継続的に認めてほしい，②個人精神療法と集団精神療法を併用すること，③入院外の集団精神療法を1年間できること。1997年2月，日本集団精神療法学会他4協会のアンケートを基に要望書を作成，①点数の引き上げ（通院270点→350点，入院100点→200点），②通院集団精神療法の対象に精神障害の家族を入れること，③その他，1995年10月と同様。この点数および範囲の要望は，精神保健法とつながっていると考えられる。　（長谷川美紀子）

関連項目：トレーニング[176]

集団精神療法の倫理

Ethics for Group Psychotherapy

集団精神療法家は，専門家として責任を果たすと共に最低限の倫理基準を守らねばならない。最低限の倫理とは何かを列挙すれば，①基本的人権を尊重すること，②守秘義務を守ること，③患者を害しないこと，④嘘をつかないこと，⑤治療者の立場を利用して私的な関係を求めないこと，等があげられる。①については，治療契約がないままに治療に導入したり強制してはならず，本人の自己決定を尊重する必要がある。②の守秘義務は，治療全般に必要なことであるが，事例検討会や出版における事例掲載が問題になることがある。したがって事例検討会は参加者全員と守秘義務を守る約束が成立した場で行うべきである。そしてレポートを用意する場合には，個人が特定されないような加工を加えるべきである。また集団精神療法に際して，実施中に知り得た秘密を治療後に他者に伝えてはならないことを，はじめに確認する必要がある。⑤については，集団の場面では治療者が陽性転移[78]を受けることが多く，治療者自身が万能感を抱きやすくなる。治療の枠の中で起きている現象であることを忘れ，もしくはそれを利用してクライエントと性的な関係を結ぶことや，金銭をだましとることがあってはならない。　　　　　　　　　　（窪田　彰）

関連項目：集団契約[20]，法的問題[177]

レヴィン

Kurt Lewin (1890-1947)

プロイセン（現在のポーランド）生まれ。1914年にベルリン大学で学位をとり，後に

同大学で教員を務めた。ドイツ時代は，Wertheimer, M. や Köhler, W. らとともにゲシュタルト心理学の礎を築き，彼自身は特に力学的観点からパーソナリティや情意過程などを研究した。しかし，ナチス政権の出現により 1930 年代初頭にアメリカに移住し，以降はアメリカを中心に活躍した。コーネル大学やアイオワ大学などを経て，1945 年にマサチューセッツ工科大学の集団力学研究センターの所長に就任し，その後も精力的に実証的研究をおこなった（Cartwright, D.P. & Zander, A., 1968 参照）。

彼は社会的実践として社会的指導者の養成を目的とした人間関係ワークショップを展開したが，その中で 1946 年のコネチカット州ニューブリテンのトレーニング・スタッフが，翌年成果を生かしてメイン州ベセルで第 1 回の **T グループ** [139] をおこなった。これがナショナル・トレーニング・ラボラトリー（国立訓練研究所；NTL）の始まりであり，後の感受性訓練の発展をもたらした。彼の提唱した**場理論** [183] や集団力学の考え方は，**エンカウンター・グループ** [140] を含む様々なグループを始めとして，広範な社会心理学的実践に対して現代にまで繋がる大きな影響を与えている。　　　　　　　　　　　　（黒石憲洋）

関連項目：集団力学の対象 [183]

カプラン

Harold I. Kaplan (1928-1998)

アメリカ人精神科医，精神分析家。ニューヨーク大学の精神医学部教授，ニューヨーク Tisch 病院，Bellevue 病院の専任医師，Lenox Hill 病院の顧問精神科医として活躍した。最新の集団精神療法に関する実践・理論を体系的に網羅した *Comprehensive Group Psychotherapy* をはじめ，精神医学領域に関する数多くのテキストを編集したことで世界的に知られている。自身も個人・集団精神療法，精神分析，精神科コンサルテーションを精力的に展開した。　　　　　（橋本和典）

関連項目：治療構造 [28]

参考文献　Kaplan, H.I. & Sadock, B.J. (1989, 1993), Sadock, B.J. & Kaplan, H.I. (1969)

パールズ

Fritz Perls (1893-1970)

ドイツ人精神科医で，**ゲシュタルト療法** [139] の創始者。当初は精神分析医としての訓練を受け，Horney, K., Harnik, E.J. の**教育分析** [177] や Deutsch, H. や Hilschmann, E. のコントロール・ワークを受けている。Reich, W. の教育分析を受けている途中で，ナチス・ドイツの迫害を受けて逃亡生活を送ることとなり，その後 1946 年にアメリカに渡り，Fromm, E. や Thompson, C. の援助を受け，ウィリアム・アランソン・ホワイト精神分析研究所で臨床を開始した。そして，1951 年に『ゲシュタルト・セラピー』を著し，1952 年にはニューヨーク・ゲシュタルト療法研究所を開設し，これ以後はゲシュタルト療法の普及に力を入れた。ゲシュタルト療法は，ヒューマニスティックな実存主義的現象学の流れに属し，「ホメオスタシス」「図と地の反転」「今・ここで」[33]「気づき」「未完結の経験」等を基本概念としている。ゲシュタルト療法のグループは，個人中心の体験的なアプローチであり，「今・ここで」という心理療法場面でのセラピストの関わりを媒介として，「図と地の反転」により視野を拡げ，クライエントの自己への「気づき」を促進することを目標として行われる。　　　　（室城隆之）

関連項目：図と地の現象 [184]

参考文献　Perls, F. ほか (1951)，Perls, F. (1973),

倉戸ヨシヤ(1989)

バーン

Eric Berne (1910-1971)

アメリカ人精神科医で，交流分析（Transactional Analysis）の創始者。当初は精神分析医として訓練を受け，Federn, P. や Erikson, E.H. の**教育分析** $\vec{l}_{77}$ を受けており，自我心理学の影響を受けている。そして，1957年のアメリカ集団療法学会の西部地区会議で，交流分析について発表し，翌1958年に学会誌に 'TA: A new and effective method of group psychotherapy' として掲載した。彼が主催した臨床セミナーは，1964年からは国際TA協会（ITAA）となって続いている。交流分析とは，人間のパーソナリティを「自我状態の構造分析」によって明確に定義し，**今・ここで** $\vec{x}$ の2人またはそれ以上の人間の間に生起するさまざまな交流を，「やりとり分析」「ゲーム分析」「脚本分析」によって分析する技法である。そして，①人は誰でもOKである，②誰もが考える能力を持っている，③人は自分の運命を決め，そしてその決定は変えることができる，という基本哲学を持っており，治療は「気づき」「自発性」「親密さの能力の開発または再発見」を通じて自律性を身につけることを目的としている。また，契約を大切にすることと，オープン・**コミュニケーション** $\vec{l}_{85}$ が技法的特徴である。交流分析による治療は，個人，集団のどちらの形でも行われるが，集団療法は，個人中心のワークを，集団力動を利用しながら行う形をとる。

（室城隆之）

関連項目：集団力学の対象 $\vec{l}_{83}$，「グループの中の個人」／「全体としてのグループ」 $\vec{x}$

参考文献 Berne, E. (1961, 1966), Joines, V. & Stewart, I. (1987)

カートライト

Dorwin Phillip Cartwright (1915-)

アメリカの社会心理学者。スワースモア大学を経てハーバード大学に学び，1940年に学位を取得後，1948年からミシガン大学に移り，現在，名誉教授である。経済心理学の専門家として出発し，1947年に **Lewin, K.** $\vec{l}_{28}$ が急逝した後，師の創設した集団力学研究センターを継承した。1940年から1947年にかけて発表されたLewinの**場理論** $\vec{l}_{83}$ に関する論文集を編集し世に問うた。彼は精神分析的集団心理学との交流には消極的であった。

（西川昌弘）

関連項目：場理論と集団力動論 $\vec{203}$
参考文献 Cartwright, D.P. & Zander, A. (1953, 1960, 1968), Cartwright, D.P. (1959), Lewin, K. (1951)

集団力学

編者の覚書

集団力学・西川昌弘

　集団力学は，グループ，グループリーダー，そしてグループメンバー個々人の3者間の相互作用のあり方と，この相互作用が，グループ課題，グループ発達，そしてグループ構造とどのように関連しているか，を取り扱っている。また集団力学は，少なくとも3つの区別される原理，すなわち個人心理学，社会心理学，そして社会学の混合物である。

　本領域では，①ゲシュタルト心理学を主たる起源に持つ，Lewin, K. が創始した，集団力学の主要概念を取り扱っている。集団精神療法における集団力学概念の意義を示す例として次のものが挙げられるだろう。すなわち，A）個人の自律性と集団成員性との葛藤は，個人メンバー内の葛藤を起動し，退行欲求を刺激し，高い水準の転移準備性を導き，性格的役割－関連的な行動を悪化させる。B）グループ発達と，共有文化の出現は，意味ある文脈，すなわちメンバー達とグループそれ自体の評価の準拠枠となる集団規範と安全性を提供する。C）集団凝集性は，メンバー同士とセラピストへの同一視だけでなく，集団目標と共有されている集団価値への同一視も含んでいる，である（Munich, R.L., 1993）。

　また本領域において，②現代認知社会心理学を代表する理論，すなわち Turner, J.C. 等からなる英国学派による，「集団」と「自己」とを相互関連的に，統一的観点から理解しようとする，社会的アイデンティティ理論とその発展型である自己カテゴリー化理論の諸概念を収録した。この理論は，社会心理学の研究蓄積に立脚しつつ，認知心理学の立場から，集団同一性形成について鋭い分析を進めている。また，③コミュニケーション理論の諸概念も，学会員による選定に基づいて収録した。コミュニケーション理論も，実証的研究が盛んに進められてきている社会心理学の一領域であり，家族療法への応用では成果をあげてきているものである。

集団力学の対象

Group Dynamics

　集団力学あるいはグループ・ダイナミックスとは、集団（主に小集団）における力学的特性を理解することを目的とする学問領域である。その強調点は集団の相互作用性にあり、したがって集団力学の具体的な対象は、集団内における成員の行動、成員同士の関係、集団自体とその成員との相互作用など多岐に渡る。今日では、集団力学という用語は集団心理学とほぼ同義に用いられるまでに拡大されてきており、その場合には集団間関係やより大きな社会行動など、集団に関連するあらゆる過程が対象となる。1970年代に生じた認知心理学革命を経て、今後、精神分析的集団心理学との間で、研究方法論上、共有される準拠枠の構築作業が進むならば、成員の精神内的次元理論的蓄積との相互**フィードバック**➚が促進され、個と集団そして社会を包含する統一理論構築の道筋が拓かれる可能性がある。

　集団力学は、歴史的には1930年代後半に**Lewin, K.**➚178により創始され、1945年にマサチューセッツ工科大学に集団力学研究センターが設立されて以来、研究が盛んになった。Lewinは、**集団過程**➚193を思弁的哲学の対象のみではなく科学の対象ともなりうると考え、統合的な社会科学として集団を捉えようとした。したがって、集団力学の当初の理論的立場は、心理学的現象を心理学的場（**生活空間**➚202）における諸要因の力学的関係によって捉えようとする「**場理論**➚183」に基づくものであった。現在では、集団力学の概念の拡大とともに理論的にも多様性を増し、場理論によらず相互作用理論や認知理論、**一般システムズ理論**➚24などに基づく立場も現れてきている。

　集団力学は、集団の心理的過程に関しても実証的研究によって理論構成を目指すとともに、理論の実践的な応用にも重点を置いている。Lewinは、社会心理学が現実場面に生起する種々の実践的問題と直結することの必要性を強調し、定位された実践的問題の原理を解明するために実験室実験などの基礎的方法を活用し、得られた知見を実践過程に還元し、さらに両者の相互フィードバックを通じて、社会問題の解決に有効な理論の有効性を高めるべきだとした。彼は、このような考え方に基づいた実践研究を特にアクション・リサーチと呼んだ。また集団力学では、集団過程に関する測定にも重点を置いているが、その出発点は、集団構造を査定するために、集団精神療法家、心理劇家である**Moreno, J.L.**➚78が作成した**ソシオメトリー**➚45である。

　集団力学の具体的な研究領域としては、**集団凝集性**➚194、集団圧力と**集団標準**➚191、個人的動機と**集団目標**➚189、**リーダーシップ**➚193、集団構造、集団内**コミュニケーション**➚185、集団意志決定、などが挙げられる。また集団精神療法および関連領域に対しては、その豊かな理論的貢献以外に、臨床的には**Tグループ**➚139などの**心理教育**➚103に応用されている。

（黒石憲洋）

関連項目：カートライト➚180
参考文献　Cartwright, D.P. & Zander, A. (1968), Lewin, K. (1951), von Bertalanffy, L. (1966)

場理論

Field Theory

　Lewin, K.➚178による場理論は、その出発点から現在に至るまで集団力学の中核概念である。場理論は、人間を複合的なエネルギーの場と仮定し、その行動のすべてを、単位時間中に生じた場の状態変化とみなしている。ま

た心理的緊張が一種のエネルギーの役割を果たし，緊張解消に向けられた努力が行動および心的活動にエネルギーを供給すると仮定している。したがって，行動の理解と予測は，心理的場に働く心理的緊張を考慮しなくてはならないと考える。また個人に知覚された環境として**生活空間**概念 202 を定義している。個人のすべての行動は，この生活空間の関数と定義されている。その定式化は，B＝f(p, e)，(B＝行動，p＝人間，e＝環境，p+e＝生活空間) である。つまり，所与の行動は，生活空間の知覚が成立した後に生じるのである。そして，人がある瞬間において，いかなる心理学的事象を起こすかは生活空間の構造のあり方によって規定されるということである。生活空間概念は，要素主義を捨て，全体性を重視したゲシュタルト心理学の影響を強く受けたもので，同時性の原理として，「今・ここで」 33 の場における力学に関する体系的な因果関係にのみ焦点を当てているのが特徴である。 (西川昌弘)

関連項目：図と地の現象 184，認知地図／認知構造 185
参考文献　Lewin, K.(1937, 1951)

図と地の現象

Figure and Ground Phenomena

　心を，それ以上分割できない要素の総和とみなす経験主義心理学に対し，ゲシュタルト心理学は「全体は部分の総和以上のもの」と捉え，心がどのように働くかにつれて，全体がどのように変わるかを見ようとする。その典型が「図と地の現象」である。現象学的実験心理学者のRubin, K. (1915) が，図と地はその性質は全く違うが，①機能的に相互依存関係を持ち，②図と地が時に転換し，③同じ図形も，図と見るか，地と見るかで見え方が全く違うことを発見した。Rubinは，小さい

図　Koffka, K. (1953) より

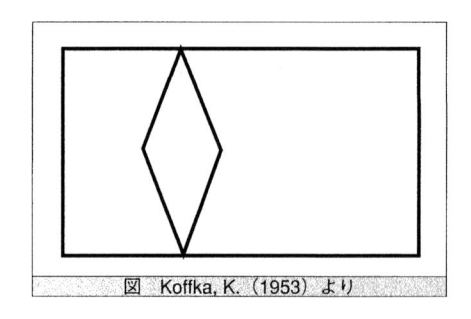

図が大きい図の上に，あるいはその中に見られるとき，大きい図の方を「地」，小さい図の方を「図」と呼び，図はその特性を，その図が表れる地に依存していることを見出した。そこでは地は，図が支えられているそれにより図を規定する枠組みとして働くのである。Koffka, K. (1935) は，大きな長方形と小さな菱形からなる図を例としている。Koffkaが例として用いた図では，小さい図が長方形の上にあるという場合，より大きい図が1つの単位であることを我々は認めているのであり，その場合，より大きい図は小さい図のある所にも存在して，小さい図の背後または下まで延びている。これはまた，全体的な場の中の小さい図の領域に一致する部分が，一度は小さい図それ自体として，もう一度はより大きい長方形の一部として，我々の環境場において二重に表現される。図と地の分節化現象は，視覚だけでなく聴覚や触覚にも現われる。聴覚の例として，我々は雨の降る音や渓流の激しい音を背景にして人の話を聞くことができる。経験主義心理学は，事物あるいは図や地への場の分節化を経験あるいは学習の例とみなすが，ゲシュタルト心理学はこの分節化を，刺激分布の直接的な結果，つまり刺激のモザイクによって喚起される自発的な体制化として考える。 (西川昌弘)

関連項目：レヴィン 178，パールズ 179，場理論 183

認知地図／認知構造

Cognitive Map / Cognitive Structure

　認知地図とは，個人の持つ認知表象の形態を示す言葉で，Tolman, E.C. (1932) によって目標へのルートを示す内的な地図の意として最初に用いられた。現在では，単に空間関係の表象を越え，対人関係，思考過程など認知の様々な対象に用いられる。またこれと同様に用いられる概念に認知構造がある。これは**Lewin, K.** [178] (1951) が**場理論** [183] の発展の中で使用したもので，人が自分の心理的場や**生活空間** [202] を認知する仕方，すなわち内的・外的体験を評価するための認知的枠組みをさすものである。人の思考や行動は，この認知構造によって規定されると考えられ，またこの認知構造は学習を通じて変化が可能であると考えられたことから，その後，認知療法や**認知行動療法** [33] の中で発展した。

　認知行動療法家の Meichenbaum, D.H. (1977) は，認知構造を「思考の戦略，根源，選択を監視し，導くかにみえる思考の組織の側面」と定義している。認知地図や認知構造という言葉は，集団療法やコミュニティ・アプローチの中でも用いられるようになっており，特に認知地図は，集団内での個人の内的表象を示すものとしてメンバーに図示化させるなど，道具的な介入としての可能性も示唆されている。

(秋山朋子)

社会的風土（集団雰囲気）

Social Climate (Group Atmosphere)

　社会的風土とは，一定期間存続している集団状況で見られる固有な雰囲気のことであり，集団雰囲気とも言う。集団雰囲気は，リーダーを始めとするその集団成員の相互作用によって，醸成されるもので，ひとたび形成されると比較的長く継続して集団成員の行動に影響を与える。校風，家風などがその例である。集団雰囲気の規定要因として**集団目標** [189]，**リーダーシップ** [193]，集団構造などがあげられる。**Lewin, K.** [178] の指導のもと，White, R.K. & Lippitt, R. (1953) による集団雰囲気と3種類のリーダーシップ技法との関係に関する研究がよく知られている。集団雰囲気の測定に関しては，Osgood, C.E. ら (1957) によるセマンティク・ディファレンシャル法 (semantic differential method) による研究や，**全体としてのグループ** [32] の観点から集団精神療法の各セッションの集団雰囲気を評定する質問紙法による研究などがある (MacKenzie, K.R., 1983)。集団状況のより広い現象を捉える概念として，グループ・メイトリックス概念がある。

(中川剛太)

関連項目：グループ風土／治療的雰囲気 [7]，メンタル・メイトリックス [7]，フークスの概念 [9]，病棟雰囲気尺度 [136]

コミュニケーション

Communication

　個人ないしは集団（発信者）から伝達される情報が，他の個人ないしは集団（受信者）間の行動，感情，情緒，態度，思考などに相互的に影響を与える過程をいう。発信者は，ある目的のため，いろいろな媒介を使い，ある意味を伝えようとする。一方，受信者は，発信者の目的を明らかにするため，媒体が表している意味を理解しようとする。媒介手段には，言語的コミュニケーションと**非言語的コミュニケーション** [186] がある。

　集団内のコミュニケーションにおいて，治療者を含めた集団成員が，集団をある治療目

標や意図した方向へ指示や勧告をしたり，集団内での安定した地位や高い地位を確保するための情報や知識を集団成員に提供をすることを道具的コミュニケーションと言う。また，強い内的欲求に基づき，他の集団成員に敵意や攻撃を示したり，集団内の緊張を和らげたりする感情表出的コミュニケーションを完結的コミュニケーションと言う。(宇田川一夫)

関連項目：コミュニケーションの3つの段階 *92*, コミュニケーション・ネットワーク構造 *200*, ノイズ *201*, 冗長性 *201*, 曖昧性 *201*

参考文献　Hovland, C.I. ほか (1953), McQuail, D. (1975), Mead, G.H. (1934)

非言語的コミュニケーション

Nonverbal Communication

　非言語的コミュニケーションとは，身振り，表情，視線，態度，姿勢，パーソナルスペースなど，言語以外の媒体を用いて情報を伝達し，受け手は，それを手がかりに相手の感情状態，意味していることや意図していることを理解することである。集団内の**コミュニケーション** *185* は，通常，言語的コミュニケーションと同時に非言語的コミュニケーションが使われている。両者を厳密に区分するのは困難であるが，それぞれのコミュニケーションの多義性や両者間のニュアンスの強弱によりさまざまな表現ができ，豊かなコミュニケーションを可能にする。

　言語的コミュニケーションと非言語的コミュニケーションが矛盾のない情報を伝達する場合，正しく意味を伝えることができるので，集団内の相互理解が一層深まる。しかし，両者間のコミュニケーションに不一致が生じた場合，受け手の方は，言語的コミュニケーションより非言語的コミュニケーションから伝わってくる意図や意味の方を信用する傾向がある。　　　　　　　　　　(宇田川一夫)

関連項目：曖昧性 *201*, 冗長性 *201*, ノイズ *201*

参考文献　Knapp, M.L. (1978), Mehrabian, A. (1971), Vargas, M.F. (1987)

心理学における認知革命

Cognitive Revolution in Psychology

　20世紀初めまでに，現代心理学を大きく方向づけるいくつかの流れが成立した。すなわち，Freud, S. にはじまる精神分析，従来の要素主義心理学への反抗としてうまれたゲシュタルト心理学，Watson, J.B. (1930) 以来の行動主義である。特に，行動主義は論理的実証主義と操作主義の影響を受けて新行動主義として，アメリカ心理学において最も有力な位置を占めるようになった。

　しかし，1960年代以降の行動主義の行き詰まりに呼応して，行動主義において排除されてきた意識内容や高次の精神機能を見直す動きが起こり，当時の **Lewin, K.** *178* (1948) の**場理論** *183*，現象学的立場に立つ **Rogers, C.R.** *150* ら (1951) の人間性心理学，Piaget, J. (1970) の発生的認識論，Chomsky, N. (1957) の生成文法理論，新行動主義の Tolman, E.C. (1932) が提唱した「**認知地図** *185*」などの影響を受けて，認知論への関心が高まり，1970年代以降の認知心理学の発展を促した。

　認知心理学は，知覚，学習，記憶，思考，問題解決などに関して統一的な仮説モデルを提示するものであり，現在では認知論の影響を受けていない心理学分野はないといってよいほどにその応用範囲は広い。近年，コンピュータ科学の発展に伴い，情報処理アプローチの重要性がさらに高まっている。

(黒石憲洋)

関連項目：認知社会心理学 *187*

参考文献　Eysenck, M.W. & Keane, M.T. (1995),

Freud, S.(1917a), Groome, D.(1999)

認知的不協和理論
Theory of Cognitive Dissonance

　Festinger, L. (1957) が提唱した理論。人は，自らの行動や周囲の環境についてさまざまな意見や考え（認知要素）をもっている。認知要素は，相互に適合する矛盾のない関係（協和）であったり，相互に適合しない矛盾する関係（不協和）であったりする。認知的不協和理論は，①不協和の存在は不快であるため，人は不協和を低減し協和へと動機づけられる，②人は，不協和を増大させるような状況や情報を回避しようとする，との基本仮説から成り立つ。そして，不協和の低減とそのメカニズムを解明し，人間の社会行動や態度変化を説明している。不協和の大きさは，個人にとってその要素が占める重要性や価値の関数であり，重要であるほど不協和は大となる。不協和低減の仕方として，喫煙が健康に悪いとする情報を得た場合，①行動を変える（喫煙をやめる），②環境に関する認知要素を変える（喫煙は少しも害にならないと信じ込む），③新しい認知要素を加える（自動車事故で出会う危険性に比べれば問題ないと考える），などの方法が考えられる。　　　　　　　　（磯崎三喜年）
関連項目：認知社会心理学 ↗187，認知的カテゴリー化 ↗197

認知社会心理学
Cognitive Social Psychology

　他者や集団，自己をどう捉え，その行動をいかに理解し予測するか。また，そうした判断は，知識や感情，欲求などによってどのように規定されるのか，などの社会心理学的問題を**社会的認知** ↗187 や情報処理の枠組みからとらえようとする社会心理学の一つの学問分野。人間を一つの情報処理システムとみなし，そこでのさまざまな心的活動を解明しようとする認知心理学の知見を利用して，対人認知や帰属，さらには態度といった古典的な社会心理学の問題に対しても新たな光をあてようとしている。また，**ステレオタイプ** ↗199 や感情，対人記憶などのトピックについても，知識構造やスキーマ，情報処理特性およびバイアスなどの点から検討がなされている。情報処理モデルは，人間をコンピュータになぞらえて説明する色彩が強い。しかし，認知社会心理学は，こうした情報処理の視点からだけでなく，感情や意志の働きなどを考慮した形で，新たな人間像を描き出そうとしている。
　　　　　　　　　　　　　　　（磯崎三喜年）
関連項目：認知的不協和理論 ↗187
参考文献　Fiske, S.T. & Taylor, W.E.(1991)

社会的認知
Social Cognition

　認知のうちで社会的要素を含むものを社会的認知と呼ぶ。認知の主体や対象を取り巻く社会的要因によって認知される内容が影響されることを社会的知覚と呼び，これと同義に用いる場合もあるが，特に社会的認知といった場合には，対人認知の側面が強調される。対人認知とは他者，対人関係，集団などの社会的環境に関する認知であり，この意味での社会的認知の研究では，他者のパーソナリティ特性，感情表出，欲求，態度などに関する認知や，印象形成，原因帰属，社会的推論，対人魅力，対人関係認知，集団**ステレオタイプ** ↗199 などが具体的な研究領域となる。
　また，近年では社会的認知という用語は，

Hamilton, D.L. ら (1994) に代表されるように，特定の研究領域を指すのではなく，社会的現象を研究対象とする情報処理的なアプローチ自体を指すとして，**認知社会心理学** 187 という用語と同義的に用いられることもある。このような意味での社会的認知研究では，スキーマやスクリプト，表象などの認知心理学的な概念をキーワードとして，再生率や再認率，反応時間などを扱った研究が多くなっている。　　　　　　　　　　（黒石憲洋）

集団の型

Types of Groups

集団は，対象とされた集団の違いや取り上げられた**集団過程** 193 の基本的変数，あるいは学派や研究者の違いなどによっていろいろな型に分類されている。例えば Cooley, C.H. (1909) による一次的集団と二次的集団，Sumner, W.G. (1907) による内集団と外集団，Allport, F.H. (1924) による共行動集団と対面集団などが有名である。ここでは，援助グループの分類として著名な **Scheidlinger, S.** 39 (1982a) の分類を挙げておく。①集団精神療法：専門的に訓練されたセラピストにより，小集団における情緒的相互作用を通じて個々のメンバーの精神的健康を修復することを目的として注意深く構成されるもの。②**治療的グループ** 139：必ずしも訓練されていないリーダーによって利用されるもので，通常，一次的治療に組み合わされて行われる。③**心理教育グループ** 103 および**成長グループ** 161：Tグループ 139 や社会技能訓練グループ（SST）に代表されるように，情緒的ないしは認知的教育，訓練として行われるもの。④**自助グループ** 160：匿名**断酒会**（AA）165 や**生活の発見会** 138 に代表されるように，特定の問題解決を図るために自発的にメンバーによって構成されるもの。　　　　　　　　　　（秋山朋子）

関連項目：小集団精神療法の定義 3，生活技能訓練の定義 83，治療共同体 121

集団現象

Group Phenomena

集団現象とは，集団成員間の相互活動過程によって生起した現象をさす。集団現象には2次元の**集団過程** 193 が包含されている。1つは「現在－力動的次元」であり，社会心理学者が主に実験的な検討を加えてきている。具体的には，**リーダーシップ** 193，地位，役割，雰囲気，**コミュニケーション** 185，伝播性など，現実のグループの状況要因に反応して生じるより顕在的な集団現象である。他方「発生－退行的次元」は，主に臨床心理学者や力動的精神科医が事例研究の積み重ねの中で検討を加えてきている。具体的には，集団成員個々人の無意識および前意識の動機，防衛や葛藤，**転移** 78・**逆転移** 79，**抵抗** 77，**同一視** 75 ないしそれらの集団成員間の絡み合いという現象である (Scheidlinger, S., 1960)。集団現象という視点をおくことにより，直接には観察できない個人の精神内的な心理過程が集団という相互作用の場に紐解かれ，少なくとも部分的には対象化されて，観察と理解が可能になる。精神内的な過程を検討することに強い抵抗を示す知性化機制の強い患者や，人格障害患者群に対して集団精神療法が効果性を発揮する根拠は，こうした集団現象を治療的に取り扱うことで，個人を理解する糸口が無数に顕在化するところにある。　（橋本和典）

関連項目：仲間集団現象／同胞葛藤 34，集団力学の対象 183，精神分析的集団精神療法 3

集団機能

Group Function

　集団力学の創始者 Lewin, K.[178] は，集団を相互依存的関係にある人々の集合状態と定義づけた。彼は，社会的場における個人と集団との関係を，物理的場における原子と分子の関係と同様に，両者が異なる実在的な経験的空間の基本的特性をもち，観察・測定・科学的実験が可能と考えた。この意味で集団力学は集団生活に関する科学的知識の体系化を目指す社会科学であり実践科学である。またTaylor, H.F. は，①非加算性：個人の性質の総和と異なる，②相互依存性：1要素の変化が他の要素や全体の変化を起こす，③均衡：ホメオスタティス，④媒介機構：均衡の維持・回復に個人の心理的緊張や逸脱[137]への制裁などが媒介となる要件を備えるシステムとしての集団を論じた。集団機能概念は，集団を望ましい状態へと導く集団成員のすべての活動・働きを意味し，リーダーシップ[193]を中核とする概念である。集団機能は，外的環境適応のための集団目標[189]の達成機能と，内部の対人的環境に関わる集団自体の維持の機能とに大別される。それは，集団構造（個人の集合，成員間の関係，関係の配列であり，好き嫌い・交流・権力関係の次元をもつ静的概念）と対照される集団過程[193]を規定する機能である。

（小林夏子）

関連項目：集団の維持機能と目標達成機能[189]，システムズ概念[25]

参考文献 広田君美 (1982)，三隅二不二 (1978)，岡堂哲雄 (1978)，Taylor, H.F. (1970)

集団目標

Group Goal

　集団をある望ましい状態へと方向づけその方向への集団活動を促進するものが集団目標であるが，Cartwright, D.P.[180] & Zander, A. (1970) は，以下の4つの下位概念から集団目標概念は構成されるとした。つまり，①類似的な個人目標の合成物であり，成員に共有される共通の個人目標，②集団に対する個々の成員の個人目標，つまり成員が所属する集団によってなされる特定の集団遂行，③成員たちの動機体系の相互依存的関係に基づいて決められたもの，つまり集団に対する個人目標の集成物，④成員の行動に対して誘導力をもつもの，である。したがって集団目標の発生および消滅は，成員たちの動機ないし緊張体系の相互依存的関係を含み，集団目標は成員の行動を誘起し，その方向への成員の行動を誘導するような影響力をもつことが必要とみなされている。近年の業績は，集団目標が集団遂行 (group performance) を改善できること，集団目標の大きさが集団遂行すなわち，「努力，治療戦略，個人における変化，そして集団遂行のプラン，集団目標の作用を成立させる質へのまとめられた関心」の水準と直接的に相関していることを示している (Weldon, E. ら, 1991; Munich, R.L., 1993)。

（西川昌弘）

関連項目：作業同盟／治療同盟[37]，治療的グループ[159]，成長グループ[161]

集団の維持機能と目標達成機能

Group Maitenance Functions &
Goal Achievement Functions

　リーダーシップ[193]は，集団力学において，

189

集団現象[188]，集団機能[189]の中核と捉えられる概念である。**Cartwright, D.P.**[180] & Zander, A. (1960) は，リーダーシップは，集団が望ましい結果を達成するように集団を援助する特定の集団成員の諸行為であると述べている。Stogdill, R.M. (1974) は，リーダーシップについて10定義を挙げて，①**集団過程**[193]の中核，②人物特性の効果，③支配の技術，④**社会的影響**過程[198]，⑤行為ないし行動，⑥一つの説得方式，⑦目標達成の手段，⑧対人的相互作用過程，⑨集団における地位-役割，⑩集団を率先垂範する役割行動としている。以上を要約すると，①リーダーシップが集団機能と関連して量的把握が可能，②集団成員誰もが機能を遂行しリーダーになりうる存在，③リーダーシップ機能には集団の目標達成や集団維持の機能があることが分かる。

次に，CartwrightらやBenny, K.による集団成員の集団内行動であるリーダーシップ役割行動（以下L行動とする）を，具体的な行動として把握してみよう。集団維持機能に基づくL行動は，「対人関係を快適に保つ，紛争を仲裁する，激励する，しゃべりすぎを抑えたり，少数者に発言の機会を作る，自主性を助長する，成員間の相互依存性を高める」等である。**集団目標**（課題）達成機能[189]に基づくL行動は，「行為を開始する，成員の注意を目標に向ける，問題をはっきりさせる，手続き・計画を進める，仕事の質を評価する，情報を提供する，新しい考えや意見を提案する，意見の疎通をはかり調整する」等である。しかし集団内行動には，その他非集団的行動，「成員を攻撃する，妨害する，さぼったり内職する，注意を引く，持論に固執する，成員を見下したり，支配する，自分の意見を述べず他者に追随する」等があり，集団運営上からこの行動の減少が望まれる。

三隅二不二のPM理論では，目標達成志向と集団維持志向の機能次元を区別して，前者をPerformanceのP機能，後者をMainte-nanceのM機能と称し，これらの2つの機能概念によってL行動の4類型化：PもMも大であるPM型，Pは大だがMが小のPm型＝P型，Mは大だがPが小のpM型＝M型，PもMも小であるpm型を試みた。三隅の研究から，実験室実験におけるL行動の短期的効果，現場調査における長期的効果のいずれの場合も，PM型の効果性がもっとも高く，次いで短期的にはP型，長期的にはM型，最下位はいずれの場合もpm型であったという。

（小林夏子）

参考文献 三隅二不二 (1978)，GWT研究会 (1985)

集団規範

Group Norm

集団規範とは，集団の成員によって共有され期待されている行動の枠組みのことであり，また集団成員の標準的な行動様式をいう。集団規範は，成員相互の行動を理解したり予測したりする上で重要であり，集団活動を円滑に導く役割を果たす。規範は，規則や規定のように明文化されたものもあれば，暗黙の了解事項のように明文化されていないものもある。また，集団規範がない状況では，成員のまとまりに欠け，集団活動が不安定なものになる。したがって，そうした不安定さを避けるため，成員間に次第に共通した判断の枠組みができあがるようになる。また，いったんできあがった枠組みは，逆に成員を一定の方向へ導くことになる。こうした集団規範の形成については，自動運動を用いたSherif, M. (1935) の有名な研究がある。

集団規範の特性として，①成員の行動の準拠枠となり，成員の行動を方向づけ，評価の基準を示す。②規範は，成員に期待される行動の量，程度，種類を示す。③規範には，許容される行動の範囲があり，集団にとって重

要な規範ほど許容範囲が狭い。④規範に従った行動が同調であり，集団にとって重要な規範ほど，同調に対する容認と非同調に対する否認の程度が大となる。
(磯崎三喜年)
関連項目：同調性 /195, 集団標準 /191, 集団凝集性 /194, 斉一性への圧力 /196, グループ文化 /138

参考文献 Cartwright, D.P. & Zander, A. (1968)

集団成員性（グループ・メンバーシップ）

Group Membership

グループ・メンバーシップとは，個人が集団の構成員として他の成員との間にも一定の社会的関係，対人関係を営んでいることをいう。同様な意味で集団所属性という用語も使われる。集団活動にとっては，成員が集団に単に社会的に所属しているだけでなく，集団への強い愛着をもつようになることが重要である。この意味で，十分な準備を行った集団精神療法の開始時において，集団成員はリーダーである治療者との一定の社会的関係である治療関係を持っているものの，他の成員とのそれは形成されていないという意味で，集団成員性は存在していないことを基本的前提として技法を組み立てなくてはならないことは強調されるべき基本事象である。また，その後のグループ・プロセスを治療的プロセスにしていくために，治療者はその駆動力となる集団成員性の成熟を促進する上で，成員間の愛着の質を常に吟味しなくてはならない。このことは，集団成員全体のまとまりの強さを表わす概念である**集団凝集性** /194 の質的吟味の必要性に連なる。なお個人が同時に複数の集団の成員であるとき，多重集団成員性という。
(稲村　茂)
関連項目：リーダーシップ /193, オブザーバーシップ /30, 凝集性と癒着性 /195

参考文献 Cartwright, D.P. & Zander, A. (1960)

集団標準

Group Standard

集団の最も標準的な意見や考え方，行動様式を集団標準という。一時的に形成されることも，歴史的に形成されることもある。集団としてまとまりを持って行動しようとする際,各人がばらばらだと不都合が生じやすい。したがって，成員間にあるまとまりや一致した方向へ向かおうとする力が作用しやすくなる。こうした斉一化された行動様式や考え方が集団標準である。集団標準は，個人が集団に適応しようとする場合，行動の重要な指針となる。類似の概念に**集団規範** /190 がある。一般に集団標準は，行動や意見の現象的な斉一性を示すものである。それに対し，集団規範は，集団の成員に共有された判断の枠組みであり，そうした枠組みを成員に受容させる圧力や拘束を含む概念である。現象的な斉一性とはいえ，集団標準からの逸脱行動は，集団のまとまりを低下させ，集団活動を阻害することになる。そのため，**逸脱** /137 した成員に，集団の他の成員から**コミュニケーション** /185 や非難が集中することになる。このとき，集団標準を受け入れ，他の成員と歩調を合わせる（同調）か，集団標準を受け入れない場合は，心理的に拒否されることもある。
(磯崎三喜年)
関連項目：集団凝集性 /194, 同調性 /195, 斉一性への圧力 /196, スケープゴーティング /22, グループ風土／治療的雰囲気 /6

集団成員の充足

Member Satisfaction

　Heslin, R. ら (1964) は，小集団における**地位一致** $_{192}$ の程度，とりわけタスクリーダーの地位一致の度合いが高い場合や，グループ活動に参与することの自由度が高いとメンバーが理解している場合に，集団成員の充足度合いが高くなる傾向を報告している。また，**集団目標** $_{189}$ が達成できない目標である場合や，メンバーの個人的欲求と集団目標との葛藤が強い場合には，集団成員の充足度合いが低くなる傾向を報告している。Deutsch, M. (1949) は，競争的なグループよりも協同的なグループの方が，生産性は優れており，集団成員の充足度の高いことを報告している。また，**集団凝集性** $_{194}$ の一側面である対人魅力を**ソシオメトリー** $_{85}$ で測定した研究では，集団凝集性の高いグループにおいて集団成員の充足度合いが高いと指摘されている (Darley, G. ら, 1952)。

〈中川剛太〉

役割分化

Role Differentiation

　役割は，集団力学領域における重要概念である。役割は，その個人の要求，認知そして価値尺度に基づく個人内の力学的構造であり，通常，対人関係，集団，状況的刺激ないしは規定された立場の影響も下で生じると考えられている (Cattell, R.B., 1967)。また役割は，所与の状況における自分自身に対する期待と他の人の自分に対する反応の期待，そして所与の状況の中でそれらの期待が働く仕方とを包含していると考えられている (Edelson, M., 1970)。したがって，各々の個人は活用可能な役割のレパートリーを持っている。役割は，その活動が一つの役割を満たすことに関与するものであるという点で**同一視** $_{70}$ と異なるものである。そして集団における対人関係の配合が持つ重要な側面が，集団成員の役割が相互に分化されていくことなのである。集団が発達するにつれ，**集団規範** $_{190}$ の共有を経て，一人の集団成員から他の集団成員に向かう期待が生起し，各成員は集団内で相互に交換可能な特定の位置を占めるようになる。このプロセスが役割分化である (Turner, J.C., 1987)。集団プロセス展開と共に，役割期待や役割充足の成長を刺激する一つの社会的相互作用システムが形成されるのである。

〈西川昌弘〉

関連項目：集団力学の対象 $_{183}$, 役割理論 $_{70}$

地位一致

Status Consensus

　集団の中で正規のリーダーについてメンバーがもつ共通の態度や認識を指して，Rosen, N.A. (1969) が呼んだ言葉。これが集団の業績を左右する有力な因子であると指摘しているが，どのようにして成立可能なのかということに関して，Rosen 自身は説明していない。Krech, D. ら (1948) はこの点に関して，不安の条件が共通していればいるほどそれを排除してくれる者への期待は一致する，として，地位一致が成立する可能性に示唆を与えている。一般的には，リーダーがメンバーからその集団タスクにおいて有能であると知覚されているほど，高い地位一致が報告される。地位一致を高める要因としては，激しい競争的状況，特別なリーダーの欠如，不適切な正規のリーダーへの負荷，リーダーの無能さの知覚などが考えられる。また小グループにおいては，地位一致は**集団成員の充足感** $_{192}$ に影

響を与える一要因とされ，地位一致が高いほどメンバーはより高い充足感を感じることが知られている。　　　　　　　　（秋山朋子）

関連項目：リーダーシップ[193]

参考文献　Jones, M.(1968)，鈴木純一(1999a)

集団過程（グループ・プロセス）

Group Process

集団過程とは，集団の発達と維持と消滅に関する過程であり，集団内で時間的経過にともなって起こる成員間の相互作用過程の総体である。それは，諸個人の相互作用行為だけでなく，各成員と**全体としてのグループ**[32]との間の相互作用から起こされる集団統制や集団意識などの過程を含むものと考えられ，集団内において展開される成員間**コミュニケーション**[185]や地位や役割など相互関係の変動，**集団規範**[190]の形成や変容，規範への同調・逸脱行動，意志決定，**集団雰囲気**[185]などを生じる一連の動的過程である。Bales, R.F. らは，集団討議における問題解決集団の相互作用過程を分析して，集団は「方向づけ，評価，統制」の過程を経て意志決定に至ることを明らかにした。Tuckman, B.W. は，集団過程に関する諸研究の検討から「確かめと依存，内部的葛藤，**集団凝集性**[194]の発達，機能的な役割関連」の4段階のモデルを提出した。また Bion, W.R. [79]は，主要な集団過程の理解のモデルを考えだし，つがい（ペアリング）（下位集団の形成）：楽天的で希望に満ち先取りして進行する状態，依存：なすすべもなく人に恐れを抱いている状況，闘争－逃避（攻撃的で敵意に満ちているか不安な状態）という感情次元の集団特性を提示し明確化した（**基底的想定グループ**[77]）。　　　　　　（小林夏子）

リーダーシップ

Leadership

リーダーシップの概念は，従来，リーダー役割の質的諸側面をさしていたが，今日，集団成員の一つの機能的過程という幅広いものになってきている。まとまった定義としては「一つの集団が組織化し，より機能的になるために集団成員に要求される行為の体系」であり（Maisonneuve, J., 1968），「**集団目標**[189]の達成の方向に向かう集団活動に影響を及ぼす過程」（Bass, B.M., 1981）と記されている。**Lewin, K.**[178]らは「民主的」な**グループ・プロセス**[193]の有効性を強調し，それは現代の多くの集団心理学や治療に関する文献に多大な影響を及ぼしてきた。リーダーの独裁的あるいはきわめてカリスマ的なリーダーシップの技法は，グループの自主的意見に影響を及ぼしたり，それに創造的変化を加えるという点に関しては，民主的なリーダーシップによるものほど効果的ではないと言われる。民主的リーダーシップのもとでは，グループは，重要な事柄に関して共同の決定を生むためにメンバー相互で討論を行い，同意による相互の妥当性を追求して，それ自体が活動する。**Bion, W.R.**[79]の**作働グループ**[79]の概念は，部分的には Lewin の**場理論**[183]の影響を受けている。リーダー役割の型と，所与のリーダーの下でグループ・プロセスに表れるリーダーシップ機能とを識別できることが重要である。

（稲村　茂）

関連項目：集団成員性[191]，集団の維持機能と目標達成機能[189]

関連項目：集団機能[189]，グループ発達[70]，同調性[185]，グループ風土／治療的雰囲気[2]

参考文献　広田君美(1982)，岡堂哲雄(1978)，齊藤勇(1990)

193

集団形成（グループ形成）

Group Formation

　集団が発生してから崩壊するまでの**グループ発達**[10]の過程のうち，集団が発生してから集団として成熟するまでの一連の過程を指して集団形成と呼ぶ。集団形成の主要な特徴は，集団成員としての「アイデンティティ」の形成，役割体系の分化と**集団規範**[190]の共有としての「社会構造」の成立，集団成員間の「相互依存」的関係の形成であるとされる（Turner, J.C., 1987）。

　集団の形成過程については，さまざまな理論化がなされている。例えば，Hartley, E.L. & Hartley, R.E. (1952) は集団形成の過程に，①探り合い，②**同一化**[19]，③**集団目標**[189]の発生，④集団規範の発生，⑤内集団－外集団態度の発生，⑥**集団雰囲気**[185]の発生，⑦地位と役割の分化，という7つの段階を指摘している。Martin, E.A. & Hill, W.F. (1957) は集団精神療法におけるグループ発達の過程を，①強制された構造における共有されない個人行動，②固着のある対人態度の再活性化，③集団内の対人能力の探索，④相互関係，下位集団の形成，勢力構造への気づき，⑤グループ・ダイナミックスと**集団過程**[193]の問題意識，⑥効果的な統合的－創造的用具としての集団，という6つの位相に分類している。

（黒石憲洋）

関連項目：役割分化[192]
参考文献　Cartwright, D.P. & Zander, A. (1968), Kissen, M. (1976)

集団サイズの影響

Effect of Group Size

　集団成員の人数がその他の集団属性に影響を及ぼすこと。とりわけ，その**集団機能**[189]への影響が数多く研究されてきた（Loeser, L.H., 1957など）。グループ機能は二者関係から存在する。このサイズは愛情や友情のようにどこまでも親密になれる反面，崩壊もしやすい。三者関係においては，第三者が並外れた影響力をもち，メンバー間の競争や嫉妬により**集団凝集性**[194]が薄められる可能性が高い。4～8人は，小集団精神療法で用いられるサイズであり，「安全にリビドー要因が扱えること」「**転移**[18]の展開のしやすさ」「愛憎のような反応の二極分化の回避」「異質性の保障」「最小限の**リーダーシップ**[193]・規則での集団運営可能性」「各メンバーへの注目の分散」などの機能が指摘されている。8～30人は，積極的なリーダーシップとメンバーの主体性が調和できるサイズであり，教育的な目的を遂行するには理想的である。また，相互作用のプロセスを適度におさえ，集団の自己愛的な占有を抑制できるという機能を有する。現代の集団精神療法の文脈では，患者の病態水準や発達課題という要因を加味したより実践的な集団サイズの研究（小谷英文, 1998など）もなされているので参照されたい。

（橋本和典）

関連項目：集団構成[29]

集団凝集性

Group Cohesiveness

　集団のまとまりをあらわす概念。集団成員に対して，集団内にとどまるよう作用する力

の総体を集団凝集性（Festinger, L., 1950）という。一般に，集団の活動が魅力的で，集団に参加することによって個人の欲求が満たされるほど，また集団成員が相互に魅力を感じているほど**凝集性**195は高いとされている。また，Turner, J.C. (1987)の自己カテゴリー化理論によれば，集団成員が自らを主体的に集団の一員であると知覚することが重要であり，そうした認知が，集団凝集性を高めるとしている。つまり，自己を集団という社会的カテゴリーからとらえることにより，集団との**同一視**79が強まり，結果として，内集団規範を遵守する行動へと導かれる。その意味で，集団凝集性は，集団（社会的）同一視が顕著になったものと考えることもできる。したがって，集団凝集性が高いほど，目標を共有しやすく，成員間に活発な相互作用が生起しやすい。また，集団一致への圧力も強くなりがちで，**逸脱**137した成員に対する**働きかけ**135も強くなるとともに，その反動としての拒否も強くなりやすい。 （磯崎三喜年）

関連項目：集団規範190，集団同一性196，集団標準191，認知的カテゴリー化197

凝集性と癒着性

Cohesion and Adhesion

社会システムの分解と統合という問題は，**集団凝集性**194という問題として知られている。英国の社会システム理論学派の社会心理学者，集団精神療法家であるHopper, E. (1997) は，集団凝集性概念の質的側面を強調し，狭義の凝集性概念と癒着概念とに明瞭に区別することの重要性を指摘している。ここでの凝集性は，別の物質の表面の液体上の小さな滴の形成と分解のように，同じ物質ないしは異なる物質の小片同士を，各々の小片が同一性を失わなず，それゆえに結合が外れた時に個々の小片がその境界にダメージを被らないような仕方で，しっかりと接合することを意味する物理学に由来する概念である。対照的に，癒着は，植物学に由来し，植物の二つの切断面が細胞の分裂・増殖により相互に癒着すること，身体の一つかそれ以上の臓器が癒着し引き裂かれる場合のように，それらが個々の同一性を失い，それゆえに接合が外れた時にはその境界に重篤なダメージを被るような仕方で，小片が接合することを意味する。したがって「凝集的な」結合とは，そこで結果として生じる身体は，単に，一時的に統合されるだけである。しかし「癒着作用の働いた」結合において結果として生じる身体は，新しい実体になることを意味している。Hopperは，凝集性（cohesion）は，少なくとも3人の人々が共通の目標に向かう類似した役割の範疇で調和して仕事ができることを可能にする感情と目標が一致している体験を意味するもの（Hartmann, J.J., 1981）としている。また，集団凝集性は，**コミュニケーション**185のパターンにのみ基づいているわけではない。Hopperは，その凝集性が主にコミュニケーションのパターンのみに由来している場合を「二つの波が互いに干渉できる性質」，つまり物理学概念に由来する干渉性（coherence）として区別して用いることの臨床的価値を指摘している。 （西川昌弘）

関連項目：集団同一性196，システムズ概念25

同調性

Conformity

一般に集団の多数者の側，あるいは**集団規範**190に自分の意見や行動を近づけたり一致させることを同調という。また，そうした傾向を同調性と呼んでいる。同調には，内面化された同調と表面的な同調の2つの側面が考

えられる。しかし，最初は表面的な同調であっても，それを実行しているうちに，次第に内面化されていくこともある。一般に，同調は，**集団凝集性** $\vec{7}_{194}$ が高く，集団規範が明確で成員に共有されているほど生起しやすい。同調に関する Asch, S.E. (1951) の古典的実験によれば，同調は，3 ないし 4 人が全員一致したとき，最大となった。逆に，集団内に 1 人でも自分の意見を支持する人がいれば，全員一致の圧力にかなりの程度抵抗できることが示されている。その意味で，全員一致かそうでないかは同調の程度を大きく規定することになる。同調は，**社会的影響**過程 $\vec{7}_{198}$ の中心的問題であり，受動的な側面だけでなく，能動的，積極的な同調や，愛他的な同調の側面についても検討がなされている。さらに，国民性との関連など多くの研究がある。

(磯崎三喜年)

関連項目：集団標準 $\vec{7}_{191}$
参考文献 Milgram, S. (1961)

集団同一性

Group Identity

Erikson, E.H. (1959) による自我同一性理論の中心概念のひとつであり，これまで所属した家族，仲間，公的集団の理想・規範・風土などを**内在化** $\vec{7}_{73}$ した，個人表象と集団表象との統合体であり，所属感などの肯定的な集団感覚を指す。Erikson は，個人の自我同一性に集団同一性を統合することを**青年期** $\vec{7}_{171}$ の発達課題とし，自我発達と環境集団からの影響とを調和させることの重要性を指摘している。

こうした自我の社会化について先鞭をつけた彼の理論は，青年期集団精神療法における臨床理論としても精緻化が進められ，中でも Rachman, A. (1975) によるアイデンティティ・グループの技法構成の中軸となっている。**治療プロセス** $\vec{7}_{10}$ において，集団同一性を獲得することは，青年期特有の自我脆弱性を示す患者が，治療集団事態に積極的に所属することを可能にし，自我機能を高める。また，取り入れ物への新たな二次的同一視を通じて獲得される成熟した集団同一性は，自我同一性の再体制化を促進するエディプス葛藤などの**徹底操作過程** $\vec{7}_{72}$ への準備となる。集団同一性の脆弱性は，グループを象徴するセラピストはずし，シゾイド防衛，二者関係へのしがみつきなどの具体的現象にあらわれ，**抵抗** $\vec{7}_{17}$ として治療的に扱う対象となる。

(橋本和典)

関連項目：同一視 $\vec{7}_{19}$，エディプス力動 $\vec{7}_{76}$，集団凝集性 $\vec{7}_{194}$
参考文献 橋本和典，西川昌弘ほか (1999)，西川昌弘 & 西村馨 (2003)

斉一性への圧力

Pressure toward Uniformity

集団で目標を達成しようとする場合，集団には成員を一致へと向かわせ，ある特定の行動をとらせようとする圧力が作用する。これを斉一性への圧力という。また，一般に，人は，ある事象に対する判断の客観的な基準がない状況では，そのよりどころを他者との一致に求めようとする。多くの他者と一致しているほど判断の妥当性やもっともらしさを感じることができる。これが社会的リアリティであり，客観的な基準の示される物理的リアリティと対比される。斉一性の圧力の主な源泉は，**集団目標** $\vec{7}_{189}$ と社会的リアリティである (Singer, J.E., 1980)。集団目標が成員に共有され明確であるほど，また，客観的な判断の基準がなく社会的リアリティに頼らざるをえないほど，斉一性の圧力は強まると考えられ

る。斉一性の圧力が作用すると，成員は，他者の意見を変えるべくコミュニケーション↗185を頻繁に行ったり，自らの意見を変えたり，さらには**逸脱**↗137した他者を拒否したりする。

(磯崎三喜年)

関連項目：集団規範↗190，集団標準↗191，集団凝集性↗194，集団心↗23

異質性を生み出す条件

Conditions Generating Heterogeneity

異質性とは，ある集団や社会において共通した特性とは異なる，あるいは異なると考えられる特性を持つこと（またはそうした人や集団）をいう。ここでの問題は，異質性そのものではなく，異質性を問題視し，異質性を排除・差別しようとする心理にある。こうした心理の背景には**ステレオタイプ**↗199や偏見が関連している。このほか，異質性を生み出す条件として，集団間，集団内における社会的なダイナミックスが作用している。例えば，社会的に優位な集団が，自集団の優位や特権を維持，強化するため，劣位な（あるいはマイナリティな）集団の異質性を取り上げ，攻撃することがある。そうした攻撃対象は，スケープゴートと呼ばれる。また，集団内においても，集団の結束やそのアイデンティティを維持するために，その妨げとなる成員の異質性を取り上げ，非難，攻撃することもある。この場合は，自集団の成員であるがゆえに，かえってその異質性が問題になる。これは特に，黒い羊効果と呼ばれる。　(磯崎三喜年)

関連項目：集団凝集性↗194，認知的カテゴリー化↗197，スケープゴーティング↗22

参考文献　Hogg, M.A. & Abrams, D. (1988)

認知的カテゴリー化

Cognitive Categorization

人は，環境内のさまざまな対象や事象を，それぞれ要素ごと個別に認知したり把握したりするわけではない。むしろ，それらをある基準や枠組みによって一つのまとまりと捉える傾向がある。こうしたとらえ方を認知的カテゴリー化という。カテゴリー化は，自分自身や他者についてもあてはまる。つまり，自分をあるまとまり（集団，組織，学校など）の視点から捉えるのである。情報を効率よく処理したり，社会生活に適応するためには，こうした認知的カテゴリー化は不可欠となる。カテゴリー化によって，自己の位置づけを把握し，そうした視点から発言や行動がなされることになる。例えば，他者をある集団の一員であるとカテゴリー化すると，その集団の特性と結びつけて，その人を理解しようとすることになる。また，自分をある集団にカテゴリー化し，また，その度合いが強いほど，その集団にふさわしい行動や発言をし，集団の特性を自己の特性として身につけるようになる。したがって，カテゴリー化は個人の行動や意識を規定するとともに，個人の適応とも密接に関連している。　(磯崎三喜年)

関連項目：社会行動の対人間－集団間連続性↗199，ステレオタイプ↗199，認知的不協和理論↗187

参考文献　Turner, J.C. (1987)

認知スタイル

Cognitive Style

認知様式，認知型とも。認知スタイルとは，環境からの情報（入力）と有機体の行動（出力）とを繋ぐ媒介過程を説明する仮説的な構成概

念であり，人間が情報を組織化し処理する際にその仕方において個人が示す一貫した傾向を指す。認知スタイルは個人の行動に一定の一貫性をもたらすと考えられ，広義にはこのような行動様式をも含める場合もある。

認知スタイルは1950年代以来，さまざまな形で捉えられ研究されている。初期の代表的な研究としては，①場依存性－場独立性：Witkin, H.A. らの垂直知覚における個人差の研究に端を発する。埋没図形検査（EFT）などを用いて埋没文脈を克服する能力として研究され，抽出能力に関連して分節的－全体的場接近法として拡大し，さらにより広範な人格領域に関わる心理学的分化として位置づけられる。②熟慮型－衝動型：熟知図形マッチング検査（MFF）などで測定される不確定な状況における決定の早さ。他に，認知的統制，カテゴリー幅，概念様式，認知的複雑性などが挙げられる。

認知スタイルは，知的能力や人格機能，社会的行動などにおける個人差に反映されると考えられ，個人差研究の重要なキーワードである。　　　　　　　　　　　　（黒石憲洋）

関連項目：認知的カテゴリー化 [197]

社会的影響

Social Influence

他者の存在によって人間の持つ認知，行動，態度，意見，感情などが変化すること。ここでは，影響を与える側と影響を与えられる側はともに個人でも集団でも構わない。また，他者は実際に存在する場合も想定された他者である場合もありうる。

社会的影響はさまざまな観点から問題にすることができる。個人としての他者の影響としては，**リーダーシップ** [203]，社会的勢力，服従や追従，説得的**コミュニケーション** [185]と

態度変容などが，集団としての他者の影響としては，**同調性** [205]や集団効果（社会的促進，社会的手抜き，傍観者効果）などが研究領域となりうる。また，集団の意志決定に関連しては，**集団極性化** [199]（リスキー・シフト，コーシャス・シフト）や**少数派の影響** [198]などを，より大きな集団行動としては，群衆行動やマス・コミュニケーションなどが問題となる。

また，社会的影響という用語は狭義には同調を指し，Deutsch, M. ら（1955）はこれを情報的影響と規範的影響に分類している。近年では，社会的アイデンティティ理論（Hogg, M.A. & Abrams, D., 1988）などから説明する試みがなされている。

（黒石憲洋）

少数派の影響

Minority Influence

社会的影響過程 [198]のうち，少数派（者）が多数派（者）に影響を与えることを少数派の影響という。Moscovici, S. ら（1969b）は，多数派側の影響過程だけでなく，少数派の影響の重要性を指摘し，巧みな実験によって実証している。ここでは，少数派の一貫した態度が，多数派側に動揺と心理的葛藤をもたらし，判断の確信度を低下させることによって，意見の変化が引き起こされると説明されている。また，Nemeth, C. ら（1974）は，少数派の影響を繰り返すという観点からではなく，一貫性を裏づける行動パターンの観点から捉えることの重要性を指摘している。少数派の影響は，社会変革の過程に通じる影響過程として重要である。Moscovici, S. ら（1969b）は，多数派による影響としての同調が，表面的な意見変化であるのに対し，少数派の影響は，内面化を伴ったものであるとしている。つまり，同調と少数派の影響過程は，本質的に異なる影響過程であるとしている。しかし，同

調においても内面化を伴うことがあり，同調と少数派の影響過程が，本質的に異なるかどうかについては異論もある。　　（磯崎三喜年）
関連項目：同調性 ⤴195, 集団規範 ⤴190

社会行動の対人間－集団間連続性

Interpersonal-intergroup Continuity of Social Behavior

個人は，集団や他の人とは異なる独自の個としてだけでなく，集団や社会の一員として存在している。集団内において，個人の独自性が顕著になるとき，対人間比較が強くなる。したがって，個としての独自性を強める行動や発言が行われる。しかし，集団間比較がなされるときには，集団内の成員相互の類似性や一体感が強調されやすくなる。特に，集団に積極的に関与し，主体的に集団の成員として自らをカテゴリー化している場合，その傾向は強くなる。したがって，集団の標準的な考え方，規範を**内在化**させ、集団の視点に立って発言や行動がみられることになる。この場合，個としての立場とは違った内容の発言や行動が生じることにもなる。つまり，人は，状況や所属する集団，集団への主体的な関わりによって，個としての独自性の極から，集団と一体化した集団内他成員との**同一化** ⤴79 の極まで併せ持った存在といえる。Turner, J.C. (1987) の自己カテゴリー化理論では，前者の個としての独自性を個人的アイデンティティ，後者の集団との同一化を社会的アイデンティティと呼んでいる。　　（磯崎三喜年）
関連項目：認知的カテゴリー化 ⤴197

集団極性化

Group Polarization

集団反応の平均が，集団討論前の個々人の反応の平均より，集団討論前と同一方向により極端になって現れる現象をいう。一般に，集団で討論や相互作用をすると，成員が当初持っていたもともとの意見，判断，感情がより強められる。Moscovici, S. ら (1969a) は，ドゴールに対し好意的な学生同士，またアメリカに対し非好意的な学生同士をそれぞれ集めて討論させた。その結果，当初ドゴールに好意的だった学生は，討論後よりドゴールに好意的となり，アメリカに非好意的だった学生は，討論後よりアメリカに非好意的となった。こうした集団による強めあいを極性化と呼び，それまで知られていたリスキー・シフト（集団による勇ましい方向への意見変化）やコーシャス・シフト（集団による慎重な方向への変化）を包括する概念とみなされるようになった。このように，集団が当初の判断や意見を共有していると，その共有された反応がより強められる。つまり，禁煙（断酒）志願者は，そうした志願者同士で相互作用することによって，禁煙（断酒）しやすいといえる。

（磯崎三喜年）
関連項目：集団凝集性 ⤴194, 認知的カテゴリー化 ⤴197, スケープゴーティング ⤴12, 断酒会と AA ⤴165
参考文献　Myers, D.G. & Lamm, H. (1976)

ステレオタイプ

Stereotype

認知対象に対する過度の一般化，紋切り型のものの見方をいう。例えば，ある集団成員全員をそれぞれの個人的特性を無視して，あ

る特性を持った人物や集団とみなしてしまうことをいう。ステレオタイプは，そうした型にはまった十把一絡げの認知や思考をさし，好意的・非好意的認知のいずれもある。ステレオタイプは，人間の情報処理の特性と限界を示すものでもある。つまり，人間は，集団をあらゆる側面から，またすべての成員を個別に認知することは困難なため，あるイメージで全体をまとめようとしてしまう。しかも，そうしたまとめ方は，かなり自動的・無意識的になされる傾向がある。また，類似の概念に，偏見がある。偏見は，集団やその成員に対する事実に基づかない非好意的態度をさす。したがって，相手を訳もなく嫌い，差別することになる。しかも事実に基づかないだけにその解消が難しいという問題をはらんでいる。　　　　　　　　　　　（磯崎三喜年）

関連項目：認知社会心理学[187]，認知的カテゴリー化[197]

参考文献　Brigham, J.C.(1971)

内集団－外集団バイアス

In-group / Out-group Bias

ある個人が所属している（と認知している）集団をその個人にとっての内集団，それ以外の集団を外集団と呼ぶ。一般に，内集団成員に対しては自分と似ていると認知しやすく，好意的な認知，行動，態度，感情などを持ちやすい。逆に，外集団成員に対しては自分と異なると認知しやすく，非好意的となりやすい。このような傾向を指して内集団－外集団バイアスと呼ぶ。一般に，内集団成員に対しては協力的な意識や援助行動などの向社会的行動が生起しやすい。一方，外集団成員に対しては対立的な態度や敵意，攻撃性が生じやすく，**ステレオタイプ**的認知[199]や偏見，差別行動などが生起しやすくなる。特に認知傾向と行動傾向を分けて，前者を内集団評価，後者を内集団びいきと呼ぶ場合もある。内集団－外集団バイアスの成立には，集団として内か外かという意識自体が重要であり（Tajfel, H., 1982），一般に**集団凝集性**[194]が高まるとこの傾向は強くなる。

内集団－外集団バイアスはさまざまな集団間行動の基礎をなしており，人種間対立や民族間対立，地域差別などの現実の社会問題とも密接に関連していると考えられる。類似の概念にエスノセントリズムがある。

（黒石憲洋）

関連項目：認知的カテゴリー化[197]

コミュニケーション・ネットワーク構造

Communication Network Structure

集団内における情報伝達，意志疎通，**コミュニケーション**[185]の通路がどのメンバー間では開かれ，どのメンバー間では閉ざされているか，メンバー間のコミュニケーション網（ネットワーク）の構造をいう。

集団内での情報伝達，意志疎通，コミュニケーションは，コミュニケーション網がどのような構造になっているかにより大きく影響される。たとえば，集団構成メンバー間で対立反目した関係であれば，両者のコミュニケーションや意志疎通が困難となり，情報伝達が閉ざされてしまう。逆に集団構成メンバーとのコミュニケーションにおいて情報伝達がうまく伝わらず誤解された場合，メンバー間に対立関係が生じ，意志疎通が困難となる。

Moreno, J.L.[76]によって体系化されたソシオメトリック・テストは，集団構成メンバーの誘引，反発，無関心などから集団内の人間関係の図（ソシオグラム）を明らかにすることができるが，それは集団内のコミュニケーションネットワーク構造も表している。

（宇田川一夫）

関連項目：モレノ，ジェイコブ→78，ソシオメトリー→25，メンタル・メイトリックス→7

参考文献　Festinger, L. (1957), Heider, F. (1958), 田中熊次郎 (1959)

ノイズ

Noise

　集団内に意識的にしろ無意識的にしろ緊迫感や葛藤があった場合，これらに巻き込まれる不安や恐怖感を回避しようとして，集団内の**コミュニケーション**→185 に「ちゃちゃ」を入れることである。一見**曖昧性**→201 が高い表現のため「雑音」として聞こえることが多いが，その意味を理解すると集団状況を的確に指摘していることもある。　　（宇田川一夫）

関連項目：冗長性→201，システムズ概念→25

冗長性

Redundancy

　言語的表現→95には，本質的に**曖昧性**→201を伴うが，曖昧な表現であっても相互の**コミュニケーション**→185 を可能にするのは，言語に冗長性があるからである。冗長性とは，意味を伝える最低限必要な言語表現にいろいろな表現を付け足すことである。集団内での冗長的表現は，集団から圧力を感じたときとか，逆に集団に安心感や気楽さを感じたときなど集団状況に左右される。　（宇田川一夫）

関連項目：ノイズ→201

参考文献　Leech, G.N. (1980)

曖昧性

Ambiguity

　受け手が，言語的コミュニケーションの意味を理解し，**解釈**→25しようとしても意味が曖昧なことがある。曖昧性とは，意味が2つ以上考えられて，そのいずれを指しているのか不明瞭なことを言うが，意味が漠然（vagueness）としていることも含んでいる。意味の曖昧性は，多義的な意味を表現できるが，しばしば誤解を招く要因ともなる。集団内での曖昧な表現は，個人の特性もあるが集団内の緊張や葛藤状況の影響によることが多い。

（宇田川一夫）

関連項目：コミュニケーション→185，冗長性→201，ノイズ→201

参考文献　安井稔 (1978)

相互作用分析

Interaction Analysis

　相互作用とは，ある個人が他者に働きかけ影響を与えると同時に，他者もその個人に働きかけ影響を与える，このような関係が成立している場合のことを言う。社会的場面における相互作用としての社会的相互作用の分析用具として Bales, R.F. (1950) の IPA (interaction process analysis) が有名である。本システムに基づき，観察者は課題解決グループ内での，誰から誰に向かって，どのようなコンテントの相互作用が行われているかを記録できる。それは4カテゴリー，①肯定的な社会情緒的行動カテゴリー（団結を示す，緊張解放を示す，同意する），②否定的な社会情緒的行動カテゴリー（異議を唱える，緊張を示す，敵意を示す），③課題行動カテゴリー（示唆を与える，

集団力学

選択肢を与える，方向を示す），④情報交換行動（方向を求める，意見を求める，示唆を求める）から構成されている。観察手続きは，訓練された観察者によって，集団討議記録が弁別可能な「細小の意味単位」である1分析単位へと細分化され，後に，上記4カテゴリーへと分類するのである。Balesら（1955）は，これを用いて，グループの成員間で展開する役割期待および役割充足を刺激する一つの社会的相互作用システムとしてのグループの形成プロセスを観察した。 （西川昌弘）

関連項目：HIM-G→202, 役割分化→192

HIM-G

Hill-Interaction-Matrix

ヒル相互作用メイトリックス-グループ版（HIM-G：Hill Interaction Matrix for Group）とは，精神分析的集団精神療法家であるHill, W.F.が開発した**グループ・プロセス**→193と治療的プロセスを分類するための観察システムである。本システムを用いることで，**リーダーシップ・スタイル**→193と**グループ発達**→70に関する，体系的で同時並行的な量的データが得られる。Hill, W.F.（1971）は，コンテントを「グループで議論されている事柄」と操作的に定義し，①トピック，②集団，③個人，④関係性の4カテゴリーに分類した。作業スタイルも①反応的，②紋切り型，③自己主張的，④思索的，⑤直面的の5つのスタイルに分類した。作業スタイルに関して，①②をプレワークスタイル（prework style），③④⑤をワークスタイル（work style）と見なし，①から⑤への推移過程が，治療的プロセスの進展として測定されるとした。これまでBonney尺度およびThe Truax-Carkhuff dimensions of facilitative functioning 尺度等との比較検討がなされている（Sisson, C.J.ら, 1977; Roe, J.E.ら, 1978）。集団精神療法の**効果測定**バッテリー→105の一つとして米国で広範囲に用いられている（Kanas, N.ら, 1986; Mackenzie, K.R.ら, 1986など）。 （西川昌弘）

関連項目：相互作用分析→201, 治療プロセス→70

生活空間

Life Space

生活空間とは，**場理論**概念→183のひとつで，個人の行動を規定する心的世界または心的事実の総体として定義されている（Lewin, K., 1951）。**Lewin**→178によると，行動（B）は，心理学的環境（E）とそれに反応する人（P）から成立する生活空間（S）に依存し，関数B＝f(P, E)＝f(S) として示される。つまり，人がある瞬間において，いかなる行動，いかなる心理学的事象を起こすかは，生活空間の構造によって規定されるということである。これは要素主義を捨て，全体性を重視するゲシュタルト学説の影響を強く受けており，かつ「今・ここで」→33の場における力学に関する体系的な因果関係にのみ焦点を当てているのが特徴である（同時性の法則）。生活空間概念は，社会心理学における重要なテーマの一つとなっているグループ・ダイナミックス研究の礎となったのみならず，現代集団性精神療法の文脈においても，ポスト・レヴィン派であるAgazarian, Y.M.（1997）による**システムズ・センタード・セラピー**→7の治療理論に積極的に応用・統合されている。（橋本和典）

関連項目：集団力学の対象→183, 一般システムズ理論→24

場理論と集団力動論

Field Theory and Psychoanalytic Groupdynamics

集団力学の古典として，**Lewin, K.** らによる課題志向集団における**リーダーシップ・スタイル**と**社会的風土**ないしは**グループ風土**との関連性を実験的に示した研究（Lewinら, 1939）は，彼の主張したアクション・リサーチの典型として，その価値は未だ失われていない。集団力学の理論的価値に対する精神分析的集団心理学者による積極的評価は半世紀前からなされていた。しかし，集団力学の創始者である Lewin (1937) は，精神分析学の無意識的動機概念に同意することなく世を去り，精神分析的集団心理学者による両研究領域の積極的な相互作用の申し出は，弟子の一人で集団力学研究センターを引き継いだ **Cartwright, D.P.** (1953) からの必ずしも積極的ではない反応しか得られなかった。半世紀を経て，Lewin の共同研究者であった White, R.K. (1992) は，「**場理論**を所与の時点における人間行動に影響するすべての心理学的要因の説明理論と規定するなら，無意識的防衛機制の無視は Lewin 自身による場理論の定義からの逸脱であり，無意識的要因ないしは前意識的要因の影響は明らかに存在する」と述べている。　　（西川昌弘）

関連項目：集団力学の対象，シャイドリンガー，
　　心理学における認知革命

文　献
人名索引
項目索引
付　録
集団精神療法に関連のある団体

編者および執筆者一覧

文　献

Ackerman, N.J.: *A theory of Family Systems*. Gardder Press; New York, 1984.
Agazarian, Y.M. & Peters, R.: *The Visible and Invisible Groups : Two Perspectives on Group Psychotherapy and Group Process*. Routlege & Kegan Paul; London, 1981.
Agazarian, Y.M.: The phases of group development and the systems-centered group. In: Schermer, V.L., & Pines, M.(Eds.): *Ring of Fire*. Routledge; London, 1994; pp.36-85.
Agazarian, Y.M.: *Systems-Centered-Therapy for Groups*. Guilford Press; New York, 1997.
Agazarian, Y.M., & Gantt, S.P.: *Autobiography of a Theory : Developing a Theory of Living Human Systems and Its Systems-Centered Practice*. Jessica Kingsley Publishers; London and Philadelphia, 2000.
Alexander, F., & French, T.: *Psychoanalytic Therapy: Principles and Applications*. Ronald Press, 1946.
Alietti, S.: Psychotherapy of schizophrenia: New or revised procedures. *American Journal of Psychotherapy*, 34(4); 464-474, 1980.
Allport, F.H.: *Social Psychology*. Houghton Mifflin; Boston, 1924.
Alonso, A.: Training for group psychotherapy. In: Alonso, A., & Swiller, H.I. (Eds.): *Group Therapy in Clinical Practice*. American Psychiatric Press; Washington, D.C., 1993; pp.521-532.
天笠崇：躁うつ病患者・家族への認知行動療法的接近の試み．臨床精神医学, 26(12); 1511-1520, 1997.
雨宮基博，小谷英文：集団精神療法の学級集団への適用の意義―いじめ力動（スケープゴート）への介入を通して．日本教育心理学会第41回総会発表論文集, 213, 1999.
雨宮基博，小谷英文：集団精神療法の学級集団への適用―否定的感情表現とその教育的展開．国際基督教大学学報 1-A 教育研究, 43; 133-145, 2001.
Andersen, T.（鈴木浩二訳）：リフレクティング・プロセス（*The Reflecting Processes*）．金剛出版, 2001.
Anderson, C.M., Reiss, D.J., & Hogarty, G.E.: *Schizophrenia and the Family: A Practitioner's Guide to Psychoeducation and Management*. Guilford Press; New York, 1986.（鈴木浩二，鈴木和子監訳：分裂病と家族―心理教育とその実践の手引．金剛出版, 1990.）
Anderson, H.: *Conversation, Language and Possibilities*. Basic Books; New York, 1997.（野村直樹ほか訳：会話・言語・そして可能性．金剛出版, 2001.）
安藤延男編：現代のエスプリ（特集：コミュニティの再生）．至文堂, 269, 1989.
Andreasen, N.C., & Olsen, S.: Negative vs. positive schizophrenia: Definition and validation. *Archives of General Psychiatry*, 39; 789-794, 1982.
Anthony, W., Cohen, M., & Farka, S.: *Psychiatric Rehabilitation*. Boston University Center, 1990.（高橋亨，浅井邦彦，高橋真美子訳：精神科リハビリテーション．マイン, 1993.）
Anthony, W.A.: Psychological rehabilitation: a concept in need of a method. *American Psychologist*, Aug.; 658-662, 1977.
安西信雄：生活技能訓練（social skills training）と精神科リハビリテーション．In: 懸田克躬ほか編：現代精神医学大系 年刊版 '90. 中山書店, 1990, pp.131-157.
安西信雄，平松謙一監修：服薬自己管理モジュール．丸善ニューメディア, 1994.
安西信雄：服薬自己管理モジュールの紹介．精神科看護, 55; 105-111, 1996.
Appelbaum, S.A.: The pleasure and reality principles in group process teaching. *British Journal of Medical Psychology*, 36; 1-7, 1963. 転載: Kissen, M.(Ed.): *From Group Dynamics to Group Psychoanalysis*. Hemisphere Publishing, 1976.（佐治守夫，都留春夫，小谷英文訳：グループ・プロセス・セミナーにみられる快感原則と現実原則. In: 集団精神療法の理論―集団力学と精神分析の統合．誠信書房, 1996.）
Arensber, F.: Self psychology group. In: Kutash, I.L., & Wolf, A.(Eds.): *Group Psychotherapist's Handbook*. Columbia University Press; New York, 1990.

蟻塚亮二：心理状態で障害の度合いが変動する．精神保健ジャーナル　ゆうゆう, 30, 1997.
Arlow, J.A., & Brenner, C.: *Psychoanalytic Concepts and the Structural Theory*. International Universities Press; New York, 1964.
Aronson, S., & Scheidlinger, S.: Group therapy for adolescents. *Directions in Psychiatry*, 13(17); 2-7, 1993.
Asch, S.E.: Effects of group pressure upon the modification and distortion of judgments. In: Guetzkow, H.(Ed.) *Groups, Leadership, and Men*. Carnegie Press; Pittsburgh, 1951.
東雄司：授産施設と小規模作業所を核とした地域活動．精神医学, 37; 13-17, 1995.
Bach, G.R.: *Intensive Group Psychotherapy*. Ronald Press; New York, 1954.
Bach, G.R.: Observations on transference and object relations in the light of group dynamics. *International Journal of Group Psychotherapy*, 7; 64-76, 1957. 転載：Kissen, M.(Ed.): *From Group Dynamics to Group Psychoanalysis*. Hemisphere Publishing, 1976.（佐治守夫，都留春夫，小谷英文訳：グループ・ダイナミックスに照らしてみた転移と対象関係についての観察．In: 集団精神療法の理論―集団力学と精神分析の統合．誠信書房, 1996.）
Baker, R., & Hall, J.N.: REHAB: A new assessment instrument for chronic psychiatric patients. *Schizophrenia Bulletin*, 14; 97-110, 1988.
Bales, R.F.: *Interaction Process Analysis: A Method for the Study of Small Groups*. Addison-Wesley; Oxford, 1950.
Bales, R.F., & Slater, P.E.: Role differentiation in small decision-making groups. In: Parsons, T., & Bales, R.F.(Eds.): *Family, Socialization and Interaction Process*. Free Press; Glencoe, 1955.
Bandura, A.: Self-efficacy: Toward a unifying theory of behavior change. *Psychological Review*, 84; 191-215, 1977a.
Bandura, A.: *Social Learning Theory*. Prentice-Hall, 1977b.（原野広太郎訳：社会的学習理論．金子書房, 1979.）
Bandura, A.(Ed.): *Self-Efficacy in Changing Societies*. Cambridge University Press, 1995.（本明寛，野口京子監訳：激動社会の中の自己効力．金子書房, 1997.）
Barton, R.: *Institutional Neurosis*. Butterworth Heinemann, 1987.
Bass, B.M.: *Stogdill's Handbook of Leadership*. Free Press; New York, 1981.
Beck, A.T.: *Cognitive Therapy and Emotional Disorders*. International University Press; New York, 1976.（大野裕訳：認知療法．岩崎学術出版社, 1990.）
Becker, H.S.: *Outsiders: Studies in the Sociology of Deviance*. Free Press; New York, 1963.（村上直之訳：新装アウトサイダーズ―ラベリング理論とはなにか．新泉社, 1993.）
Bell, J.E.: *Family Therapy*. Jason Aronson; New York, 1975; Cap.1, Group therapy: A new treatment for children, Cap.4, Advances in theory of family group therapy.
Bellack, A.S., & Hersen, M.(Eds.): *Dictionary of Behavior Therapy Techniques*. Pergamon Press, 1985.（山上敏子監訳：行動療法事典．岩崎学術出版社, 1987.）
Bellack, A.S., Morrison, R.L., Mueser, K.T., et al.: Role play for assessing the social competence of psychiatric patients, psychological assessment. *Journal of Consulting and Clinical Psychology*, 2; 248-255, 1990.
Bellack, A.S., Mueser, K.T., Gingerich, S., et al.: *Social Skills Training for Schizophrenia: A Step-by-Step Guide*. Guilford Press; New York, 1997.（熊谷直樹，天笠崇監訳：わかりやすい SST ステップガイド（上，下）．星和書店, 2000.）
Bellack, A.S., Gold, J.M., & Buchanan, R.W.: Cognitive rehabilitation for schizophreia: Problem, prospects, and strategies. *Schizophrenia Bulletin*, 25; 257-274, 1999.
Bellak, L.: On some limitations of dyadic psychotherapy and the role of group modalities. *International Journal of Group Psychotherapy*, 30; 7-22, 1980.
Bennis, W.G., & Shepard, H.A.: A Theory of group development. *Human Relations*, 9; 415-437, 1956. 転載：Kissen, M.(Ed.): *From Group Dynamics to Group Psychoanalysis*. Hemisphere Publishing, 1976.（佐治守夫，都留春夫，小谷英文訳：グループ発達の一理論．In: 集団精神療法の理論―集団力学と精神分析

の統合. 誠信書房, 1996.)
Bennis, W.G.: Defenses against 'depressive anxiety' in group: The case of the absent leader. *Merrill-Palmer Quarterly of Behavior and Development*, 7; 3-30, 1961. 転載： Kissen, M.(Ed.): *From Group Dynamics to Group Psychoanalysis*. Hemisphere Publishing, 1976. (佐治守夫, 都留春夫, 小谷英文訳：グループにおける「抑うつ不安」に対する防衛：リーダー欠席の事例. In: 集団精神療法の理論―集団力学と精神分析の統合. 誠信書房, 1996.)
Berne, E.: *Transactional Analysis in Psychotherapy*. Grove; New York, 1961.
Berne, E.: *Principles of Group Treatment*. Oxford University Press; New York, 1966.
von Bertalanffy, L.: General systems theory, and psychiatry. In: Arieti, S.(Ed): *American Handbook of Psychiatry, Vol.3*. Basic Books; New York, 1966.
von Bertalanffy, L.: *General System Theory ―Foundation, Development, Applications*. George Braziller; New York, 1968 (長野敬, 太田邦昌訳：一般システム理論. みすず書房, 1973.)
Bieber, T.B.: Combined individual and group psychotherapy. In: Kaplan, H.I., & Sadock, B.J.(Eds): *Comprehensive Group Psychotherapy*. Williams & Wilkins; Balitimore, 1971; pp.518-533.
Bion, W.R.: *Experiences in Groups and Other Papers*. Basic Books; London, 1961. (池田数好訳：集団精神療法の基礎. 岩崎学術出版社, 1973.／対馬忠訳：グループ・アプローチ. サイマル出版会, 1973.)
Bion, W.R.: *Attention and Interpretation*. Basic Books; New York, 1970.
Birchwood, M., Smith, J., Cochrane, R., et al.: The social functioning scale: The development and validation of a new scale of social adjustment for use in family intervention programmes with schizophrenic patients. *British Journal of Psychiatry*, 157(12); 853-859, 1990.
Black, C.: *It Will Never Happen to Me*. ACT, 1981. (斎藤学監訳：私は親のようにならない. 誠信書房, 1989.)
Blatner, A.: *Foundation of Psychodrama*. Springer; New York, 1992, 1999.
Bleandonu, G.: *Wilfred R. Bion La Vie et l'œuvre. 1897-1979*. Bodas; Paris, 1990. (Pajaczkowska, C.(Trans): *Wilfred Bion His Life and Works 1897-1979*. Guilford Press; New York, 1994.)
Bloch, S., & Crouch, E.: *Therapeutic Factor in Group Psychotherapy*. Oxford University Press; Oxford, 1985.
Blos, P.: *The Young Adolescent: Clinical Studies*. Replica Books, 1985.
Bowlby, J.: *Maternal Care and Mental Health*. WHO; Geneva, 1951. (黒田実郎訳：乳幼児の精神衛生. 岩崎学術出版社, 1967.)
Brenner, H.D., Roder, V., Hondel, B., et al.: *Integrated Psychological Therapy for Schizophrenic Patients, 5th ed*. Hogrefe & Huber Publishers, 1994. (池沢良郎, 植木啓文, 高井昭裕訳：精神分裂病の統合心理療法マニュアル. 医学書院 MYW, 1998.)
Brigham, J.C.: Ethnic stereotypes. *Psychological Bulletin*, 76; 15-38, 1971.
Brook, D.W.: Group psychotherapy with anxiety and mood disorder. In: Kaplan, H.I., & Sadock, B.J.(Eds.): *Comprehensive Group Psychotherapy, 3rd Ed*. Williams & Wilkins; Baltimore, 1993; pp.374-393.
Burrow, T.: The group method of analysis. *Psychoanalytical Review*, 14; 268-280, 1925.
Campos, J.: Interview with Zerka Moreno. International Association of Group Psychotherapy Publishing, *Forum*, 7-1, 1999.
Cartwright, D.P.(Ed.): *Studies in Social Power: Institute for Social Research*. University of Michigan, 1959.
Cartwright, D.P., & Zander, A.(Eds.): *Group Dynamics, 2nd ed*. Harper & Row; New York, 1960.(三隅二不二, 佐々木薫訳編：グループ・ダイナミックス（Ⅰ・Ⅱ）. 誠信書房,1970.)
Cartwright, D.P., & Zander, A.(Eds.): *Group Dynamics: Research and Theory, 3rd Ed*. Harper & Row; New York, 1968.
Cattel, R.B.: Personality theory derived from quantitative experiment. In: Freedman, A.M., & Kaplan, H.I.(Eds): *Comprehensive Textbook of Psychiatry, 1st ed*. Williams & Wilins; Baltimore, 1967.
Caudill, W., Redlich, F.C., Gilmore, H.R., & Brody, E.B.: Social structure and interaction processes in a psychiatric ward. *American Journal of Orthopsychiatry*, 22 ; 314-334, 1952a.

Caudill, W.: Achievement, culture and personality: The case of Japanese American. *American Anthropologist*, 58; 1102-1126, 1952b.
Caudill, W.: *The Psychiatric Hospital as a Small Society*. Harvard University Press, 1957.
Chomsky, N.: *Syntactic Structures*. Mouton's Gravenhage, 1957.
Clark, D.H.：日本における地域精神衛生．精神衛生資料, 16, 1969.
Clark, D.H.: *Social Therapy in Psychiatry*. Churchill Livingstone; London, 1974. (2nd ed., 1981.（秋元波留夫，北垣日出子訳：精神医学と社会療法．医学書院, 1982.））
Clark, D.H.: *Descent Into Conflict, 1945 A Doctor's War*. The Book Guild; Sussex, 1995. （蟻塚亮二監訳：ある精神科医師の回想．創造出版, 1998.)
Clark, D.H.: *The Story of a Mental Hospital: Fulbourn 1858-1983*. Process Press; London, 1996. （蟻塚亮二監訳：21世紀の精神医療への挑戦．創造出版, 2002.)
Clayton, L.: The personality theory of J.L. Moreno. *Journal of Group Psychotherapy and Psychodrama, Sociometry*, 28; 144-151, 1975.
Clayton, M.: Role theory and its application in clinical practice. In: Holmes, P.(Ed.): *Psychodrama since Moreno*. Routledge; London, 1994; pp.121-144.
Coché, J., & Coché, E.: *Couples Group Psychotherapy: A Clinical Practice Model*. Brunner/Mazel; New York, 1990.
Cooley, C.H.: *Social Organization: A Study of the Larger Mind*. Scribner's, 1909. （大橋幸，菊池美代志訳：現代社会学体系4, クーリー社会組織論．青木書店, 1970.)
Corrigan, P.A., & Yudofsky, S.C.(Eds.): *Cognitive Rehabilitation for Neuropsychiatric Disorders*. American Psychiatric Press; Washington D.C., 1996.
Crow, T.J.: Positive and negative schizophrenic symptoms and the role of dopamine. *British Journal of Psychiatry*, 137; 383-386, 1980.
Cummings, J., & Cummings, E.: *Ego and Milieu*. Atherton Press, 1962.
台利夫：臨床心理劇入門．ブレーン出版, 1982.
Darley, G., Gross, N., & Martin, E.: Studies of group behavior ― Stability, change and interrelations of psychometric and sociometric variables. *Journal of Abnormal and Social Psychology*, 46; 565-576, 1952.
Day, M.: Training and supervision in Group Psychotherapy. In: Kaplan, H.I., & Sadock, B.J.(Eds.): *Comprehensive Group Psychotherapy, 3rd Ed*. Williams & Wilkins; Baltimore, 1993; pp.656-668.
Dewey, J.: *Experience and Education*. Collier; New York, 1938.
Deutsch, M.: A theory of cooperation and competition. *Human Relations*, 2; 129-152, 1949.
Deutsch, M., & Gerard, H.B.: A study of normative and informational influences upon individual judgment. *Journal of Abnormal and Social Psychology*, 51; 629-636, 1955.
Dies, R.R., & MacKenzie, K.R.: *Advances in Group Psychotherapy: Integrating Research and Practice* (AGPA Monograph No.1). International Universites Press; New York, 1983.
Duffy, G.K., & Wong, F.Y.: Community Psychology. Allyn & Bacon Company, 1996. （植村勝彦監訳：コミュニティ心理学―社会問題への理解と援助．ナカニシヤ出版, 1999.)
Durkin, H.: Toward a common basis for group dynamics ― Group and therapeutic processes in a group psychotherapy. *International Journal of Group Psychotherapy*, 7; 115-130, 1957. 転載：Kissen, M.(Ed.): *From Group Dynamics to Group Psychoanalysis*. Hemisphere Publishing, 1976. （佐治守夫，都留春夫，小谷英文訳：グループダイナミックスの共通基盤に向けて―グループ・セラピィにおけるグループプロセスとセラピィプロセス．In: 集団精神療法の理論―集団力学と精神分析の統合．誠信書房, 1996.)
Durkin, H.: *The Group in Depth*. International University Press, New York, 1964.
Durkin, H.: General systems theory and group therapy: An introduction. *International Journal of Group Psychotherapy*, 22; 159-166, 1972.
Durkin, H.: Some contributions of general systems theory to psychoanalytic group psychotherapy. In: Pines, M.(Ed.): *The Evolution of Group Analysis*. Routledge & Kegan Paul; London, 1983.

D'Zurilla, T.J., & Goldfried, M.R.: Problem solving and behavior modification. *Journal of Abnormal Psycology*, 78(1); 107-126, 1971.

江畑敬介：病気への自己対応技法．江畑敬介，浅井邦彦編：分裂病の病院リハビリテーション．医学書院，1995; pp.74-81.

Edelson, M.: *Sociotherapy and Psychotherapy*. University of Chicago Press; Chicago, 1970.

Eisenberg, M.G.: *Key Words in Psychosocial Rehabilitation*. Springer Publishing; New York, 1994. （野中猛，池淵恵美監訳：心理社会的リハビリテーションのキーワード．岩崎学術出版社, 1997.）

Ekdawi, M.Y., & Conning, A.M.: *Psychiatric Rehabilitation a Practical Guide*. Chapman & Hall; London, 1994. （東雄司，岩崎正人，岩崎多加寿訳：精神科リハビリテーション実践ガイド．星和書店, 1998.）

Erikson, E.H.: *Identity and the Life Cycle*. W.W. Norton; New York, 1959 (1980). （小此木啓吾訳編：自我同一性―アイデンティティとライフサイクル．誠信書房, 1973.）

Erikson, J.M.: *Activity, Recovery, Growth: The Communal Role of Planned Activities*. W.W.Norton, 1976.

Ethics Committee: Report of the ethics committee: 1986. *American Psychologist*, 42(7); 730-734, 1987.

Eysenck, M.W., & Keane, M.T.: *Cognitive Psychology, 3rd Ed*. Lawrence Erlbaum; Hove, 1995.

江崎修造：作業療法・レクリエーション療法の実際．In: 江畑敬介，浅井邦彦編：分裂病の病院リハビリテーション．医学書院, 1995; pp.68-74.

Ezriel, H.: Notes on psychoanalytic group therapy: II. Interpretation and research. *Psychiatry*, 15; 119-126, 1952. 転載： Kissen, M.(Ed.): *From Group Dynamics to Group Psychoanalysis*. Hemisphere Publishing, 1976. （佐治守夫，都留春夫，小谷英文訳：精神分析的集団療法についての覚え書き：解釈とリサーチ．In: 集団精神療法の理論―集団力学と精神分析の統合．誠信書房, 1996.）

Falloon, I.R.H., Boyd, J.L., & McGill, C.W.: *Family Care of Schizophrenia*. Guilford Press; New York, 1984.

Falloon, I.R.H., Williamson, M., & Razani, J.: Family versus individual management in the prevention of schizophrenia: I ― Clinical outcome of a two-years controlled study. *Archives of General Psychiatry*, 42; 887-896, 1985.

Fenichel, O.: *Problems of Psychoanalytic Technique*. Psychoanalytic Quarterly; New York, 1941. （安岡誉訳：精神分析技法の基本問題．金剛出版, 1988.）

Festinger, L.: Informal social communication. *Psychological Review*, 57; 271-282, 1950.

Festinger, L.: *A Theory of Cognitive Dissonance*. Stanford University Press; Stanford, 1957. （末永俊郎監訳：認知的不協和理論．誠信書房, 1965.）

Fidler, J.（平直子訳）：集団療法と治療共同体．集団精神療法, 6(2); 163-172, 1990.

Fine, G.A., & Rosnow, R.L.: Gossip, gossipers, gossiping. *Personality and Social Psychology Bulletin*, 4; 161-168, 1978.

Fiske, S.T., & Taylor, W.E.: *Social Cognition, 2nd Ed*. McGraw-Hill; New York, 1991.

Flores, P.J.: Addiction as an attachment disorder: Implications for group therapy. *International Journal of Group Psychotherapy*, 51(1); 63-81, 2001.

Foucault, M.: *Histoite de la Folie l'ge Classique*. Plon; Paris, 1961. （田村俶訳：狂気の歴史．新潮社, 1975.）

Foulkes, E.（武井麻子訳）：英国におけるグループ・アナリシス小史．集団精神療法, 6(1); 69-72, 1990.

Foulkes, S.H., & Anthony, E.J.: *Group Psychotherapy ―The Psychoanalytic Approach*. Penguin Books; Harmondsworth, 1957a.

Foulkes, S.H.: Group-analytic dynamics with specific reference to psychoanalytic concepts. *International Journal of Group Psychotherapy*, 7; 40-52, 1957b. 転載： Kissen, M.(Ed.): *From Group Dynamics to Group Psychoanalysis*. Hemisphere Publishing, 1976. （佐治守夫，都留春夫，小谷英文訳：集団-分析的ダイナミックスと精神分析概念．In: 集団精神療法の理論―集団力学と精神分析の統合．誠信書房, 1996.）

Foulkes, S.H.: *Therapeutic Group Analysis*. International Universities Press; New York, 1965.

Foulkes, S.H.: *Introduction to Group Analytic Psychotherapy*. Maresfield Library; London, 1983.

Foulkes, S.H.: *Selected Papers ― Psychoanalysis and Group Analysis*. Karnac Books; London, 1990.

Fox, J.(Ed.): *The Essential Moreno*. Springer publishing; New York, 1987. （磯田雄二郎監訳：エッセンシャ

ル・モレノ．金剛出版, 2000.）
Fox, J.: *Acts of Service: Spontaneity, Commitment, Tradition in the Nonscripted Theatre*. Tusitala Publishing; New York, 1994.
Fox, J., & Dauber, H.: *Gathering Voices: Essays on Playback Theatre*. Tusitala Publishing; New York, 1999; pp.77-78.
Frank, J.D., & Ascher, E.: Corrective emotional experiences in group therapy. *American Journal of Psychiatry*, August; 126-131, 1951.
Frank, J.D., et al.: Behavioral patterns in early meetings of therapeutic groups. *American Journal of Psychiatry*, 108; 771-778, 1952a.
Frank, J.D., Margolin, J., Nash, H., Stone, A., Varon, E., & Ascher, E.: Two behavior patterns in therapeutic groups and their apparent motivation. *Human Relations*, 5; 289-317, 1952b.
Frank, J.D.: Some determinants, manifestations, and effcts of cohesiveness in therapy groups. *International Journal of Group Psychotherapy*, 7; 53-63, 1957.
Freud, A.: Adolescence. *The Psychoanalytic Study of the Child*, 13; 255-278, 1958.
Freud, S.: Formulations on the two principles of mental functioning. 1911. In: Strachey, J.(Ed & Trans): *The Standard Edition of the Complete Psychological Works of Sigmund Freud* (Vol.12). Hogarth Press; London, 1955; pp.218-226.（井村恒郎，小此木啓吾ほか訳：精神現象の二原則に関する定式．In: フロイト著作集第6巻．人文書院, 1970.）
Freud, S.: Totem and taboo. 1912-1913. In: Strachey, J.(Ed & Trans): *The Standard Edition of the Complete Psychological Works of Sigmund Freud* (Vol.13). Hogarth Press; London, 1955; pp.1-161.（井村恒郎，小此木啓吾ほか訳：：トーテムとタブー．In: フロイト著作集第3巻．人文書院, 1969.）
Freud, S.: Remembering, repeating, and working-through. 1914. In: Strachey, J.(Ed & Trans): *The Standard Edition of the Complete Psychological Works of Sigmund Freud* (Vol.12). Hogarth Press; London, 1955; pp.147-156.（井村恒郎，小此木啓吾ほか訳：：想起，反復，徹底操作．In: フロイト著作集第6巻．人文書院, 1970.）
Freud, S.: Observations on transference-love. 1915. In: Strachey, J.(Ed & Trans): *The Standard Edition of the Complete Psychological Works of Sigmund Freud* (Vol.12). Hogarth Press; London, 1955; pp.157-171.（井村恒郎，小此木啓吾ほか訳：転移性恋愛について．In: フロイト著作集第9巻．人文書院, 1983.）
Freud, S.: *Vorlesungen Zur Einführung in die Psychoanalyse*. Imago; London, 1917a.
Freud, S.: Mourninng and melancholia. 1917b. In: Strachey, J.(Ed & Trans): *The Standard Edition of the Complete Psychological Works of Sigmund Freud* (Vol.14). Hogarth Press; London, 1957; pp.243-258.（井村恒郎，小此木啓吾ほか訳：悲哀とメランコリー．In: フロイト著作集6巻．人文書院, 1970.）
Freud, S.: Group psychology and the analysisi of the ego. 1921. In: Strachey, J.(Ed & Trans): *The Standard Edition of the Complete Psychological Works of Sigmund Freud* (Vol.18). Hogarth Press; London, 1957; pp.69-143.（井村恒郎，小此木啓吾ほか訳：集団心理学と自我の分析．In: フロイト著作集6巻．人文書院, 1970.）
Friedman, W.H.: *Practical Group Therapy: A Guide for Clinicians*. Jossey-Bass Publishers; San Francisco, 1989.
Fromm-Reichman, F.: *Principles of Intensive Psychotherapy*. University Press; Chicago, 1950.（阪本健二訳：積極的心理療法．誠信書房, 1964.）
Frith, C.D.: The *Cognitive Neuropsychology of Schizophrenia*. Lawrence Erlbaum Associates Publishers; London, 1992.（丹羽真一，菅野正浩監訳：分裂病の認知神経心理学．医学書院, 1995.）
藤信子，田原明夫，山下俊幸：デイケアとその評価．精神科診断学, 5; 165-172, 1994.
藤井克徳：精神障害者共同作業所の現状．作業療法ジャーナル, 23; 21-28, 1998.
藤岡淳子：少年刑務所における薬物乱用者の集団心理療法．In: 生島浩，村松励編：非行臨床の実践．金剛出版, 1998; pp.206-219.
福井里江，熊谷直樹，宮内勝ほか：精神分裂病患者の自己効力感—対人行動に関する自己効力感尺度作成

の試み. 精神科治療学, 10; 533-538, 1995.
Fuller, J.S.: Duo therapy: A potential treatment of choice for latency-age children. *Journal of the American Academy of Child and Adolescent Psychiatry*, 16; 469-477, 1997.
Ganzarain, R., & Buchele, B.J.: *Fugitives of Incest: A Perspective from Psychoanalysis and Groups*. International Universities Press; Madison, 1988. (白波瀬丈一郎訳：近親姦に別れを―精神分析的集団精神療法の立場から. 岩崎学術出版社, 2000.)
Ganzarain, R.: Object Relations Group Psychotherapy: *The Group as an Object, a Tool, and a Training Base*. International Universities Press; Madison, 1989. (高橋哲郎監訳：対象関係集団精神療法―対象・道具・訓練の基盤としてのグループ. 岩崎学術出版社, 1996.)
Ganzarain, R.: The "bad" mother-group: An extention of Scheidlinger's "mother-group concept." In: Tuttman, S.(ed.): *Psychoanalytic Group Theory and Therapy* (American Group Psychotherapy Association Monograph Series). International University Press; Madison, 1991; pp.157-173. (高橋哲郎監訳：「悪い母親」グループ. In: 対象関係集団精神療法. 岩崎学術出版社, 1996; pp.61-80.)
Gartner, A., & Liesman, F.: *Self-help in the Human Services*. Jossey-Bass Publishers; Sun Francisco, 1977. (久保紘章監訳：セルフ・ヘルプ・グループの理論と実際. 川島書店, 1985.)
Garner, D.M., & Garfinkel, P.E.(Eds): *Handbook of Psychotherapy: Handbook of Treatment for Eating Disorders, 2nd Ed*. Guilford; New York, 1997.
Glatzer, H.T.: The working alliance in analytic group psychotherapy. *International Journal of Group Psychotherapy*, 28; 147-161, 1978.
Goffman, E.: *The Presentation of Self in Everyday Life*. Anchor Books, 1959. (石黒毅訳：行為と演技. 誠信書房, 1974.)
Goffman, E.: *Asylums*. Anchor Books, 1961. (石黒毅訳：アサイラム. 誠信書房, 1984.)
Goffman, E.: *Stigma: Notes on the Management of Spoiled Identity*. Prentice Hall, 1963. (石黒毅訳：スティグマ―社会におされた烙印. せりか書房, 2001 (改訂).)
Glatzer, H.T.: Psychoanalytic group psychotherapy. In: Kutash, I.L., & Wolf, A.(Eds.): *Group Psychotherapist's Handbook*. Columbia University Press; New York, 1990; pp.46-60.
Goldman, E.E., & Morrison, D.C.: *Psychodrama ― Experience and Process*. Kendall/Hunt Publishing Company, 1984.
Goldstein, M.J., Rodnick, E.H., Evans, J.R., et al.: Drug and family therapy in the after care of acute schizophrenics. *Archives of General Psychiatry*, 35; 1169-1177, 1978.
後藤雅博編：家族教室のすすめ方―心理教育的アプローチによる家族援助の実際. 金剛出版, 1998a.
後藤雅博：家族心理教育. 精神科治療学, 13; 303-306, 1998b.
Gravitz, H.L., & Bowden, J.D.: *Recovery: A Guide for Adult Children of Alcoholics*. Fireside Books; New York, 1987. (大越崇訳：リカバリー. 星和書店, 1994.)
Green, M.F.: *Schizophrenia from a Neuro-cognitive Perspective*. Allyn & Bacon; Boston, 1998.
Greenson, R.R.: *The Technique and Practice of Psychoanalysis, Vol.1*. International Universities Press; New York, 1967.
Grinberg, L., Sor, D., & Bianchedi, E.T.: *Introduction to the Work of Bion*. Jason Aronson; New York, 1977. (高橋哲郎訳：ビオン入門. 岩崎学術出版社, 1982.)
Groome, D.: *An Introduction to Cognitive Psychology: Processes and Disorders*. Psychology Press; Hove, 1999.
GWT研究会編：グループワークトレーニング. 遊戯社, 1985; pp.32-33.
蜂矢英彦, 岡上和雄監修：精神障害リハビリテーション学. 金剛出版, 2000.
蜂矢英彦：精神障害論試論―精神科リハビリテーションの現場からの一提言. 臨床精神医学, 10; 1653-1661, 1981.
Hale, A.: *Conducting Clinical Sociometric Explorations*. Royal Publishing Company; Roanoka, 1981.
Hamilton, D.L., Devine, P.G., & Ostrom, T.M.: Social cognition and classic issues in social psychology. In: Devine, P.G., Hamilton, D.L., & Ostrom, T.M.(Eds.): *Social Cognition: Impact on Social Psychology*.

Academic Press, 1994; pp.1-13.

Harper-Giuffre, H., & MacKenzie, K.R.: *Group Psychotherapy for Eating Disorders*. American Psychatric Press; Washington, D.C., 1992.

Harman, W.: *Gloval Mind Change: The Promise of the Last years of the Twenties Century*. Institute of Noetic Sciences; ,Indianapolis, 1988.

Hartley, E.L., & Hartley, R.E.: *Fundamentals of Social Psychology*. Knopf; New York, 1952.

Hartmann, J.J.: Group cohesion and the regulation of self-esteem. In: Kellerman, H.(Ed.): *Group Cohesion: Theoretical and Clinical Perspectives*. Grune and Stratton; New York, 1981.

長谷川憲一ほか：Life Skills Profile（LSP）日本語版作成とその信頼性・妥当性の検討．精神医学, 39; 547-555, 1997.

長谷川洋三：森田理論で自分発見―行動があなたを変える．白揚社, 1990.

橋本和典・西川昌弘・河野貴子: E. H. Erikson の集団同一性概念の治療の仮説構成．集団精神療法, 15(1); 63-72, 1999.

Hayley, T.: Thomas Forrest Main (1911-1990). *International Journal of Psychoanalysis*, 72; 719-722, 1991.

畠瀬稔：エンカウンター・グループと心理的成長．創元社, 1995.

Heider, F.: *The Psychology of Interpersonal Relations*. John Wiley, 1958.

Herman, J.L.: *Trauma and Recovery*. Haper Collins; New York, 1992.（中井久夫訳：心的外傷と回復．みすず書房, 1996.）

Heslin, R., & Dunphy, D.: Three dimensions of member satisfaction in small groups. *Human Relations*, 17; 99-112, 1964.

Hill, W.F.: The Hill interaction matirx. *Personnel and Guidance Journal*, 49(8); 619-623, 1971.

Hinshelwood, R.D.: *What Happens in Groups: Psychoanalysis, the Individual, and the Community*. Free association; London, 1987.

広田君美：集団構造の分化と統合．In: 末永俊郎編：集団行動．東京大学出版会, 1982; pp.123-124.

Hogarty, G.E., et al.: Family psychoeducation, social skills training, and maintenance chemotherapy in the after-care treatment of schizophrenia. *Archives of General Psychiatry*, 43; 633-642, 1986.

Hogg, M.A., & Abrams, D.: *Social Identification: A Social Psychology of Intergroup Relations and Group Processes*. Routledge; London, 1988.（吉森護，野村泰代訳：社会的アイデンティティ論―新しい社会心理学体系化のための一般理論．北大路書房, 1995.）

Holmes, P.: *The Inner World Outside*. Routledge; London, 1992.（台利夫，小川俊樹，島谷まき子訳：心の世界と現実の世界との出会い．ブレーン出版, 1995.）

堀真一郎：自由学校の設計．黎明書房, 1997.

Hopper, E.: Traumatic experience in the unconscious life of groups: A fourth basic assumption. *Journal of Group-Analytic Psychotherapy*, 30(4); 439-470, 1997.

Horwitz, L.: Training Groups for Psychiatric Residents. International Journal of Group Psychotherapy, 17; 421-435, 1967. 転載：Kissen, M.(Ed.): *From Group Dynamics to Group Psychoanalysis*. Hemisphere Publishing, 1976.（佐治守夫，都留春夫，小谷英文訳：精神科医研修のためのトレーニング・グループ．In: 集団精神療法の理論―集団力学と精神分析の統合．誠信書房, 1996.）

Horwitz, L.: Group Psychotherapy for borderline and narcissistic patients. *Bulletin of the Menninger Clinic*, 44(2); 181-200, 1980.

星野欣生，津村俊宏編：体験学習による人間関係トレーニング・マニュアル学．プレスタイム, 2001.

Hovland, C.I., Janis, I.L., & Kelley, H.H.: *Communication and Persuasion*. Yale University Press, 1953.（辻正三，今井省吾訳：コミュニケーションと説得．誠信書房, 1960.）

茨木博子：精神分裂病病者と心理劇―心理劇評価表作成の試み―．集団精神療法, 10(2); 141-150, 1994.

池淵恵美，宮内勝，安西信雄ほか：ロールプレイテストによる慢性精神障害者の生活障害の評価．精神神経学雑誌, 96; 157-173, 1994a.

池淵恵美：生活技能訓練 Social Skill Training とその評価．精神科診断学, 5; 173-184, 1994b.

池淵恵美:生活技能の評価. In: 宮内勝, 東大生活技能訓練研究会編:わかりやすい生活技能訓練. 金剛出版, 1995a.
池淵恵美:生活技能訓練. In: 昼田源四郎編:分裂病者の社会生活支援. 金剛出版, 1995b; pp.115-143.
Ikebuchi, E., Anzai, N.: Effect of the medication management module evaluated using the role play test. *Psychiatry and Clinical Neuroscience*, 49; 151-156, 1995c.
稲村茂:医師, 看護者, PSWによる合同面接について. In: 武井麻子, 鈴木純一編:レトリートとしての病院. ゆみる出版, 1998; pp.93-99.
池田由子:集団精神療法の理論と実際. 医学書院, 1968.
井上直子, 小谷英文, 杉山恵理子:集団精神療法の定義. 集団精神療法, 10(2); 156-161, 1994.
井上新平監修:地域への再参加モジュール. 丸善ニューメディア, 1998.
Irene, E., et al.: National institute of mental health treatment of depression collaborative research program. *Archives of General Psychiatry*, 46; 971-983, 1989.
石川到覚, 久保紘章編:セルフヘルプ・グループの活動の実際. 中央法規, 1998.
石田スミ子ほか:スクリーニンググループの試み―治療者のトレーニングに絡めて. 集団精神療法, 1(2); 169-174, 1985.
磯田雄二郎:オーストラリアにおけるシステム論的な役割の発達理論. 日本臨床心理劇協会年報, 13, 14合併号; 11-17, 1992a.
磯田雄二郎:スーパービジョンのテクニック. 臨床心理劇協会年報, 15, 16合併号; 4-6, 1992b.
磯田雄二郎:What is 心理劇?―概念の再検討. 臨床心理劇協会年報, 17; 6-9, 1994.
伊藤順一郎, 大島巌ほか:家族の感情表出と分裂病患者の再発との関連. 精神医学, 36; 1023-1031, 1994.
伊藤祐時, 松村康平, 大村政男編:心理技術事典. 朝倉書店, 1977.
伊藤哲寛:精神分裂病のリハビリテーション. In: 中根充文, 小山司, 丹羽真一, 中安信夫編:臨床精神医学講座3, 精神分裂病II. 中山書店, 1997; pp.275-299.
伊藤利之, 鎌倉のり子編:ADLとその周辺―評価・指導・介護の実際. 医学書院, 1994.
岩崎晋也, 宮内勝, 大島巌ほか:精神障害者社会生活評価尺度 (LASMI) の開発と意義. 精神科診断学, 5; 221-231, 1994a.
岩崎晋也, 宮内勝, 大島巌ほか:精神障害者社会生活評価尺度の開発:信頼性の検討 (第1報). 精神医学, 36; 1139-1152, 1994b.
岩田和彦:SST認定講師になって. SSTニューズレター, 9(4); 21, 1998.
岩田泰夫:セルフヘルプ活動. 浅井昌弘, 牛島定信, 倉知正佳編:臨床精神医学講座20 精神科リハビリテーション・地域精神医療. 中山書店, 1997; 298-318.
Joines, V., & Stewart, I.: *TA Today: A New Introduction to Transactional Analysis*. Lifespace Publishing; Chapel Hill, NC, 1987. (深澤道子監訳:TA Today 最新・交流分析入門. 実務教育出版, 1991.)
Jones, M.: *Social Psychiatry*. Tavistock, 1952.
Jones, M.: The concept of a therapeutic community. *American Journal of Psychiatry,*, 112; 647-650, 1956.
Jones, M.: *Beyond the Therapeutic Community*. Yale University Press, 1968. (鈴木純一訳:治療共同体を越えて. 岩崎学術出版社, 1976.)
Jones, M.: *Maturation of the Therapeutic Community*. Human Sciences Press; New York, 1976.
Jorgensen, C.E.: *Breaking the Deadly Embrace of Child Abuse*. Crossroad; New York, 1992. (門眞一郎, 山本由紀, 松本周子訳:虐待される子どもたち. 星和書店, 1996.)
角谷慶子監修:基本会話モジュール. 丸善ニューメディア, 1994.
角谷慶子:主観的QOL評価尺度. In: 蜂矢英彦, 岡上和雄監修:精神障害リハビリテーション学. 金剛出版, 2000; pp.168-174.
鍛冶美幸, 香田真希子:舞踏療法の実際. In: 徳田良仁, 飯森真喜雄, 山中康裕, 大森健一, 中井久夫編:芸術療法〈2〉実践編. 岩崎学術出版社, 1998; 147-155.
Kanas, N., & Bau, M.A.: Process and content in short-term inpatient schizophrenic group. *Small Group Behavior*, 17(3); 355-363, 1986.

金子賢：教師のためのロールプレイング入門．学事出版, 1992.
関係学会編：関係学ハンドブック．関係学研究所, 1994.
関係状況療法研究会編（土屋明美監修）：関係状況療法．関係学研究所, 2000.
Kaplan, H.I., & Sadock, B.J.: *New Models for Group Therapy*. E.P. Dutton; New York, 1972.
Kaplan, H.I., & Sadock, B.J.(Eds.): *Comprehensive Textbook of Psychiatry, 5th Ed*. William & Wilkins; Baltimore, 1989.
Kaplan, H.I., & Sadock, B.J.(Eds.): *Comprehensive Group Psychotherapy, 3rd Ed*. William & Wilkins; Baltimore, 1993.
鹿島晴雄，加藤元一郎，本田哲三：認知リハビリテーション．医学書院, 1999.
加藤正明：巻頭言　集団精神療法と私．集団精神療法, 1; 3-5, 1985.
Katz, A.H., & Bender, E.I.: Self-help groups in western society: History and prospects. *Journal of Applied Behavioral Sciences*, 12(3); 265-282, 1976.
川室優監修：症状自己管理モジュール．丸善ニューメディア, 1994.
Kellermann, P.F.: *Focus on Psychodrama: Therapeutic Aspects of Psychodrama*. Jessica Kingsley Publishers, 1992.（増野肇，増野信子訳：精神療法としてのサイコドラマ．金剛出版, 1998.）
Kernberg, O.F.: A systems approach to priority setting of interventions in groups. *International Journal of Group Psychotherapy*, 25; 251-275, 1975.
Kernberg, O.F.: *Object Relations Theory and Clinical Psychoanalysis*. Jason Aronson; New York, 1976.（前田重治監訳：対象関係論とその臨床．岩崎学術出版社, 1983.）
Kernberg, O.F.: *Internal World and External Reality: Object Relations Theory Applied*. Jason Aronson; New York, 1980a.（山口泰司訳：内的世界と外的現実　上，下．文化書房博文社, 1992）
Kernberg, O.F.: The therapeutic community: A re-evaluation. *NAPPAH Journal*, 12(2); 46-55, 1980b.
Kernberg, O.F.: *Severe Personality Disorders: Psychotherapeutic Strategies*. Yale University Press; London, 1984.（西園昌久訳：重症パーソナリティ障害．岩崎学術出版社, 1996.）
Kernberg, O.F.: *Ideology, Conflict, and Leadership in Groups and Organizations*. Yale University Press, 1998.
Kibel, H.D.: A conceptual model for short-term inpatient group psychotherapy, *American Journal of Psychiatry*, 138(1); 74-80, 1981.
Kibel, H.D.: Inpatient Group Psychotherapy. in: Aronso, A., & Swiller, I.H.(Eds.): *Group Therapy in Clinical Practice*. American Psychiatric Press; Washington, D.C., 1993; pp.93-111.
Kielhofner, G.: *Conceptual Foundations of Occupational Therapy*. The FADavis Company; Philadeiphia, 1992.（山田孝ほか訳：作業療法の理論．三輪書店, 1993; pp.131-141.）
Kissen, M.(Ed.): *From Group Dynamics to Group Psychoanalysis: Therapeutic Applications of Group Dynamic Understanding*. Hemisphere Publishing; Washington D.C., 1976.（佐治守夫，都留春夫，小谷英文訳：集団精神療法の理論―集団力学と精神分析の統合．誠信書房, 1996.）
Kissen, M., & Kotani, H.: A glossary of general systems theory relevant to the fields of group dynamics and group psychotherapy. *Group Approach*, 2; 45-54, 1983.
Kissen, M.（井上直子訳）：個人と集団の本質的なつながり．集団精神療法, 9(1); 16-24, 1993.
Kissen, M.: The concept of identification: An evaluation of its current status and significance for group psychotherapy. *Group Process, Journal of the Association for Group Psychoanalysis*, 6; 83-97, 1974. 転載：Kissen, M.(Ed.): *From Group Dynamics to Group Psychoanalysis*. Hemisphere Publishing, 1976.（佐治守夫，都留春夫，小谷英文訳：同一視の概念：その現代的位置付けと集団精神療法における重要性．In: 集団精神療法の理論―集団力学と精神分析の統合．誠信書房, 1996.）
北西憲二，近藤喬一：集団療法としての森田療法．集団精神療法, 1; 29-34, 1985.
北西憲二，近藤喬一，中村敬，久保田幹子：うつ病に対する集団療法．集団精神療法, 6; 13-18, 1990.
北西憲二：実践森田療法．講談社, 1998.
Klein, M.: Notes on some schizoid mechanisms. *International Journal of Psychoanalysis*, 27; 99-110, 1964.
Knapp, M.L.: *Nonverbal Communication in Human Interaction, 2nd Ed*. Holt, Rinehart and Winston; New York,

1978.（牧野成一，牧野泰子訳：人間関係における非言語情報伝達．東海大学出版会, 1979.）
Köhler, W.: *Dynamics in Psychology*. 1940（外林大作，松村康平訳：心理学の力学観．生活社, 1941.）
小林八郎：生活療法．in: 江副勉，小林八郎，西尾忠介，蜂矢英彦編：精神科看護の研究．医学書院，1965.
小林夏子：作業療法システム．In: 加藤伸勝ほか編：作業療法，下巻．創造出版, 1992; pp.125-134.
小林夏子：集団作業療法．In: 山口隆ほか編：集団精神療法的アプローチ．集団精神療法叢書, 1994; pp.195-203.
小林夏子：精神障害領域．In: 金子翼編：作業療法評価法．協同医書出版社, 2000.
Koffka, K.: *Principles of Gestalt Psychology*. Routledge & Kegan Paul; London, 1935.（鈴木正彌監訳：ゲシュタルト心理学の原理．福村出版, 1989.）
近藤喬一，北西憲二，中村敬：うつ病のセルフヘルプ活動への試み．こころの科学, 23; 66-70, 1989.
近藤喬一監修，箕口雅博，伊藤隆一，千田茂博編：運動表現療法の実際—ボディ・ワークを用いたグループアプローチ．星和書店, 1998.
近藤喬一，鈴木純一編：集団精神療法ハンドブック．金剛出版, 1999.
小谷英文：コンバインド・セラピィ—技法的意味と留意点の検討 その1．広島心理療法研究, 3(3); 1-11, 1981.
小谷英文：グループ・アプローチの基礎概念：グローサリーⅠ．グループアプローチ, 2; 57-78, 1983.
小谷英文：集団精神療法・精神分析的システムズ・アプローチによる技法体系化の試み．総合保健科学 広島大学保健管理センター研究論文集, Vol.1; 19-27, 1985a.
小谷英文：神経症者の集団精神療法—精神分析的集団精神療法の接近法とその治療的意義．集団精神療法, 1(1); 23-28, 1985b.
小谷英文：集団精神療法に関する訓練法の開発—シナリオロールプレイ法の展開．集団精神療法, 3(2); 179-186, 1987a.
小谷英文：集団精神療法の技法．In: 山口隆ほか編：やさしい集団精神療法入門．星和書店, 1987b; pp.95-110.
小谷英文：神経症者の集団精神療法．In: 山口隆ほか編：やさしい集団精神療法入門．星和書店, 1987c; pp.303-320.
小谷英文：集団心理療法．In: 小此木啓吾ほか編：臨床心理学大系 第7巻 心理療法1．金子書房, 1990; pp.239-269.
小谷英文：ガイダンスとカウンセリング—指導から自己実現への共同作業へ．北樹出版, 1993a.
小谷英文ほか：慢性分裂病者に対する期間制限集団精神療法—技法構成と効果の検討．集団精神療法, 9(1); 48-56, 1993b.
小谷英文：グループとカウンセリング．教育と医学, 42(6); 39-44, 1994.
小谷英文：精神分裂病を中心とした慢性精神障害者の集団精神療法．集団精神療法, 11(2); 127-137, 1995a.
小谷英文：息子にとっての父親．児童心理,, 1995年12月号臨時増刊号, 103-110, 1995b.
小谷英文：集団精神療法の進歩—単独処方から多元統合療法へ．最新精神医学, 2(6); 527-533, 1997.
小谷英文：小集団精神療法の臨床的基礎．集団精神療法, 14(1); 20-30, 1998.
小谷英文：精神分析的集団精神療法．In: 近藤喬一，鈴木純一編：集団精神療法ハンドブック．金剛出版, 1999; pp.121-130.
小谷英文：心理教育プログラム 教育的対話力—応答構成による挑戦．ボールパークコーポレーション, 2000.
河野貴子，小谷英文：PTSDへのミニグループの適用—コセラピスト固有の治療的機能を中心に．集団精神療法, 14(1); 62-66, 1998.
厚生省：厚生白書. 2000.
小柳晴生：学生相談における「経験知」．垣内出版, 1999.
Krech, D., & Crutchfield, R.S.: *Theory and Problem of Social Psychology*. McGraw-Hill; New York, 1948.
Kris, A.O.: *Free Association: Method and Practice*. The Analytic Press. New Jersey, 1982.（神田橋條治，藤川

尚宏訳：自由連想．岩崎学術出版社, 1987.）
熊谷直樹：職業リハビリテーションと生活技能訓練．In: 宮内勝ほか編：わかりやすい生活技能訓練．金剛出版, 1995; pp.145-191.
倉戸ヨシヤ：ゲシュタルト療法．In: 河合隼雄，水島恵一，村瀬孝雄編：臨床心理学大系 第 9 巻．心理療法 3．金子書房, 1989.
倉戸ヨシヤ：ゲシュタルト療法―雑種の犬に投影されたセルフ・イメージ．In: 氏原寛，東山紘久編：カウンセリング事例集．ミネルヴァ書房, 1993; pp.67-78.
倉戸ヨシヤ編：現代のエスプリ（特集：ゲシュタルト療法）．至文堂, 375, 1998.
Kymissis, P.: Group psychotherapy with adolescents. In: Kaplan, H.I., & Sadock, B.J.(Eds.): *Comprehensive Group Psychotherapy, 3rd Ed*. Williams & Wilkins; Baltimore, 1993; pp.577-583.
Kymissis, P., & Halperin, D.A.(Eds.): *Group Therapy with Children and Adolescents*. American Psychiatric Press; Washington, D.C., 1996.
Laing, R.D.: The *Divided Self: An Existential Study in Sanity and Madness*. Tavistock Publication., 1960.（阪本健二ほか訳：引き裂かれた自己．みすず書房, 1971.）
Laing, R.D.: *Self and Others*. Tavistock Publication, 1961.（志貴晴彦ほか訳：自己と他者．みすず書房, 1975.）
Laing, R.D.: *The Politcs of Experience and Bird of Paradise*. Penguin Books, 1967.（笠原嘉ほか訳：経験の政治学．みすず書房, 1973.）
Laing, R.D., & Esterson, A.: *Sanity, Madness and The Family*. Tavistock Publication, 1964.（笠原嘉ほか訳：狂気と家族．みすず書房, 1972.）
Laing, R.D.: *Wisdom, Madness and Folly: The Making a Psychiatrist 1927-1957*. Macmillan, 1985.（中村保男訳：レインわが半生．岩波同時代ライブラリー, 1990.）
Lamb, H.R.: Public psychiatry and prevention. In: Hales, R.E.(Ed): *The American Psychiatry Press Textbook of Psychiatry*. American Psychiatric Press; Washington D.C., 1994.
Leech, G.N.: *Exploration in Semantics and Pragmatics*. John Benjamins, 1980.（内田種臣，木下裕昭訳：意味論と語用論の現在．理想社, 1986.）
Leff, J., & Vaughn, C.: *Expressed Emotion in Families*. The Guilford Press; New York, 1985a.（三野善央，牛島定信訳：分裂病と家族の感情表出．金剛出版, 1991.）
Leff, J.P., Kuipers, L., Berkowitz, R., et al.: A controlled trial of social intervention in the families of schizophrenic patients: two years follow-up. *British Journal of Psychiatry*, 146; 594-600, 1985b.
Leszcz, M.: Group psychotherapy of the characterologically difficult patient. *International Journal of Group psychotherapy*, 39; 311-335, 1989.
Leutz, G.: *Mettre sa vie en scéne*. Editions Descléa de Brouwer; Paris, 1985.（野村訓子訳：心理劇―人生を舞台に．関係学研究所, 1989.）
Levy, F.J.: *Dance/Movement Therapy*. NDA, AAHPERD, 1992.
Lewin, K.: Psychoanalysis and topological psychology. *Bulletin of the Menninger Clinic*, 1; 202-212, 1937.
Lewin, K., Lippitt, R., & White, R.K.: Patterns aggressive behavior in experimentally-created "social climates." *Journal of Social Psychology*, 10; 271-299, 1939.
Lewin, K.: *Principles of Topological Psychology*. 1936.（外林大作，松平康平訳：トポロギー心理学の原理．生活社, 1942.）
Lewin, K.: *Field Theory in Social Science*. Haper; New York, 1948.
Lewin, K.: *Field Theory in Social Science: Selected Theoretical Papers*. Cartwright, D.(Ed.). Harper & Row; New York, 1951.（猪股佐登留訳：場理論．誠信書房, 1962.）
Liberman, R.P., King, L.W., Derisi, W.J., et al.: *Personal Effectiveness: Guiding People to Assert Themselves and Improve Their Social Skills*. Reserch Press; Illnois, 1975.（安西信雄監訳：生活技能訓練基礎マニュアル 対人的効果訓練：自己主張と生活技能改善の手引き．創造出版, 1990.）
Liberman, R.P., & Mueser, K.T.（福田正人，中込和幸，丹羽真一訳）：精神分裂病の認知行動療法―患者

およびび家族に対する問題解決方式生活技能訓練. 臨床精神医学, 14(6); 913-924, 1985.
Liberman, R.P.(Ed.): *Psychiatric Rehabilitation of Chronic Mental Patients*. American Psychiatric Press, 1988. (安西信雄, 池淵恵美監訳：リバーマン 実践的精神科リハビリテーション. 創造出版, 1993.)
Liberman, R.P., Derisi, W.J., & Mueser, K.T.: *Social Skills Training for Psychiatric Patients*. Pergamon Press; New York, 1989. (池淵恵美監訳：精神障害者の生活技能訓練ガイドブック. 医学書院, 1992.)
Liberman, R.P.: *Social and Independent Living Skills (SILS) Program*. Behavioral Sciences Media Laboratory, Neuropsychiatric Institute and Hospital, UCLA, 1990. (安西信雄, 池淵恵美総監修：自立生活技能 (SILS) プログラム. 丸善ニューメディア, 1994.)
Liberman, R.P. (Ed.): *Handbook of Psychiatric Rehabilitation*. Macmillan; New York, 1992.
Liberman, R.P., Wallace, C.J., Blackwell, G., et al.: Skills training versus psychosocial occupational therapy for persons with persistent schizophrenia. *American Journal of Psychiatry*, 155; 1087-1091, 1998.
Liddle, P.F.: The symptoms of chronic schizophrenia: A re-examination of the positive-negative dichotomy. *British Journal of Psychiatry*, 151; 141-151, 1987.
Linden, M.E.: Geriatrics. In: Slavson, S.R.(Ed.) *The Fields of Group Psychotherapy*. International Universities Press; New York, 1956.
Loeser, L.H.: Some aspects of group dynamics. *International Journal of Group Psychotherapy*, 7; 5-19, 1957. 転載：Kissen, M.(Ed.): *From Group Dynamics to Group Psychoanalysis*. Hemisphere Publishing, 1976. (佐治守夫, 都留春夫, 小谷英文訳：グループ・ダイナミックスに関するいくつかの側面. In: 集団精神療法の理論―集団力学と精神分析の統合. 誠信書房, 1996.)
Lowen, A.: *Depression and the Body*. Penguin Books, 1974.
MacKenzie, K.R.: The clinical application of a group climate measure. In: Dies, R.R., & MacKenzie, K.R.(Eds.): *Advanced in Group Psychotherapy: Integrating Research and Practice*. International Universities Press; NewYork, 1983; pp.159-170.
MacKenzie, K.R., & Livesley, W.J.: Outcome and process measures in brief group psychotherapy. *Psychiatric Annals*, 16(12); 715-720, 1986.
MacKenzie, K.R. (Ed.): *Classics in Group Psychotherapy*. Guilford Press; New York, 1992.
MacKenzie, K.R.: *Introduction to Time-Limited Group Psychotherapy*. American Psychiatric Press; Washington D.C., 1990.
MacKenzie, K.R.: Time-limited group theory and technique. In: Alonso, A., & Swiller, H.(Eds.): *Group Therapy in Clinical Practice*, 423-447, American Psychiatric Press, Washington DC, 1993.
前田ケイ：心理劇技法と生活技能訓練技法の相互浸透. 精神療法, 15(3); 243-248, 1989.
前田ケイ：日本における「心理劇」. ルーテル学院大学文学部福祉学科, 1996.
前田ケイ：SSTウォーミングアップ活動集. 金剛出版, 1999.
Main, T.F.: The Hospital as a therapeutic institution. *Bulletin of the Menninger Clinic* 10; 66-70, 1946.
Main, T.: *The Ailment and Other Psychoanalytic Essays*. Free Association Books; London, 1989.
Maisonneuve, J.: *La Dynamique des Groupes*. 1968. (島田実, 岩脇三良訳：集団力学. 白水社, 1977.)
Manning, N.: The Therapeutic Community Movement. Routledge; London & New York, 1989.
Marineau, R.F.: *Jacob Levy Moreno 1889-1974*. Tavistock/Routledge; London, 1989.
Martin, E.A., & Hill, W.F.: Toward a theory of group development: Six phases of therapy group development. *International Journal of Group Psychotherapy*, 7; 20-30, 1957.
増野肇, 山口隆：日本集団精神療法学会のこれまでの歩み. 集団精神療法誌, 1; 7-11, 1985.
増野肇：サイコドラマのすすめ方. 金剛出版, 1990.
増野肇：巻頭言. 心理劇, 1(1); 1-2, 1996.
増野肇, 増野信子：マンダラ形式のサイコドラマ. 心理劇, 5(1); 27-38, 2000.
松村康平：心理劇―対人関係の変革. 誠信書房, 1961.
松村康平：発達と接在共存. In: 五味重春ほか監修：幼児の集団指導. 日本肢体不自由児協会, 1972.
松村康平：関係学の構想と展開―共に育つ喜びの集い 心理劇の展開・舞台にのせて. 関係学研究, 15(1),

1987.
松井紀和編：小集団体験―出会いと交流のプロセス．牧野出版, 1991.
松井紀和：集団芸術療法．精神療法, 24(5); 36-43, 1998.
McDougall, W.: *The Group Mind*. G.P. Putnam's Sons; New York, 1920.
McFarlane, W.R., Lukens, E., Link, B., et al.: Multiple-family groups and psychoeducation in the treatment of schizophrenia. *Archives of General Psychiatry*, 52; 679-687, 1995.
McFarlane, W.R., Dushay, R.A., Deakins, S.M., et al.: Employment outcomes in family — aided assertive community treatment. *American Journal of Orthopsychiatry*, 70; 203-214, 2000.
McNamee, S., & Gergen, K.J.(Eds.): *Therapy as Social Construction*. Sage; London, 1992.（野口裕二，野村直樹訳：ナラティヴ・セラピー――社会構成主義の実践．金剛出版, 1998.）
McQuail, D.: *Communication*. Longman, 1975.（山中正剛監訳：コミュニケーションの社会学―その理論と今日的状況．川島書店, 1979.）
Mead, G.H.: *Mind, Self, and Society: From the Standpoint of a Social Behaviorist*. University of Chicago Press; Chicago, 1934.（稲葉三千男，滝沢正樹，中野収訳：ミード 精神・自我・社会（現代社会学大系10）．青木書店, 1973.）
Mehrabian, A.: *Silent Messages: Implicit Communication of Emotions and Attitudes*. Wadsworth Publishing, 1971.（西田司ほか訳：非言語コミュニケーション．聖文社, 1986.）
Meichenbaum, D.H.: *Cognitive Behavior Modification: An Integrative Approach*. Plenum; New York, 1977.（根建金男監訳：認知行動療法．同朋舎, 1992.）
Menninger, K.: *The Human Mind*. Garden City; New York, 1930.（草野栄三良訳：人間の心（上，下）．日本教文社, 1950.）
Menninger, K.: *The Theory of Psychoanalytic Technique*. 1958.（小此木啓吾，岩崎徹也訳：精神分析技法論．岩崎学術出版社, 1969.）
Menninger, K.A.: *A Psycgiatrist's World*. The Viking Press; New York, 1959.（草野栄三良，小此木啓吾訳：人間なるもの．日本教文社, 1961.）
Menzies, I.E.P.: A case-study in the functioning of social systems as a defence against anxiety — A report on a study of the nursing service of a general hospital. *Human Relations*, 13; 95-121, 1960.
Milgram, S.: Nationality and conformity. *Scientific American*, 205; 45-51, 1961.
Miller, J.G.: Living systems: Basic concept. In: Gray, W., Duh, F.J., & Rizzo, W.D.(Eds.): *General Systems Theory and Psychiatry*. Little, Brown and Company, 1969.
皆川邦直：思春期の子どもの発達と父親の役割．子ども家庭福祉情報（特集：男性と子育て）, 12, 1996.
箕口雅博，花村温子，浅井健史ほか：運動表現療法．最新精神医学, 4(6); 551-560, 1999.
三隅二不二：グループ・ダイナミックス．共立出版社, 1978; pp.30-31.
三隅二不二：リーダーシップ行動生態学．In: 岡堂哲雄編：グループダイナミックス．至文堂, 1978; pp.54-74.
宮田敬一編：医療におけるブリーフセラピー．金剛出版, 1999.
宮内勝：生活臨床と治療共同体の統合の試み―デイケアの運営システムおよびデイケアの治療上の位置づけ．集団精神療法, 2(2); 121-126, 1986.
宮内勝：生活技能訓練．In: 山口隆，中野賢幸編：集団精神療法の進め方．星和書店, 1992; pp.47-76.
宮内勝：精神障害者社会生活評価尺度をなぜ作ったか？ 日本社会精神医学会雑誌, 2; 124-128, 1994.
宮内勝，東大生活技能訓練研究会編：わかりやすい生活技能訓練．金剛出版, 1995.
宮内和瑞子，藤岡邦子，川田幸雄：児童の集団精神療法．In: 山口隆，増野肇，中野賢幸編：やさしい集団療法入門．星和書店, 1987.
水島恵一，岡堂哲雄編：集団心理療法．金子書房, 1979.
Moore, B.E., & Fine, B.D.(Eds.): *Psychoanalytic Terms and Concepts*. Yale University Press; London, 1990.（福島章監訳：アメリカ精神分析学会 精神分析事典．新曜社, 1995.）
Moos, R.: Situational analysis of a therapeutic community milieu. *Journal of Abnormal Psychology*, 73; 49-61,

1968a.
Moos, R., & Houts, P.: The assessment of the social atmosphere of psychiatric wards. *Journal of Abnormal Psychology*, 73; 595-604, 1968b.
Moreno, J.L.: *Who Shall Survive?* Beacon House; New York, 1953.
Moreno, J.L., & Moreno, Z.T.: *Psychodrama vol.3*. Beacon House; New York, 1975.
Moscovici, S., & Zavalloni, M.: The group as a polarizer of attitudes. *Journal of Personality and Social Psychology*, 12; 125-135, 1969a.
Moscovici, S., Lage, E., & Neffrechoux, M.: Influence of a consistent minority on the response of a majority in a color perception task. *Sociometry*, 32; 365-380, 1969b.
Mosey, A.C.: *Three Frames of Refference for Mental Health*. Charles B Slack; Thorofare, New Jersey, 1971. (篠田峯子ほか訳：こころと行動の発達. 協同医書出版, 1984; pp.285-292.)
Mueser, K.T., Bellack, A.S., Douglas, M.S., et al.: Prevalence and stability of social skills deficits in shizophrenia. *Shizophrenia Research*, 6; 167-179, 1989.
Mullan, H.: The ethical foundations of group psychotherapy. *International Journal of Group Psyochotherapy*. 37(3); 403-416, 1987.
Munich, R.L.: Group dynamics. In: Kaplan, H.I., & Sadock, B.J.(Eds.): *Comprehensive Group Psychotherapy*, 3rd Ed. Williams & Wilinkins, 1993; pp.21-32.
村田信男：分裂病リハビリテーション過程について―障害相互受容のプロセスを中心に. In: 藤縄昭編：分裂病の精神病理 10. 東京大学出版会, 1982; pp.275-302.
村山正治, 上里一郎編：セルフ・ヘルプ・カウンセリング（講座心理療法第 8 巻）. 福村出版, 1979.
Myers, D.G., & Lamm, H.: The group polarization phenomenon. *Psychological Bulletin*, 83; 602-627, 1976.
南雲直二：障害受容―意味論からの問い. 荘道社, 1998.
中川剛太, 宮崎美里, 蒲生としえ, 井上直子：青年期以降のダウン症者に対する集団精神療法―スクリーニング・グループによる適用可能性の検討. 集団精神療法, 14(1); 42-47, 1998.
中村敬, 北西憲二, 箕口雅博ほか：うつ病者に対するグループ運動表現療法の試み. 集団精神療法, 4(2); 183-189, 1988.
中村克孝監修：余暇のすごし方モジュール. 丸善ニューメディア, 1994.
仲尾唯治, 北村俊則：社会適応尺度（SAS）. 精神衛生研究, 33; 67-119, 1986.
Nemeth, C., Swedlund, M., & Kanki, B.: Patterning of the minority's responses and their influences on the majority. *European Journal of Social Psychology*, 4; 53-64, 1974.
西田行史, 財満義輝, 大澤多美子：児童思春期のグループ. In: 山口隆, 中野賢幸編：集団精神療法の進め方. 星和書店, 1992.
西村馨, 西川昌弘, 小谷英文ほか：集団精神療法効果の実証的研究の成果. 集団精神療法, 11(2); 147-153, 1995.
西村馨：学生相談におけるウィークリー・フリーグループの試み. 学生相談研究, 20(1); 23-31, 1999.
西川昌弘, 西村馨：日本人青年期同一性危機に関する集団制新療法の基本軸―集中的多元統合アイデンティティ集団制新療法の事例研究. *International Journal of Counseling and Psyachotherapy*, 1; 13-31, 2001.
Nitsun, M.: *The Anti-Group*. Routledge; London, 1996.
野中猛：図説ケアマネジメント. 中央法規出版, 1997.
野中猛：分裂病からの回復支援. 岩崎学術出版社, 2000.
Nuechterlein, K.H., Dawson, M.E., & Green, M.F.: Information-processing abnormalities asa neuropsychological vulnerability indicators for schizophrenia. *Acta Psychiatrica Scandinavica*, 90 (Suppl. 384); 71-79, 1994.
塗師恵子：私はこうして認定講師になった. SSTニューズレター 11(2); 17, 1999.
Obholzer, A., & Roberts, V.Z.: *The Unconscious at Work*. Routledge; London, 1994.
Ogden, T.H.: *Projective Identification and Psychotherapeutic Technique*. Aronson; New York, 1982.
岡堂哲雄：概説グループダイナミックス. In: 岡堂哲雄編：グループダイナミックス. 至文堂, 1978; pp.5-

23.
大越崇：アダルトチャイルド物語．星和書店, 1996.
Orford, J.: Community Psychology: Theory and Practice. John Willey & Sons, 1992. (山本和郎監訳：コミュニティ心理学―理論と実践．ミネルヴァ書房, 1997.)
Ormont, L.: The opening session in group psychoanalysis. *Acta Psychotherapy*, 7; 288-294, 1959.
Ormont, L.: Establishing the analytic contract in a newly formed therapeutic group. *British Journal of Medical Psychology*, 35; 333-337, 1962.
Ormont, L.R.: Group resistance and the therapeutic contract. *International Journal of Group Psychotherapy*, 18; 147-154, 1968. 転載： Kissen, M.(Ed.): *From Group Dynamics to Group Psychoanalysis*. Hemisphere Publishing, 1976. (佐治守夫, 都留春夫, 小谷英文訳：グループ抵抗と治療契約. In: 集団精神療法の理論―集団力学と精神分析の統合．誠信書房, 1996.)
Osgood, C.E., Suci, G.J., & Tannenbaum, P.H.: *The Measurement of Meaning*. University of Illinois Press; Illinois, 1957.
太田裕一，西村馨：古典文献を読む (9) 集団分析の力動と精神分析概念．集団精神療法, 17(1); 57-60, 2001.
Pantlin, A.: Group analytical psychotherapy with mentally handicapped patients. *Group Analysis*, 18; 44-53, 1987.
Parker, G., Rosen, A., Emdur, N., et al.: The life skills profile: Psychometric properties of a measure assessing function and disability in schizophrenia. *Acta Psychiatrica Scandinavica*, 83; 145-152, 1991.
Parloff, M.: Analytic group psychotherapy. In: Marmor, J.(Ed.): *Modern Psychoanalysis*. New York; Basic Books, 492-531, 1968.
Parloff, M.: Group therapy and small group field ― An encounter. *International Journal of Group Psychotherapy*, 20; 268-304, 1970.
Perls, F., Hefferline, R.F., & Goodman, P.: *Gestalt Therapy*. Julian Press; New York, 1951.
Perls, F.: *Gestalt Approach and Eye Witness to Therapy*. Science and Behavior Books; Palo Alto, 1973. (倉戸ヨシヤ監訳：ゲシュタルト療法―その理論と実際．ナカニシヤ出版, 1990.)
Piaget, J.: *Genetic Epistemology*. Columbia University Press; New York, 1970.
Pines, M.(Ed.): *Bion and Group Psychotherapy*. Routledge & Kegan Paul; London, 1985.
Pines, M., & Scheidlinger, S.: *Circular Reflections: Selected Papers of Malcom Pines*. Taylor & Francis; London, 1998.
Pines, M.(Ed.): *The Evolution of Group Analysis*. Jessica Kingsley Publishers; London, 2000.
Pinney, E.L., & Stein, A.: *A First Group Psychotherapy Book*. Thomas; Springfield, 1970.
Pinney, E.L., & Slipp, S.: *Glossary of Group and Family Therapy*. Brunner/Mazel; New York, 1982.
Pinney, E.L., & 小谷英文：集団精神療法の実際―その始め方・展開の仕方・終わり方．日本精神技術研究所, 1987.
Pinney, E.L.: 精神活動と神経ネットワーク機能の相互関連性．集団精神療法, 9(2); 146-153, 1993.
Pinney, E.L.: The matrix-interactive approach for group psychotherapy. *International Forum of Group Psychotherapy*, 3(3); 7-10, 1994.
Piper, E., McCallum, M., & Azim, A.: *Adaptation to Loss Through Short-Term Group Psychotherapy*. Guilford; New York, 1992.
Powdermaker, F., & Frank, J.D.: *Group Psychotherapy: Studies in Methodology of Research and Theory*. Greenwood Press; Westport, 1953.
Rachman, A.: *Identity Group Psychotherapy with Adolescents*. Jason Aronson; New Jersey, 1975.
Raphael, B., & Wilson, J.P. (Eds.): *Psychological Debriefing: Theory, Practice and Evidence*. Cambridge University Press, 2000.
Rapoport, R.N.: *Community as Doctor ―New Perspectives on a Therapeutic Community*. Tavistock Publication; London, 1959.
Redl, F.: Group emotion and leadership. *Psychiatry*, 5; 573-596, 1942.

Redl, F.: The phenomenon of contagion and "shock effect" in group therapy. In: Eissler, K.R.(Ed.): *Searchlights on Delinquency*. International Universities Press; New York, 1949; pp.315-328.

Redl, L.: Psychoanalysis and group psychotherapy: A developmental point of view. *American Journal of Orthopsychiatry*, 35; 135-147, 1963.

Riester, A., & Kraft, I.A.(Eds.): *Child Group Psychotherapy: Future Tense* (American Group Psychology Association Monograph Series; Monograph 3). International University Press; Madison, 1986.

Rioch, M.J.: The Work of Wilfred Bion on groups. *Psychiatry*, 33; 56-66, 1970. 転載：Kissen, M.(Ed.): *From Group Dynamics to Group Psychoanalysis*. Hemisphere Publishing, 1976.（佐治守夫，都留春夫，小谷英文訳：グループに関するビオンの仕事. In: 集団精神療法の理論—集団力学と精神分析の統合. 誠信書房, 1996.)

Roberts, J., & Pines, M.(Eds.): *The Practice of Group Analysis*. Routledge; London, 1991.（浅田護，衣笠隆幸監訳：分析的グループセラピー. 金剛出版, 1999.)

Roe, J.E., & Edwards, K.J.: Relationship of two process measurement systems for group therapy. *Journal of Consulting and Clinical Psychology*, 46(6); 1545-1546, 1978.

Rogers, C.R.: *Client-centered Therapy*. Houghton Mifflin; Boston, 1951.

Rogers, C.R.: *Encounter Group*. Penguin Press, 1969.（畠瀬稔，畠瀬直子訳：エンカウンター・グループ. ダイヤモンド社, 1973／創元社, 1982（新装版）.)

Rosen, A., Hadzi-Pavlovic, D., & Parker, G.: The life skills profile: A measure assessing function and disability in schizophrenia. *Schizophrenia Bulletin*, 15; 325-337, 1989.

Rosen, N.A.: *Leadership Change and Work-Group Dynamics*. Cornell University Press; New York, 1969.

Roudinesco, E., & Plon, M.: *Dictionaire de la Psychoanalyse*. Fayard; Paris, 1997.

Rubin, K.: *Synsoplevede Figurer. Studier i*. Psykologish Analyse; Kobeuhaven og Kristiania, 1915.

Rutan, S. & Stone, W.: *Psychodynamic Group Psychotherapy*. Macmillan; New York, 1984.

Rutan, S., & Stone, W.: The role of group therapist. In: *Psychodynamic Group Psychotherapy, 2nd Ed*. Guilford Press; New York, 1993a; pp.127-145.

Rutan, S.: Psychoanalytic group psychotherapy. In: Kaplan, H.I., & Sadock, B.J. (Eds.): *Comprehensive Group Psychotherapy*. Williams & Wilkins; Maryland, 1993b; pp.138-146.

Sadock, B.J., & Kaplan, H.I.: Group Psychotherapy with Psychiatric Residents. *International Journal of Group Psychotherapy*, 19; 420-432, 1969.

佐伯克：矯正心理劇の理論と実際. 関係学研究, 10(1); 10-22, 1982.

齋藤英二，式守晴子：大集団精神療法入門. 集団精神療法, 12; 145-156, 1996.

齊藤勇編：対人社会心理学重要研究集. 誠信書房, 1990; 141-144.

斎藤学：アルコール症の精神病理. 金剛出版, 1985.

斎藤学：アルコール依存症の回復援助—地域医療ネットワークと自助グループ. CIAP出版, 1991.

斎藤学：魂の家族を求めて. 日本評論社, 1995.

佐治守夫，石郷岡泰，上里一郎編：グループアプローチ. 誠信書房, 1977.

佐治守夫，村上英治，福井康之編：グループアプローチの展開. 誠信書房, 1981.

坂上香，アミティを学ぶ会編：アミティ「脱暴力」への挑戦—傷ついた自己とエモーショナル・リテラシー. 日本評論社, 2002.

坂野雄二，東條光彦：一般性セルフエフィカシー尺度作成の試み. 行動療法研究, 12; 73-82, 1986.

坂野雄二：認知行動療法. 日本評論社, 1995.

Salas, J.: *Improvising Real Life: Personal Story in Playback Theatre*. Tusitala Publishing; New York, 1993.（羽地朝和監訳：癒しの劇場. 社会産業教育研究所, 1997.)

Sally, J.C.: *New Strategies for Free Children Educational Information and Resource Center*. Swell; New Jersey, 1991.（森田ゆり監訳：「ノー」を言える子どもに. 童話館出版, 1995.)

Sandler, J., Dare, C., & Holder, A.: Working through. In: Sandler, J., & Dreher, A.U.: *The Patient and the Analyst—The Basis of the Psychoanalytic Process, 2nd Ed* (revised and expanded). International

University Press; Madison, 1992; pp.175-186.
皿田洋子：精神分裂病を対象とした生活技能訓練とその評価．精神神経学雑誌, 94; 171-188, 1992.
Satir, V.: *Conjoint Family Therapy*. Science and Behavior Books; Palo Alto, 1967, 1974 (revised). (鈴木浩二訳：合同家族療法．岩崎学術出版社, 1970.)
佐藤久夫：WHO国際障害分類の改正動向と1998年東京会議．障害者問題研究, 26; 67-76, 1998.
佐藤剛：活動分析，作業分析．In: 日本作業療法士協会編：作業療法関連用語解説．協同医書出版社, 1996; p.38, pp.94-95.
佐藤ゆみ：SST認定講師になって．SSTニューズレター, 9(4); 22, 1998.
Scheff, T.J.: Being Mentally Ill — A Sociological Theory (3rd ed). Aldine de Gruyter, 1999.
Scheidlinger, S.: The concept of identification in group psychotherapy. *American Journal of Psychotherapy*, 9(4); 661-672, 1955.
Scheidlinger, S.: Group process in group psychotherapy. *American Journal of Psychotherapy*, 14; 104-120; 346-363, 1960.
Scheidlinger, S.: Identification, the sense of belonging and identity in small groups. *International Journal of Group Psychotherapy*, 14; 413-424, 1964.
Scheidlinger, S.: The concept of regression in group psychotherapy. *International Journal of Group Psychotherapy*, 18; 3-20, 1968. 転載：Kissen, M.(Ed.): *From Group Dynamics to Group Psychoanalysis*. Hemisphere Publishing, 1976. (佐治守夫，都留春夫，小谷英文訳：集団精神療法における退行の概念．In: 集団精神療法の理論―集団力学と精神分析の統合．誠信書房, 1996.)
Scheidlinger, S.: On the Concept of the "Mother-Group." *International Journal of Group Psychotherapy*, 24; 417-428, 1974. 転載：Kissen, M.(Ed.): *From Group Dynamics to Group Psychoanalysis*. Hemisphere Publishing, 1976. (佐治守夫，都留春夫，小谷英文訳：「マザー・グループ」の概念．In: 集団精神療法の理論―集団力学と精神分析の統合．誠信書房, 1996.)
Scheidlinger, S., & Porter, K.: Combined individual and group psychotherapy. In: Kaurasu, T.B., & Bellak, L.(Eds): *Special Techniques in Individual Psychotherapy*. Brunner/Mazel; New York, 1980a; pp.426-440.
Scheidlinger, S.: *Psychoanalytic Group Dynamics — Basic Reading*. International Universities Press; New York, 1980b.
Scheidlinger, S.: *Focus on Group Psychotherapy: Clinical Essays*. International Universities Press; New York, 1982a.
Scheidlinger, S.: On scapegoating in group psychotherapy. *International Journal of Group Psychotherapy*, 32; 142-159, 1982b.
Scheidlinger, S.: The adolescence peer group revisited. *Small Group Behavior*, 15; 387-397, 1984.
Scheidlinger, S.: Group dynamics and group psychotherapy revisited — Fourdecades later. International *Journal of Group Psychotherapy*, 32; 142-159, 1997.
Scheidlinger, S. (能幸夫監訳)：西洋世界における実践処方としての精神分析的集団精神療法の基礎．集団精神療法, 14(1); 11-19, 1998.
Schermer, V.L.: Beyond Bion: The basic assumption states revisited. In: Pines, M.(Ed.): *Bion and Group Psychotherapy*. Routledge; London, 1985.
Schermer, V.L., & Pines, M.: *Group Psychotherapy of the Psychoses: Concepts, Interpretations, and Contexts*. Jessica Kingsley Publishers; London, Philadelphia, 1999.
Schmais, C., & White, E.Q.: Introduction to dance therapy. *American Journal of Dance Therapy*, 9; 23-30, 1986.
Segal, H.: *Introduction to the Work of Melanie Klein*. Hogarth Press; London, 1964. (岩崎徹也訳：メラニー・クライン入門．岩崎学術出版社, 1977.)
精神保健福祉士養成セミナー編集委員会編：精神科リハビリテーション学．へるす出版, 2001.
Shadish, W.R., Lurigio, S.J., & Lewis, D.A.(Eds): *After Deinstitutionalization: Jounal of Social Issues*, 45. 1989.
Sherif, M.: A study of some social factors in perception. *Archives of Psychology*, 187, 1935.

品川不二郎ほか訳： WAIS-R 日本版成人知能検査法. 日本文化科学社, 1990.
Shindler, W.: Family pattern in group formation and therapy. *International Journal of Group Psychotherapy*, 1; 100-105, 1951.
新福尚武編：アルコール症の精神療法. 金剛出版, 1984.
Showalter, E.: *The Female Malady*. 1985. （山田晴子, 薗田美和子訳：心病む女たち. 朝日出版社, 1990.）
Silver, A.: Group psychotherapy with senile psychotic women. *Geriatrics*, 5; 147, 1950.
Simon, N.P.: Ethics, psychodynamic treatment, and managed care — Special issue: Psychoanalysis and dynamic psychotherapy, the mental health provider and managed care. *Psychoanalysis and Psychotherapy*, 11(2); 119-128, 1994.
清水博：サイコエデュケーション イン ジャパン. こころの臨床 a la carte, 17(2); 110-144, 1998.
Sinason, V.: *Mental Handicap and the Human Condition — New Approaches from Tavistock*. Free Association; London, 1992.
Singer, J.E.: Social comparison: The process of self-evaluation. In: Festinger, L.(Ed.): *Retrospections on Social Psychology*. Oxford University Press; New York, 1980; pp.158-179.
Siroka, R.W., Siroka, E.K., & Schloss, G.A.: *Sensitivity Training and Group Encounter: An Introduction*. Grosset & Dunlap; New York, 1971.
Sisson, C.J., Sisson, P.J., & Gazda, G.M.: Entended group counseling with psychiatry residents: HIM and the Bowney Scale companed. *Small Group Behavior*, 8(3); 351-360, 1977.
Slavson, S.R.: *An Introduction to Group Therapy*. International Universities Press; New York, 1943.
Slavson, S.R.: *Analytic Group Psychotherapy with Children, Adolescents, and Adults*. Columbia University Press; New York, 1950.
Slavson, S.R. （鈴木布美ほか訳）：創造的集団教育. 刑務協会, 1953.
Slavson, S.R.: *Child-centered Group Guidance of Parents*. International University Press; Oxford, 1958.
外林大作：性格の診断：プロジェクティブ・メソッド. 牧書店, 1952.
外林大作監修：教育現場におけるロール・プレイングの手引. 誠信書房, 1981.
外林大作：フロイトの読み方, I, II. 誠信書房, 1983, 1988.
外林大作：賞罰をこえて：ロール・プレイングのテクニック. ブレーン出版, 1984.
Spaulding, W.D., et al.: Effects of cognitive treatment in psychiatric rehabilitation. *Schizopheria Bulletin*, 25(4); 657-676, 1999.
Speck, R.V.: Psychotherapy of the social network of a schizophrenic family. *Family Process*, 6; 208-214, 1967.
Speck, R.V., & Rueveni, U.: Network therapy — A developing concept. *Family Process*, 8; 92-101, 1969.
Speck, R.V., & Attneave, C.L.: *Family Networks*. Pantheon; New York, 1973.
Spitz, R.A.: Hospitalism; An inquiry into the genesis of psychiatric conditions in early childhood. *Psychoanalytic Study of the Child*, 1, 1945.
Spotnitz, H.: A psychoanalytic view of resistances in groups. *International Journal of Group Psychotherapy*, 2; 3-9, 1952.
Spotnitz, H.: *The Couch and the Circle*. Knopf; New York, 1961.
Spotnitz, H.: *Modern Psychoanalysis of the Schizophrenic Patient ; Theory and Technique*. Grune & Stratton; New York, 1969. （神田橋條治ほか訳：精神分裂病の精神分析—技法と理論. 岩崎学術出版社,1974.）
Spotnitz, H.: *Psychotherapy of Preoedipal Condition*. Jason Aronson; New York, 1976.
SST 普及協会編：SST の進歩. 創造出版, 1998.
Stogdill, R.M.: *The Handbook of Leadership: A Survey of Theory and Research*. Free Press; New York, 1974.
Stanton, A.H. & Schwartz, M.S.: *The Mental Hospital: A Study of Institutional Participation in Psychiatric Illness and Treatment*. Basic Books, 1954.
杉山恵理子, 小谷英文, 井上直子, 西村馨, 西川昌弘：治療実態からみた日本の集団精神療法の枠組みと効果. 集団精神療法誌, 11(1); 45-56, 1995.

Sullivan, H.S.: *Conceptions of Modern Psychiatry*. W.W.Norton; New York, 1953a.（中井久夫，山口隆訳：現代精神医学の概念．みすず書房，1976.）

Sullivan, H.S.: *The Interpersonal Theory of Psychiatry*. W.W.Norton; New York, 1953b.（中井久夫ほか訳：精神医学は対人関係論である．みすず書房，1990.）

Sumner, W.G.: *Folkways: A Study of the Sociological Importance of Usage, Manners, Customs, Mores and Morals.* Ginn, 1907.（青柳清孝，園田恭一，山本英治訳：フォークウェイズ．青木書店, 1975.）

鈴木秀雄：セラピューティックレクリエーション．不昧堂出版, 1995.

鈴木丈編，伊藤順一郎著：SSTと心理教育．中央法規, 1997.

鈴木純一：病棟運営の組織構造―英国におけるTherapeutic Community（治療的共同社会）の運営．病院, 30(5); 64-68, 1971.

鈴木純一：いわゆる民主主義と治療共同体．集団精神療法, 2; 107-114, 1986.

鈴木純一：Maxwell Jonesの治療共同体と分裂病の治療．In: 飯田眞編：分裂病の精神病理と治療4．星和書店, 1992; pp.245-275.

鈴木純一，齋藤英二：集団精神療法の最近の動向．精神医学, 37(10); 1020-1029, 1995.

鈴木純一：グループアナリシス．In: 近藤喬一，鈴木純一編：集団精神療法ハンドブック．金剛出版, 1999a; pp.84-85.

鈴木純一：集団精神療法．In: 松下正明総編集，岩崎徹也，小出浩之編：臨床精神医学講座，第15巻 精神療法．中山書店, 1999b; pp.179-192.

鈴木浩二：システムとしての家族―家族にたいする治療的対応の変化．In: 松下正明総編集，大森健一，島悟編：臨床精神医学講座，第18巻 家族・学校・職場・地域の精神保健．中山書店, 1998; pp.29-40.

鈴木伸一，熊野宏昭，坂野雄二：認知行動療法．In: 上里一郎，末松弘行，田畑治ら監修：メンタルヘルス事典．同朋舎, 2000; pp.685-694.

Szasz, T.S.: *The Myth of Mental Illness*. Harper & Row Publication, 1974.（河合洋ほか訳：精神医学の神話．岩崎学術出版社, 1975.）

舘哲朗：治療共同体論―力動的入院治療の構成要素として．精神分析研究, 35(2); 98-114, 1991.

多田治夫，上里一郎編：集団心理療法．福村出版, 1977.

Tajfel, H.: The social psychology of intergroup relations. *Annual Review of Psychology*, 33; 1-11, 1982.

高田弘子：心理劇における評価の小さな試み―精神科医療の現場から．心理劇, 4(1); 7-12, 1999.

高原朗子：自閉性障害児・者に対する心理劇．心理劇研究, 21(2); 1-12, 1998.

高橋哲郎：対象関係集団精神療法．In: 近藤喬一・鈴木純一：集団精神療法ハンドブック．金剛出版, 1999; pp.86-96.

高良聖：古典的心理劇技法からの展開―直面化をめぐって．集団精神療法, 1(2); 213-218, 1985.

武井麻子：精神医学雑誌にみるわが国の治療共同体の歴史．集団精神療法, 2(2); 165-170, 1986.

武井麻子，鈴木純一編：レトリートとしての病院．ゆみる出版, 1998.

武井麻子：「グループ」という方法．医学書院, 2002.

田中熊次郎：増訂ソシオメトリーの理論と方法．明治図書, 1959.

田中熊次郎：ソシオメトリー入門：集団研究の一つの手引．明治図書出版, 1970.

田中尚輝：ボランティアの時代―NPOが社会を変える．岩波書店, 1998.

Tarrier, N., Barrowclough, C., Vaughy, C., Porceddu, K., & Fitzpatrick, E.: The Salford family intervention project—Relapse rates of schizophrenia at 5 and 8 years. *British Journal of Psychitry*, 165; 829-832, 1994.

Taylor, H.F.: *Balance in Small Groups*. Van Nortrand Reinhold; New York, 1970.

藤堂宗継：日本的家族療法の模索．現代のエスプリ（特集：家族集団療法），至文堂, 244; 124-133, 1986.

東京シューレ編：フリースクールとはなにか．教育資料出版会, 2000.

Tolman, E.C.: *Purposive Behavior in Animals and Men*. University of California Press; Berkeley, 1932.

Toseland, R.: Group problem solving with the elderly. In: *Group Therapy: A Behavioral-Cognitive Approach*. Prentice Hall; Englewood Cliffst, 1980.

津村俊宏, 山口真人編：人間関係トレーニング. ナカニシヤ出版, 2000.
Tuckman, B.W.: Developmental sequence in small groups. *Psychological Bulletin*, 63; 384-399, 1965.
Tuke, S.: *The Retreat, an Institution near York, for Insane Persons of the Society of Friends*. 1813.
Turner, J.C.: *Rediscovering the Social Group: A Self-Categorization Theory*. Basil Blackwell, 1987.（蘭千尋, 磯崎三喜年ほか訳：社会集団の再発見―自己カテゴリー化理論. 誠信書房, 1995.）
都留春夫監修, 小谷英文, 平木典子, 村山正治編：学生相談―理念・実践・理論化. 星和書店, 1994.
Tuttman, S.: Group dynamic treatment. In: Kutash, I.L., & Wolf, A.(Eds.): *Group Psychotherapist's Handbook*. Columbia University Press; New York, 1990; pp.150-171.
Tuttman, S.（小谷英文編訳）：集団精神療法が可能にする独特な治療機会. 集団精神療法, 11(2); 113-126, 1995.
上田敏：リハビリテーション医学の世界. 三輪書店, 1992.
臺弘：生活療法の復権. 精神医学, 26; 803-814, 1984.
臺弘：生活療法の復権. In: 臺弘, 湯浅修一編：続・分裂病の生活臨床. 創造出版, 1987.
台利夫：集団臨床心理学の視点―心理劇を軸にして. 誠信書房, 1991.
Vargas, M.F.: *Louder than Words: An Introduction to Nonverbal Communication*. 1987.（石丸正訳：非言語（ノンバーバル）コミュニケーション. 新潮社, 1987.）
Véase de Douglas, T.: *Scapegoat: Transferring Blame*. Routledge; London, 1995.
Vinogradov, S., & Yalom, I.D.: *Concise Guide to Group Psychotherapy*. American Psychiatric Press; Washington, D.C., 1989.（川室優訳：グループサイコセラピー：ヤーロムの集団精神療法の手引き. 金剛出版, 1991.）
Wallace, C.J.: Functional assessment in rehabilitation. *Schizophrenia Bulletin*, 12(4); 604-627, 1986.
Watson, J.B.: *Behaviorism* (Rev. ed.). Norton; New York, 1930.
Wechsler, D.: *The Mesurement and Appraisal of Adult Intelligence*. Williams & Wilkins; Maryland, 1958.（茂木茂八ほか訳：成人知能の測定と評価―知能の本質と診断. 日本文化科学社, 1972.）
Weissman, M.M., Klerman, G.L., Paykel, E.S., et al.: Treatment effects on the social adjustment of depressed patients. *Archives of General Psychiatry*, 30; 771-778, 1974.
Weldon, E., Jehn, K.A., & Pradhan, P.: Processes that mediate the relationship between a group goal and improved group development. *Journal of Personality and Social Psychology*, 61; 555, 1991.
White, R.K., & Lippitt, R.: Leader behavior and member reaction in three "social climate". In: Cartwright, D., & Zander, A.(Eds.): *Group Dynamics*. Haper & Row; New York, 1953.（中野繁喜・佐々木薫訳：三種の「社会的風土」におけるリーダーの行動と成員の反応. In: 三隅二不二・佐々木薫訳編：グループダイナミックス. 誠信書房, 1970; pp.629-661.）
White, R.K.: A personal assessment of Lewin's major contribution. *Journal of Social Issues*, 48; 45-50, 1992.
Whiteley, J.G., & Gordon, J.: *Group Approach in Psychiatry*. Routledge & Kegan Paul, 1979.
WHO (World Health Organization): *Psychiatric Disability Assessment Schedule* (WHO/ DAS). Geneva, 1988.（丸山晋, 金吉晴, 大島巌訳：精神医学的能力障害評価面接基準. 国立精神・神経センター精神保健研究所, 1991.）
WHO: The World Health Organization quality of life assessment (WHO QOL): Development and general psychometric properties. *Soc Sci Med*, 46; 1569-1585, 1998.
WHO: International Classification of Functioning, Disability and Health (ICF). WHO, 2000.（障害者福祉研究会訳編：ICF 国際生活機能分類―国際障害分類改定版. 中央法規出版, 2002.）
WHO QOL Group: Study protocol for the World Health Organization project to develop a quality of life assessment instrument (WHO QOL). *Quality of Life Research*, 2; 153-159, 1993.
Wilfley, D.E., Agras, W.S., Telch, C.F., Rossiter, E.M., Schneider, J.A., & Raeburn, S.D.: Group cognitive-behavioral therapy and group interpersonal psychotherapy for nonpurging bulimic individual: Controlled comparison. *Journal of Cosulting and Clinical Psychology*, 61(2); 296-305, 1993.
Williams, A.: *The Passionate Technique*. Tavistock/Routledge; London, 1989.

Wing, J.K., & Brown, G.W.: *Institutionalism and Schizophrenia: A Comparative Study of Three Mental Hospitals 1960-1968*. Cambridge University Press, 1970.
Winkin Y.: *Erving Goffman: Portrait du Sociologue en Jeune Homme ―In Les Moments et Leurs Hommes*. Seui / Minuit, 1988.（石黒毅訳：アーヴィング・ゴッフマン．せりか書房, 1999.）
Winnicott, D.W.: *Through Pediatrics to Psycho-Analysis*. Hogarth Press; London, 1958.（北山修監訳：小児医学から児童分析へ．児童分析から精神分析へ．岩崎学術出版社, 1989, 1990.）
Winnicott, D.W.: *The Maturational Process and the Facilitating Environment*. Hogarth Press; London, 1965.（牛島定信訳：情緒発達の精神分析理論．岩崎学術出版社, 1977.）
Winnicott, D.W.: *Holding and Interpretation*. Grove Press, 1972.（北山修ほか訳：抱えることと解釈．岩崎学術出版社, 1989.）
Woititz, J.: *Adult Children of Alcoholics* (Expanded Ed). Health Communications; Florida, 1990.（斎藤学監訳：アダルト・チルドレン．金剛出版, 1997.）
Wolf, A.: The psychoanalysis of groups. *American Journal of Psychotherapy*, 3; 525-558, 1949/ 4; 16-50, 1950.
Wolf, A., & Schwartz, E.K.: *Psychoanalysis in Groups*. Grune & Stratton; Orlando, 1962.
Wolf, A., & Kutash, I.L.: Psychoanalysis in groups. In: Kutash, I.L., & Wolf, A.(Eds.): *Group Psychotherapist's Handbook*. Columbia University Press; New York, 1990; pp.11-45.
Wolf, A., Kutash, I.L., & Nattland, C.: *The Primacy of the Individual in Psychoanalysis in Groups*. Jason Aronson; New York, 1993.
Wolff, K.: *Geriatric Psychiatry*. Charles C. Thomas Publisher; Springfield, 1963.
Wolpe, J.: *The Practice of Behavior Therapy*. Pergamon Press; New York, 1974.
Wong, N.: Rationale for the heterogeneous group ― Combined treatment format of borderline and narcissistic patients. In: Saretsky, T.(Ed): *Resolving Treatment Impasses ―The Difficult Patient*. Human Science Press; New York, 1981; pp.223-244.
Wong, N.：合本ウォン教授の集団精神療法セミナー．星和書店, 1994.
Wright, B.A.: *Physical Disability: A Psychological Approach*. Harpar & Row; New York, 1960.
八木剛平：抗精神薬の歴史．In: 三浦貞則監修：精神治療薬大系，第1巻 向精神薬の歴史・基礎・臨床．星和書店, 1996.
Yalom, I.D.: *The Theory and Practice of Group Psychotherapy*. Basic Books; New York, 1970, 1975, 1985, 1995.
Yalom, I.D., & Lieberman, M.A.: A study of encounter group casualties. *Archives of General Psychiatry*, 25; 16-30, 1971.
Yalom, I.D.: *Inpatient Group Psychotherapy*. Basic Books, New York, London, 1983.（山口隆監訳，小谷英文訳：入院集団精神療法．長谷川病院集団精神療法研究会，へるす出版, 1987.）
山口隆，増野肇，中川賢幸編：やさしい集団精神療法入門．星和書店, 1987.
山口隆，中川賢幸編：集団精神療法の進め方．星和書店, 1992.
山口隆ほか編：集団精神療法的アプローチ．集団精神療法叢書, 1994.
山本和郎：コミュニティ心理学―地域臨床の理論と実践．東京大学出版会, 1986.
山本和郎，原裕視，箕口雅博ほか編：臨床・コミュニティ心理学―臨床心理学的地域援助の基礎知識．ミネルヴァ書房, 1995.
山本和郎編：臨床心理学的地域援助の展開―コミュニティ心理学の実践と今日的課題．培風館, 2001.
山下俊幸，藤信子，田原明夫：精神科リハビリテーションにおける行動評定尺度「REHAB」の有用性．精神医学, 37; 199-205, 1995.
安井稔：言外の意味．研究社, 1978.
矢谷令子編：作業療法概論．協同医書出版社, 1999; pp.82-85.
横山太範，磯田由美子，磯田雄二郎：精神分裂病患者に見られた「自己愛ロール」．集団精神療法, 15; 159-165, 1999.
吉田未里，藤野正彦：通院患者に対するLibermanの症状自己管理モジュールの試み．In: SST普及協会編：SSTの進歩．創造出版, 1998; pp.53-62.

吉岡真二：精神科領域の精神衛生. In: 江副勉, 小林八郎, 西尾忠介, 蜂矢英彦編：精神科看護の研究. 医学書院, 1965.
全家連 30 年史編集委員会編：みんなで歩けば道になる―全家連 30 年のあゆみ. 全国精神障害家族会連合会, 1997.
Zetzel, E.R.: Current concept of transference. *International Journal of Psycho-Analysis*, 37; 369-376, 1956.
Zubin, J., & Spring, B.: Vulnerability: A new view of schizophrenia. *Journal of Abnormal Psychology*, 86; 103-126, 1977.

人名索引

A

Abrams, D. 197, 198
Ackerman, N.J. 157, 206
上里一郎 176, 220, 222, 225
Agazarian, Y.M. 4, 5, 22, 202, 206
Agras, W.S. 226
Albom, M. 147
Alexander, F. 8, 20, 145, 206
Alietti, S. 175, 206
Allport, F.H. 188, 206
Alonso, A. 177, 206
天笠崇 101, 206
雨宮基博 206
Andersen, T. 157, 206
Anderson, C.M. 115, 206
Anderson, H. 157, 206
安藤延男 143, 206
Andreasen, N.C. 111, 206
Anthony, E.J. 10, 210
Anthony, W. 132, 206
Anthony, W.A. 89, 206
安西信雄 83, 100, 101, 103, 115, 206, 213, 214
Appelbaum, S.A. 11, 36, 206
Arensber, F. 21, 206
蟻塚亮二 88, 207
Arlow, J.A. 21, 207
Aronson, S. 171, 207
浅井健比 219
Asch, S.E. 196, 207
Ascher, E. 9, 211
Attneave, C.L. 158, 224
Azim, A. 221
Azima, F.C. 64
東雄司 167, 207

B

Bach, G.R. 7, 40, 207
Baker, H. 109, 207
Bales, R.F. 193, 201, 207
Balint, M. 144
Bandura, A. 84, 90, 106, 116, 207
Bark, J. 146
Barrowclough, C. 225
Barton, R. 131, 207
Bass, B.M. 193, 207
Battegay, R. 64
Bau, M.A. 214
Beck, A.T. 84, 85, 207
Becker, H.S. 137, 207
Beckett, S. 149
Bell, J.E. 157, 207
Bellack, A.S. 83, 87, 88, 89, 106, 110, 111, 116, 117, 207, 220
Bellak, L. 177, 207
Bender, E.I. 160, 215
Benne, K. 139
Bennis, W.G. 5, 11, 23, 207, 208
Benny, K. 190
Berkowitz, R. 217
Berne, E. 40, 180, 208
von Bertalanffy, L. 24, 26, 183, 208
Bianchedi, E.T. 212
Bieber, T.B. 32, 208
Bierer, J. 136
Bion, W.R. 5, 6, 11, 16, 17, 20, 21, 23, 32, 36, 39, 41, 121, 138, 139, 144, 149, 175, 193, 208
Birchwood, M. 89, 208
Black, C. 73, 208
Blackwell, G. 218
Blatner, A. 59, 60, 208
Bleandonu, G. 150, 208
Bleuler, E. 110
Bloch, S. 8, 208
Blos, P. 171, 208
Blumer, H. 148
Bowden, J.D. 75, 212
Bowlby, J. 131, 208
Boyd, J.L. 210

Bradford, L. 139
Brenner, C. 21, 207
Brenner, H.D. 110, 208
Brigham, J.C. 200, 208
Brody, E.B. 208
Brook, D.W. 173, 208
Brown, G.W. 227
Buchanan, R.W. 207
Buchele, B.J. 39, 212
Burrow, T. 124, 155, 208
Butler, S. 174

C

Campos, J. 64, 208
Caplan, G. 137
Cartwright, D.P. 179, 180, 183, 189, 190, 191, 194, 203, 208
Cattel, R.B. 192, 208
Caudill, W. 130, 132, 133, 147, 208, 209
Chase, M. 163
Chomsky, N. 186, 209
Clark, D.H. 129, 130, 134, 144, 145, 209
Clayton, L. 58, 209
Clayton, M. 79, 46, 49, 209
Cochrane, R. 208
Coch・E. 156, 209
Coch・J. 156, 209
Cohen, M. 206
Conning, A.M. 88, 90, 210
Cooley, C.H. 188, 209
Cooper, D. 146
Corrigan, P.A. 110, 209
Crouch, E. 8, 208
Crow, T.J. 111, 209
Crutchfield, R.S. 216
Cummings, E. 129, 131, 209
Cummings, J. 129, 131, 209

D

Dare, C. 222

Darley, G.　192, 209
Dauber, H.　72, 211
Dawson, M.E.　220
Day, M.　177, 209
Deakins, S.M.　219
Dederich, C　141
Dembo, T.　113
Derisi, W.J.　85, 217, 218
de Shazer, S.　157
Deutsch, M.　192, 209
Deutsch, H.　149, 179, 198
Devine, P.G.　212
Dewey, J.　167, 209
Dies, R.R.　11, 209
土居健郎　147, 173
Douglas, M.S.　220
Duffy, G.K.　143, 209
Dunphy, D.　213
Durkin, H.　4, 10, **40**, 209
Dushay, R.A.　219
D'Zurilla, T.J.　86, 210

E

江畑敬介　88, 210
Edelson, M.　192, 210
Edwards, K.J.　222
江熊要一　89
Eisenberg, M.G.　113, 210
Ekdawi, M.Y.　88, 90, 210
Ellis, A.　84
Emdur, N.　221
Epston, D.　157
Erikson　171, 180, 196, 210
Erikson, J.M.　210
Esterson, A.　145, 146, 217
Evans, J.R.　212
Eysenck, H.J.　47
Eysenck, M.W.　186, 210
江崎修造　163, 210
Ezriel, H.　5, 6, 40, 210

F

Fairbairn, W.R.D.　5
Falloon, I.R.H.　88, 103, 115, 210
Farka, S.　206
Federn, P.　180
Fenichel, O.　12, 210

Festinger, L.　187, 195, 201, 210
Fidler, J.　64, 135, 210
Fidler, G.S.　162
Fine, B.D.　21, 219
Fine, G.A.　23, 210
Fine, L.　51
Fiske, S.T.　187, 210
Fitzpatrick, E.　225
Flores, P.J.　173, 210
Foucault, M.　122, 210
Foulkes, E.　124, 210
Foulkes, S.H.　3, 7, 10, 22, 23, 29, 38, 41, 63, 80, 121, 124, 144, **149**, 210
Fox, J.　45, 46, 47, 49, 50, 51, 52, 56, 58, 59, 65, 72, 76, **77**, 80, 210, 211
Frank, J.D.　6, 9, 13, 40, **41**, 211, 221
French, T.　8, 206
Freud, A.　144, 170, 211
Freud, S.　12, 15, 16, 20, 21, 28, 36, 37, 38, 47, 48, 58, 61, 78, 79, 186, 187, 211
Friedman, W.H.　15, 211
Frith, C.D.　105, 211
Fromm, E.　179
Fromm-Reichman, F.　48, 146, 211
藤信子　109, 211, 227
藤井克徳　167, 211
藤野正彦　101, 227
藤岡淳子　169, 211
藤岡邦子　219
福井里江　106, 107, 211
福井康之　222
Fuller, J.S.　162, 212

G

蒲生としえ　220
Gantt, S.P.　5, 206
Ganzarain, R.　5, 6, 20, 16, **39**, 144, 175, 212
Garfinkel, P.E.　175, 212
Garner, D.M.　175, 212
Gartner, A.　160, 212
Gazda, G.M.　224

Gerard, H.B.　209
Gergen, K.G.　157, 219
Gilmore, H.R.　208
Gingerich, S.　207
Glatzer, H.T.　3, 35, 37, 40, 212
Goffman, E.　130, 131, 133, 147, **148**, 212
Gold, J.M.　207
Goldfried, M.R.　210
Goldman, E.E.　57, 59, 60, 62, 212
Goldstein, M.J.　115, 212
Goldstein, K.　149
Gomez, A.G.　23
Gordon, J.　226
後藤雅博　115, 212
Gravitz, H.L.　75, 212
Green, M.F.　110, 111, 212, 220
Greenson, R.R.　35, 37, 212
Grinberg, L.　17, 212
Groome, D.　187, 212
Gross, N.　209
Guntrip, H.　5

H

蜂矢英彦　112, 113, 132, 212
Hadzi-Pavlovic, D.　222
Hale, A.　46, 212
Hall, J.N.　109, 207
Halperin, D.A.　169, 217
Hamilton, D.L.　188, 212
花村温子　219
原裕視　227
Harman, W.　177, 213
Harnik, E.J.　179
Harper-Giuffre, H.　175, 213
Hartley, E.L.　194, 213
Hartley, R.E.　194, 213
Hartmann, J.J.　195, 213
長谷川憲一　108, 213
長谷川美紀子　178
長谷川洋三　138, 213
橋本和典　196, 213
畠瀬稔　161, 213
Hayley, T.　144, 213
Heidegger, M.　58
Heider, F.　201, 213

Helmholtz, H.L.　28
Herman, J.L.　73, 126, 127, 138, 213
Hersen, M.　117, 207
Heslin, R.　192, 213
Hill, W.F.　194, 213, 218, 202
Hilschmann, E.　179
Hinshelwood , R.D.　14, 213
平木典子　226
平松謙一　101, 206
広田君美　189, 193, 213
Hogarty, G.E.　91, 206, 213
Hogg, M.A.　197, 198, 213
Holder, A.　222
Holmes, P.　48, 61, 213
本田哲三　215
Hondel, B.　208
Hopper, E.　41, 64, 195, 213
堀真一郎　141, 213
Horney, K.　179
Horwitz, L.　16, 174, 213
星野欣生　165, 213
Houts, P.　220
Hovland, C.I.　186, 213
Howe　163
Hudden, S.　64
Hughs, S.H.　148

I

茨木博子　55, 213
池淵恵美　83, 87, 100, 101, 104, 105, 106, 117, 213, 214
池田由子　24, 155, 214
稲村茂　123, 214
de Innocencio, R.　64
井上直子　3, 214, 220, 224
井上新平　103, 214
Irene, E.　40, 214
石田スミ子　28, 214
石郷岡泰　222
石川到覚　160, 214
磯田雄二郎　45, 57, 58, 68, 214, 227
磯田由美子　227
伊藤順一郎　86, 115, 214, 225
伊藤隆一　216
伊藤祐時　78, 214

伊藤哲寛　165, 214
伊藤利之　88, 214
岩崎晋也　89, 105, 108, 214
岩田和彦　116, 214
岩田泰夫　165, 214

J

Jacobson, E.　144
Janis, I.L.　213
Jehn, K.A.　226
Joines, V.　180, 214
Jones, E.　149
Jones, M.　121, 122, 123, 125, 126, 127, 128, 129, 130, 131, 132, 134, 136, 141, **143**, 144, 148, 193, 214
Jorgensen, C.E.　73, 214

K

角谷慶子　102, 115, 214
鍛冶美幸　163, 214
鎌倉のり子　88, 214
Kanas, N.　202, 214
金子賢　215
Kanki, B.　220
Kaplan, H.I.　24, 27, **179**, 215, 222
Karnofsky, D.A.　115
鹿島晴雄　111, 215
加藤元一郎　215
加藤正明　166, 215
Katz, A.H.　160, 215
川室優　101, 215
川田幸雄　219
Keane, M.T.　186, 210
Kellermann, P.F.　53, 55, 61, 215
Kelley, H.H.　213
Kennedy, J.F.　131
Kernberg, O.F.　5, 19, 38, 61, 74, 125, 134, **144**, 215
Kibel, H.D.　125, 174, 215
Kielhofner, G.　163, 215
King, L.W.　85, 217
Kissen, M.　4, 11, 16, 20, 26, 33, 38, 194, 215
北村俊則　109, 220

北西憲二　138, 160, 174, 215, 216, 220
Klein, M.　5, 16, 17, 21, 51, 57, 61, 144, 145, 150, 215
Klerman, G.L.　226
Knapp, M.L.　186, 215
小林八郎　135, 216
小林夏子　156, 163, 176, 216
児玉省　107
Koffka, K.　184, 216
Köhlerer, W.　77, 179, 216
Kohut, H.　21
Kokoschka, O.　63
近藤喬一　100, 160, 164, 174, 215, 216
小谷英文　3, 4, 7, 8, 9, 11, 26, 27, 28, 29, 30, 31, 33, 155, 159, 161, 162, 167, 173, 177, 178, 194, 206, 214, 215, 216, 220, 221, 224, 226
香田真希子　163, 214
河野貴子　162, 213, 216
小柳晴生　168, 216
Kraft, I.A.　169, 222
Krech, D.　192, 216
Kris, A.O.　20, 216
久保紘章　214
久保田幹子　215
Kuipers, L.　217
熊谷直樹　114, 211, 217
熊野宏昭　225
倉戸ヨシヤ　139, 217
Kutash, I.L.　4, 227
Kymissis, P.　169, 171, 217

L

Laban, R.　163
Lacan, J.　51
Lage, E.　220
Laing, R.D.　**145**, 146, 217
Lamb, H.R.　132, 217
Lamm, H.　199, 220
Lazell, E.W.　155
Leech, G.N.　217, 201
Leff, J.P.　103,115, 217
Leszcz, M.　174, 217
Leutz, G.A　64, 59, 217

Levovici, S. 63
Levy, F.J. 163, 217
Levy, J. 40
Lewin, K. 5, 7, 41, 38, 77, 139, 140, 165, **178**, 180, 183, 184, 185, 186, 189, 193, 202, 203, 217
Liberman, R.P. 48, 83, 84, 85, 86, 87, 88, 89, 91, 92, 93, 94, 95, 96, 97, 98, 99, 100, 103, 110, 111, **117**, 217, 218
Liddle, P.F. 112, 218
Lieberman, M.A. 9, 40, 42, 227
Liesman, F. 160, 212
Linden, M.E. 172, 218
Link, B. 219
Lippitt, R. 139, 185, 217, 226
Livesley, W.J. 218
Loeser, L.H 30, 194, 218
Low, A. 155
Lowen, A. 164, 218
Lukens, E. 219

M

MacKenzie, K.R. 11, 32, 150, 175, 185, 202, 209, 213, 218
前田ケイ 49, 72, 94, 103, 218
Mahler, M.S. 16
Main, T. 121, **143**, 144, 149, 218
Maisonneuve, J. 193, 218
Manning, N. 128, 218
Margolin, J. 211
Marineau, R.F. 47, 63, 64, 76, 77, 78, 218
Marsh, L.C. 155
Martin, E. 209
Martin, E.A. 194, 218
増野肇 50, 53, 54, 55, 56, 57, 65, 66, 166, 218, 227
増野信子 56, 218
松井紀和 158, 219
松村康平 65, 77, **78**, 214, 218
McCallum, M. 221
McDougall, W. 23, 219
McFarlane, W.R. 115, 219
McGill, C.W. 210

McNamee, S. 157, 219
McQuail, D. 186, 219
Mead, G.H. 49, 186, 219
Mehrabian, A. 186, 219
Meichenbaum, D.H. 84, 85, 86, 185, 219
Menninger, K.A. 121, **145**, 219
Menninger, W. 145
Menzies, I.E.P. 142, 219
箕口雅博 164, 174, 216, 219, 220, 227
Milgram, S. 196, 219
Miller, J.G. 25, 26, 219
皆川邦直 161, 219
三隅二不二 189, 190, 219
宮田敬一 86, 219
宮内和瑞子 157, 219
宮内勝 83, 85, 86, 92, 94, 95, 96, 97, 98, 99, 100, 108, 136, 211, 213, 214, 219
宮崎美里 220
水島恵一 219
Moore, B.E. 21, 219
Moos, R. 136, 219, 220
Moreno, J.L. 45, 46, 47, 48, 49, 51, 58, 54, 60, 62, 63, 64, 68, 76, 77, **78**, 139, 155, 183, 200, 220
Moreno, W. 80
Moreno, Z.T. 50, 56, 63, 64, **76**, 77, 78, 80, 220
森田正馬 48, 160
Morrison, D.C. 57, 60, 62, 212
Morrison, R.L. 207
Moscovici, S. 198, 199, 220
Mosey, A.C. 155, 162, 220
Mueser, K.T. 83, 86, 93, 106, 207, 217, 218, 220
Mullan, H. 177, 220
Munich, R.L. 189, 220
村上英治 222
村田信男 113, 220
村山正治 176, 220, 226
Myers, D.G. 199, 220

N

南雲直二 113, 220
中川剛太 172, 220

中川賢幸 227
中村克孝 102, 220
中村敬 164, 215, 216, 220
仲尾唯治 109, 220
Nash, H. 211
Nattland, C. 227
Neffrechoux, M. 220
Neill, A.S. 141
Nemeth, C. 198, 220
Nietzshe, F.W. 58
西田行壮 157
西川昌弘 159, 196, 213, 220, 224
西村馨 149, 159, 162, 196, 220, 221, 224
西園昌久 115
Nitsun, M. 149, 220
野中猛 92, 113, 220
Nuechterlein, K.H. 110, 220
塗師恵子 116, 220

O

Obholzer, A. 142, 220
Ogden, T.H. 21, 220
大越崇 75, 221
岡堂哲雄 189, 193, 219, 220
岡上和雄 132, 212
Olsen, S. 206
大村政男 214
Orford, J. 143, 221
Ormont, L.R. 18, 24, **39**, 221
Osgood, C.E. 185, 221
大島厳 115, 214
Ostrom, T.M. 212
太田裕一 149, 221

P

Pantlin, A. 172, 221
Parker, G. 108, 221, 222
Parloff, M. **40**, 221
Paykel, E.S. 226
Peplau, H.E. 146
Perls, F. 59, 60, 139, **179**, 221
Peters, R. 5, 206
Piaget, J. 186, 221
Pinel, P. 122, 144
Pines, M. **41**, 64, 122, 139, 144,

150, 167, 175, 206, 221, 222, 223
Pinney, E.L.　3, 7, 18, 23, 24, 29, 30, 41, 161, 221
Piper, E.　32, 221
Plon, M.　150, 222
Porceddu, K.　225
Porter, K.　31, 32, 223
Powdermaker, F.　41, 221
Pradhan, P.　226
Pratt, J.H.　155

R

Rachman, A.　196, 221
Raeburn, S.D.　226
Raphael, B.　127, 221
Rapoport, R.N.　121, 126, 128, 129, 134, 148, 221
Razani, J.　210
Redl, F.　15, 221, 222
Redl, L.　16, 221
Redlich, F.C.　208
Reich, W.　179
Reiss, D.J.　206
Remocker, A.J.　163
Rickman, J.　121, 144, 149
Riesman, F.　176
Riester, A.　169, 222
Rioch, M.J.　6, 11, 17, 222
Roberts, J.　41, 167, 222
Roberts, V.Z.　142, 220
Roder, V.　208
Rodnick, E.H.　212
Roe, J.E.　202, 222
Rogers, C.R.　7, 33, 140, 141, 150, 165, 186, 222
Rosen, A.　108, 221, 222
Rosen, N.A.　192, 222
Rosnow, R.L.　23, 210
Rossiter, E.M.　226
Roudinesco, E.　150, 222
Rubin, K.　184, 222
Rueveni, U.　158, 224
Rustomjee, S.　64
Rutan, S.　38, 222

S

Sadock, B.J.　24, 27, 179, 215, 222
佐伯克　71, 72, 222
齋藤英二　122, 123, 222, 225
齊藤勇　193, 222
斎藤学　73, 76, 222
佐治守夫　168, 222
坂上香　141, 222
坂野雄二　85, 90, 107, 222, 225
Salas, J.　65, 222
Sally, J.C.　114, 222
Sandler, J.　12, 222
Satir, V.　62, 223
佐藤剛　176, 223
佐藤久夫　113, 223
佐藤ゆみ　116, 223
Schatzman, M.　146
Scheff, T.J.　137, 223
Scheidlinger, S.　3, 8, 10, 12, 17, 20, 22, 31, 32, 39, 41, 159, 170, 171, 188, 207, 221, 223
Schermer, V.L.　21, 175, 206, 223
Schiele, E.　63
Schilder, P.　3, 155
Schloss, G.A.　224
Schmais, C.　163, 223
Schneider, J.A.　226
Schopenhauer, A.　58
Schwartz, E.K.　19, 32, 38, 40, 227
Schwartz, M.S.　132, 146, 147, 224
Searls, H.F.　146
Segal, H.　6, 223
千田茂博　216
Serrano, A.　64
Shadish, W.R.　132, 223
Shepard, H.A.　5, 11, 207
Sherif, M.　190, 223
式守晴子　122, 123, 222
清水博　103, 224
品川不二郎　107, 224
Shindler, W.　18, 224
新福尚武　165, 224
Showalter, E.　146, 224

Shu, G.　77
Silver, A.　172, 224
Simon, N.P.　177, 224
Simon, H.　144
Sinason, V.　172, 224
Singer, J.E.　196, 224
Siroka, E.K.　224
Siroka, R.W.　140, 224
Sisson, C.J.　202, 224
Sisson, P.J.　224
Slater, P.E.　207
Slavson, S.R.　18, 26, 39, 40, 150, 155, 157, 161, 224
Slipp, S.　18, 23, 24, 29, 41, 221
Smith, J.　208
Sor, D.　212
外林大作　70, 77, 78, 224
Southard, E.　145
Spaulding, W.D.　110, 224
Speck, R.V.　158, 224
Spitz, R.A.　131, 224
Spotnitz, H.　18, 19, 39, 40, 224
Spring, B.　111, 228
皿田洋子　107, 223
Stanton, A.H.　132, 146, 224
Stein, A.　41, 221
Stewart, I.　180, 214
Stogdill, R.M.　190, 224
Stone, A.　211
Stone, W.　38, 222
Suci, G.J.　221
杉山恵理子　166, 214, 224
Sullivan, H.S.　6, 31, 42, 48, 146, 171, 225
Sumner, W.G.　188, 225
鈴木秀雄　163, 225
鈴木丈　86, 225
鈴木純一　31, 100, 122, 128, 135, 143, 149, 193, 216, 225
鈴木浩二　157, 225
鈴木伸一　84, 225
Swedlund, M.　220
Szasz, T.S.　137, 225

T

舘哲朗　134, 225
多田治夫　225

233

Tajfel, H.　200, 225
高田弘子　55, 225
高原朗子　70, 225
高橋哲郎　6, 225
高良聖　57, 64, 225
武井麻子　225
田中熊次郎　45, 201, 225
田中尚輝　176, 225
Tannenbaum, P.H.　221
Tarrier, N.　115, 225
田原明夫　211, 227
Taylor, H.F.　189, 225
Taylor, W.E.　187, 210
Telch, C.F.　226
Thompson, C.　179
藤堂宗継　69, 225
東條光彦　222
Tolman, E.C.　185, 186, 225
Tomm, K.　157
Toseland, R.　172, 225
津村俊宏　165, 213, 226
都留春夫　168, 226
Tuckman, B.W.　10, 193, 226
Tuke, D.　122
Tuke, H.　122
Tuke, S.　122, 226
Tuke, W.　122, 144
Turner, J.C.　192, 194, 195, 197, 199, 226
Tuttman, S.　4, 12, 226

U

上田敏　112, 113, 115, 226
臺　112, 135
臺弘　107, 111, 226
台利夫　45, 226

V

Vargas, M.F.　186, 226
Varon, E.　211
Vaughn, C.　103, 217, 225
Véase de Douglas, T.　226
Vinogradov, S.　6, 42, 100, 160, 226

W

Wallace, C.J.　87, 92, 93, 105, 218, 226
Watson, J.B.　186, 226
Wechsler, D.　107, 226
Weissman, M.M.　109, 226
Weisstub, D.N.　177
Weldon, E.　189, 226
Wender, L.　3, 155
Wertheimer, M.　179
Whitaker, D.S.　40
White, E.Q.　163, 223
White, R.K.　185, 203, 217, 226
White, M.　157
Whiteley, J.G.　226
Wiener, N.　148
Wilder, J.F.　103
Wilfley, D.E.　175, 226
Williams, A.　61, 226
Williamson, M.　210
Wilson, J.P.　127, 221
Wing, J.K.　227
Winkin Y.　227
Winnicott, D.W.　5, 35, 36, 130, 145, 227
Witkin, H.A.　198
Woititz, J.　73, 227
Wolf, A.　3, 4, 18, 19, 27, 32, 33, 38, 40, 227
Wolff, K.　172, 227
Wolpe, J.　85, 227
Wong, F.Y.　143, 209
Wong, N.　31, 74, 174, 227
Wright, B.A.　113, 227

Y

八木剛平　91, 227
Yalom, I.D.　6, 7, 8, 9, 15, 31, 33, 40, 41, 42, 100, 160, 226, 227
山口真人　165, 226
山口隆　155, 166, 218, 227
山本和郎　143, 176, 227
山下俊幸　109, 211, 227
安井稔　201, 227
矢谷令子　163, 227
横山太範　58, 227
吉田未里　101, 227
吉岡真二　135, 228
Yudofsky, S.C.　110, 209

Z

Zander, A.　179, 180, 183, 189, 190, 191, 194, 208
Zavalloni, M.　220
Zetzel, E.R.　37, 228
Zubin, J.　89, 111, 228
Zuretti, M.　77

項目索引

数字・記号
α機能 36
α要素 36
β要素 36
3段階の役割の発達 49
4 Universalia of Psychodrama 51
5つの手がかり 100

A
AA 75, 141, 155, 160, 165, 188（断酒会も参照）
ABCシリーズ 103
Abstinence 37
Acceptance of Disability 113
Acculturation 133
ACODAを対象とする実践 72
acting in 22
acting out 21
action counseling 71
active therapist 37
activity group therapy 157
addiction 173
adhesion 195
adolescence 171
Alcoholics Anonymous → AA
ambiguity 201
antipsychotics 90
application to the people with autism or emotiional disorder 70
assessment 55, 104
assignment 97
Asylums 133, 148
attention-focusing skills training 98
audience 53
auxiliary ego 54
axiodrama 47

B
basic assumption group 17
basic communication skills 102
basic technique of psychodrama 50
basic training model 85
Beacon House 63
Behavioral Family Management (BFM) 103
borderline cases 173
BPRS (Brief Psychiatric Rating Scale) 104

C
CAP (Child Assault Prevention) 114
casualty 9
central person 15
chain reaction phenomenon 24
childhood 169
choice of protagonist 53
chronic mental disorder 111
clarification 35
classical group therapy 155
classroom group psychotherapy 159
cognitive categorization 197
cognitive dysfunciton 110
cognitive map 185
cognitive rehabilitation 110
cognitive revolution in psychology 186
cognitive social psychology 187
cognitive structure 185
cognitive style 197
cognitive-behavioral therapy 83
cohesion 195
combined therapy 31

communication 185
communication network structure 200
community meeting 122
community psychology 142
community re-entry program 102
concepts of general systems theory 25
concepts of S.H. Foulkes 9
concretization 56
conditions generating heterogeneity 197
conformity 195
confrontation 35, 125
conjoint therapy 32
construction of social skills 91
contain 36
coping 89
correctional institution 168
corrective emotinal experience 8
corrective feedback 96
co-therapy 31
countertransference 19
couples group psychotherapy 156
crisis group 126
crisis intervention 137
CSP (Center for Studies of the Person) 140, 151
cultural atom 45
cultural conserve 62
dance therapy 163
Danshu-kai 165

D
DAS (Psychiatric Disability Rating Scale) 108
decision-making process 128
definition of psychodrama 45
definition of small group psy-

chotherapy 3
definition of social skills train-
    ing 83
deinstitutionalization 131
democracy and therapeutic
    community 127
depression 174
deviance 137
didactic analysis 177
directer 52
drop out 24
dry run 94

E

early adolescence 169
early dependency phase 12
eating disorder 175
education agency 167
educational group 176
EE (expressed emotion)
    103, 114
effect of group size 194
empowerment 113
empty chair 59
enactment 60
encounter group 140
Ethics Committee 177, 210
ethics for group psychotherapy
    178
evaluation 105
existential projection 58

F

family group 164
family support program 114
family therapy 156
feedback 95
feminist psychodrama 73
field theory 183
field theory and psychoanalytic
    groupdynamics 203
figure and ground phenomena
    184
free group 161
future projection 56

G

general systems theory (GST)
    24
generalization 97
gestalt therapy 139
goal achievement functions
    189
gossip 23
ground rule 29
group analysis 124
group art therapy 157
group as a whole 32
group atmosphere 185
group climate 6
group cohesiveness 194
group composition 29
group consensus 128
group contagion 15
group contract 29
group culture 138
group debriefing 126
group design 30
group development 10
group dynamics 183
group formation 194
group function 189
group goal 189
group guidance of parents 161
group identity 196
group maitenance functions
    189
group membership 191
group mind 23
group norm 190
group phenomena 188
group polarization 199
group process 193
group relaxation therapy utiliz-
    ing with body movement and
    expressions 164
group standard 191
group tradition 23
groups in general people 176
growth group 161
GST → general systems theory
guided self-help 175

GWT 研究会 190, 212

H

Hatarakikake 135
'here-and-now' 33
HIM-G (Hill-Interaction-Matrix)
    202
holding 35
holding environment 130
home work 97
horizontal form 38
Human Relarions Laboratory
    165
IAGP → International Associa-
    tion of Group Psychotherapy

I

ICF 113
ICIDH 108, 112
idealization 21
identification 19
ideology of therapeutic commu-
    nity 134
imformation processing of com-
    munication 92
independence 92
independent living skills 86
individual within a group 32
in-group / out-group bias 200
institutionalism 131
integrated psychological thera-
    py (IPT) 110
intelligence quotient → IQ
intensive multi-modal integrat-
    ed group psychotherapy 158
interaction analysis 201
internalization 61
International Association of
    Group Psychotherapy (IAGP)
    63
international classification of
    impairments, disablties and
    handicaps 108
interpersonal group psychother-
    apy 6
interpersonal-intergroup conti-
    nuity of social behavior 199

interpretation 35
IP (identified patient) 5
IQ (intelligence quotient) 107

J

Japanese Association of Psychodrama and Related Fields 65
Japanese Association of Social Skills Training (JASST) 115
JASST cerfitied adviser 116
joint interview 123
joyfulness 62

K

KAS-S (Katz Adjustment Scale) 104

L

LASMI (Life Assessment Scale for the Mentally Ill) 89, 105, 107, 112
leadership 193
legal issues 177
leisure module 102
Life Assessment Scale for the Mentally Ill → LASMI
Life Skills Profile → LSP
Life Space 202
living learning experience 129
living skills 87
LSP (Life Skills Profile) 108

M

Magic shop 60
medical institution 166
medication and symptom self management skills 88
medication management skills 101
member satisfaction 192
The Mental Hospital 132
mental matrix 7
mental retardation 172
mid-adolescence 169
milieu therapy 130

mini group 162
minority influence 198
modeling 96
module 100
monitoring 105
mood disorder 174
Moreno Institute 64
Morita therapy 160
mother group 20
mourning work 12
multiple leadership 127

N

NAMI (National Alliance for the Mentally Ill) 164
narcissistic role 58
the National Federation of Families with the Mentally Ill in Japan 164
National Training Laboratory (NTL) 140, 165, 179
necromanthy 57
negative symptoms 111
neuroleptics 90
neurosis 173
neutrality 38
noise 201
nonverbal communication 186
nonverbal expression 99
Northfield Experiment 121
NPO 176
NTL → National Training Laboratory

O

object relations group psychotherapy 5
observership 30
occupation activity analysis 176
occupational therapy 162
oedipal dynamics 16
organizational defence 142

P

PANSS (Positive and Negative Symptom Scale) 104

parallel group 155
passive therapist 37
patients' club 136
PCA → person-centered approach
peer group phenomenon 24
permissiveness 128
personal effectiveness training 85
personal psychotherapy 177
person-centered approach (PCA) 140, 150
playback theatre 65
playback theater in small psychiatric rehabilitation unit 72
play therapy and psychodrama 71
pleasure principle 36
PM 理論 190
pontaneity theory 46
positive feedback 95
practice for ACODA 72
practice for alcoholics 73
practice for borderline personality disorder 74
practice for outpatients 69
practice in acute patients ward 74
practice in chronic patients ward 75
practice in community 68
practice in correctional school 71
practice in day care unit 66
practice in family group 69
practice in institution for aged people 66
practice in local day care center 67
practice in organization 68
pre-oedipal dynamics 16
preparation interview 28
pressure toward uniformity 196
problem solving skills training 86

problem solving theatre 64
problematic patients 13
process of mourning 12
projection 21
projective identification 21
protagonist 53
Psychiatric Disability Rating Scale → DAS
The Psychiatric Hospital as a Small Society 132
psychoanalysis of group 4
psychoanalytic group psychotherapy 3
psychoanalytic systems group approach 4
psychoanalytic systems techniques 33
psychoanalytically oriented group psychotherapy 3
psychodrama and morita therapy 48
psychodrama and psychoanalysis 47
psychodrama and SST 48
psychodrama of a dream 58
psychoeducation 103
psychotherapy clinic 167
PTSD 126, 138

Q

QOL (Quality of Life) 48, 85, 87, 102, 103, 109, 112, 114, 115
QOLの評価尺度 109

R

rating 104
reality principle 36
reality testing 125
recreation therapy 163
redundancy 201
regression 20
REHAB (Rehabilitation Evaluation of Hall and Baker) 109
rehabilitation 132
reinforcement factor 98
re-run 96
resistance 17

responsibility 128
The Retreat 122
review 123
ritual 61
role differentiation 192
role play (role playing) 94
role play test 106
role playing for teachers 70
role suction 15
role theory 49

S

SAFE (Social Adaptive Functional Scale) 89
SANS (Scale for the Assessment of Negative Symptoms II) 104, 111
SAS-II (Social Adjustment Scale II) 109
SBAS (Social Behaviour Assessment Schedule) 104
scapegoating 22
schizophrenia 174
science of relationships 65
screening orientation group 27
SCT → Systems-Centered Therapy
sculpting 62
Seikatsu-no-Hakken Kai 138
Seikatu-ryouhou 135
Self-efficacy Rating Scale 106
self-help group 160
self-help group and psychodrama 75
semantic differential method 185
senescence 171
session 93
setting of group 26
shaping 98
sharing 55
sheltered workshops with the function similar to day center or drop-in center 166
sibling rivalry 24
SILS (Social and Independent

Living Skills) 117
Social Adaptive Functional Scale → SAFE
Social Adjustment Scale II → SAS-II
social atom 46
Social Behaviour Assessment Schedule → SBAS
social climate 185
social cognition 187
social functioning 88
social influence 198
social learning 129
social learning theory 90
social network therapy 158
social skills 83, 87
social skills model 89
social skills training → SST
social support 92
social therapy 130
sociodrama 47
sociometry 45
spiral theory 57
SST (social skills training：生活技能訓練，社会生活技能訓練) 48, 72, 83, 104, 155, 166, 188
SSTの構成員 94
SSTの目標→練習課題
staff 94
stage 54
status consensus 192
stegreiftheater 76
stereotype 199
stigma 148
stress-vulnerability-coping skills model 89
structure of disablement 112
student counseling 168
subgrouping 22
successful livingの方法 85
symptom management module 101
Synanon group 141
systems-centered therapy (SCT) 4

T

task oriented group 155
tatal push 135
Tavistock group 6
technique for utilizing a group 100
tele 49
Tグループ (T-group) 6, 30, 36, 139, 140, 165, 177, 179, 183, 188
theater of spontaneity 76
theory of cognitive dissonance 187
theragnosis 7
therapeutic alliance 37
therapeutic atmosphere 6
therapeutic community 121
therapeutic community approach in education 141
therapeutic factor 8
therapeutic group 159
therapeutic structure 28
therapeutic structure of mental hospital 134
therapy process 10
'there-and-then' 33
time-limited group psychotherapy 32
total institution 133
training 176
training for mental health professionals 67
training theme 99
transfer of rights 127
transference 18
transitional program 91
Tuke family 122
two-way communication 124
types of groups 188

V

verbal expression 99
vertical form 38
vocational support program 114
volunteer 176

W

WAIS (Wechsler Adult Intelligence Scale) 107
WAIS-R (Wechsler Adult Intelligence Scale-Revised) 107
WAS (Ward Atmosphere Scale) 136, 137
Warming Up 50
WCST (Wisconsin Card Sorting Test) 110
Wechsler-Bellevue Intelligence Scale 107
WHO (World Health Organization) 108, 112, 115
WISC (Wechsler Intelligence Scale for Children) 107
WISC-III (Wechsler Intelligence Scale for Children III) 107
work group 17
working alliance 37
working through process 12
WPPSI (Wechsler Pre-school and Primary Scale of Intelligence) 107

あ

アーバーズ協会　146
愛他主義　65
愛他性　8
相手役　54
アイデンティティ　194
アイデンティティ・グループ　196
アイデンティティ感覚　172
曖昧性　201
アクシオドラマ　47
アクション・カウンセリング　71
アクション・シェアリング　74
アクション・スーパービジョン　68
アクション・ソシオグラム　62
アクション・ソシオメトリー　46
アクション・メソッド　65, 68, 71
アクション・リサーチ　77, 146, 183, 203
アサーション・トレーニング→自己主張訓練
アシスタント・セラピスト　14, 41
アセスメント　7, 27, 30, 48, 95, 104, 108, 109, 161
遊び　62, 130, 169
新しい状況　46
新しい様式の積極的探究　12
アダルト・チルドレン　72, 73
アドヴォカシー　136
「あのとき・あそこで」　33
「あのとき・あそこで」の介入　33, 38
アフター・セッション　27
甘え理論　173
アミティを学ぶ会　222
アラノン　165
アルコール　173
アルコール依存症　72, 165
アルコール依存症のための実践　73
安全性　29

安定した構造　74
アンビバレントな感情　31

い

怒れる若者たち　62
移行対象機能　173
移行プログラム　91, 111
意志決定過程　86, 128
異質性を生み出す条件　197
依存基底的想定グループ　17, 21, 150, 193
依存グループ　17, 138
依存症　173
依存性　12
痛みを伴うコミュニケーション　124
一次過程　36
一次的課題　17
一次的同一視　19
一方向のコミュニケーション　124
一貫性　198
逸脱　25, 39, 71, 137, 173, 189, 191, 195, 197
逸脱行動　109, 191, 193
一般システムズ理論　4, 5, 11, 24, 28, 33, 38, 39, 40, 144, 156, 183
一般市民　176
一般性セルフエフィカシー尺度　107
偽りの自己　35
イド　36, 38
茨木式評価尺度　55
遺物→文化的遺残
「今・ここで」　6, 9, 33, 42, 48, 57, 139, 157, 179, 180, 184, 202
「今・ここで」の介入　6, 33, 38, 161
イメージ法　139
意欲低下　111
医療機関　67, 72, 88, 132, 166, 167
医療的リハビリテーション　132
陰性症状　91, 99, 111, 114, 117
陰性症状評価尺度（SANS）　104,

111
インフォーマル・ケア　92

う

ヴィニエット　66
ウォーミングアップ（ウォームアップ）　28, 30, 49, **50**, 51, 53, 54, 55, 57, 59, 60, 62, 66, 67, 68, 69, 70, 71, 74, 75, 93, 100, 162
ウォームアップ・セッション　27
内集団　200
内集団びいき　200
宇宙　52
うつ病（者）　40, 84, 85, 88, 91, 101, 103, 109, 164, **174**
運動表現療法　72, **164**, 174

え

エスノセントリズム　200
エディプス・コンプレックス（エディプス葛藤）　8, 16, 196
エディプス力動　16, 20
エンカウンター運動（エンカウンター・ムーブメント）　9, 141
エンカウンター・グループ　6, 9, 33, 42, **140**, 151, 155, 161, 168, 179
遠隔　49
演劇　65, 77
演劇形態　64
演出家役割　52
援助拒否の不平家　13, 41
援助システム　130
エントロピー　25
エンパワーメント　92, **113**, 136, 143
エンプティ・チェアー　**59**, 71, 139

お

応用的動作能力　162
オープン・グループ　26, 75, 162

オープン・コミュニケーション 180
オブザーバー 30, 140
オブザーバーシップ 30
オペラント行動 98
親ガイダンス・グループ 161
オルタネート・セッション 27

か

外郭グループ 27
快感原則 11, 36, 37
開業心理療法機関 167
解決志向アプローチ 175
解釈 6, 8, 14, 34, 35, 38, 83, 90, 107, 126, 139, 169, 201
外傷体験（外傷の体験） 8, 9
階層性 25, 26
回想法 66
ガイダンス 8, 161, 167
回復 141
開放化 144
開放システム 24, 25
開放的コミュニケーション 126
外来通院患者 69
外来における実践 69
会話 102
会話の貧困 111
カウンセリング 150
抱え込む→ホールディング
抱え込む環境 35, 130, 157
かかわり方 65
隠れた議題 125
学習の障害 110
学生相談 168
学童期 157
過剰学習 90
家族援助プログラム 114
家族会 69, 164
家族会における実践 69
家族支援 173
家族システム 103, 156
家族集団療法 156
家族彫刻技法 62
家族転移 8
家族療法 38, 62, 64, 91, 114, 124, 156, 158

課題→宿題
課題志向的グループ 155, 164, 167
課題集団 155, 162, 163
カタルシス 8, 54, 57, 60
価値劇 47
価値の転換 113
学級経営 159
学級集団精神療法 159
活動期 10
活動グループ 150
活動集団療法 39, 157
葛藤状況 123
活動分析 176
カップル 5
カップルズ・グループ・セラピー 156
過程志向的グループ 155
カテゴリー化 197
カリスマ的リーダー 127
カリスマ的リーダーシップ 193
カルチュラル・アトム 45, 46
カルチュラル・コンサーヴ 60
簡易精神症状評価尺度（BPRS） 104
観客 45, 51, 53, 54, 64, 65
環境 130
環境療法 130, 147
関係学 65, 78
関係原理 65
関係構造図 65
関係性療法 40
関係弁証法 65
完結的コミュニケーション 186
看護実践 146
看護職 94
看護組織 142
観察自我 37
患者クラブ 136
患者懇談会 136
患者自治会 136
患者という役割 75
患者の権利擁護 136
患者の主体性 161
感受性 56

感受性訓練 140, 165
感情教育 159
干渉性 195
感情体験 123
感情鈍麻 111
感情表出（EE） 103, 114
感染→集団伝播
監督 45, 48, 50, 51, 52, 53, 54, 57, 58, 59, 60, 62, 66, 68, 69, 70, 71, 73, 74, 75

き

期間制限集団精神療法 32, 177
危機 126
危機解決 129
危機介入 91, 126, 137, 143, 162
企業研修における実践 68
気功法 164
擬似家族的集団 162
儀式 57, 61
気づき 179
基底の想定（基本仮定） 17, 32, 142
基底の想定グループ 5, 6, 17, 20, 36, 121, 138, 144, 150, 193
機能集団 163
機能障害 112
機能的サブグルーピング 4, 22
機能的サブグループ 5
機能評価 106
機能不全家庭 72
技能領域群 87
気分障害 174
技法 35
技法的中立性 9, 38
希望の注入 8
基本会話技能 87, 92, 100, 102
基本仮定→基底の想定
基本訓練モデル 85, 91, 93
基本訓練モデル型 SST 117
基本的人権 178
虐待 72
逆抵抗 18
逆転移 13, 15, 19, 32, 67, 125, 170, 172, 188
逆転移要因 177
客観的QOL 115

客観的障害　112
キャッセル病院　143
急性期病棟での実践　74
急性個人抵抗　18
教育　194
教育関係者　115, 176
教育機関　167
教育的リハビリテーション　132
教育分析　47, 67, 79, 145, 149, 150, 177, 179, 180
教育領域における治療共同体の試み　141
共依存　173
強化　90, 97
境界　25, 195
境界性人格構造　23, 144
境界性人格障害　74
境界性人格障害のための実践　74
境界操作　33
境界例　13, 16, 18, 21, 31, 38, 144, 173
強化因子　98
共感　55, 100, 125
教師のためのロールプレイング　70
凝集性　14, 33, 41, 67, 68, 195
教授的集団療法　155
矯正　71
矯正機関　168
矯正現場での実践　71
共生社会　176
矯正的なフィードバック　83
矯正領域　80
競争　24
共通課題練習　100
協働　143
共同作業所　89, 91, 130, 144, 164, 166
協同集団　155
共同性　134, 149
強迫神経症　146
強迫性障害　101
共鳴　9
協力　17
居住プログラム　91

許容性　128, 134, 149
許容性の限界　128
禁煙トレーニング用自己効力感尺度　107
キングズリー・ホール　145
金銭管理　100
キンドリング　8
禁欲規則　37

く

空間　52
空想（的）　60, 169
具体化　46
クラーク報告　145
クライエント中心療法　140, 150
クライシス　126
クライシス・グループ　126, 137
クライン派精神分析　61, 149
グラウンド・ルール　28, 29, 37
グループ・アイデンティティ→集団同一性
グループ・アナリシス（集団分析）　41, 64, 80, 124, 149, 155
グループ境界　29
グループ形成→集団形成
グループ契約→集団契約
グループ構成→集団構成
グループ・コンセンサス（グループによる合意）　128
グループ・サイズ　75, 162
グループ士気　24
グループ心性　23, 138
グループ・スーパービジョン　55
グループ設計→集団設計
グループ体験　9
グループ・ダイナミックス→集団力学
グループ治療同盟　10
グループ・デブリーフィング　126, 138
「グループによる，グループの」精神療法　124
グループによる合意→グループ・コンセンサス

グループの設定　26
「グループの中の個人」　32
「グループの中の個人」アプローチ　32, 38
グループ発達（集団発達）　5, 7, 10, 18, 20, 22, 32, 34, 35, 45, 159, 194, 202
グループ風土　6, 8, 16, 22, 34, 203
グループ・プロセス→集団過程
グループ文化　124, 138
グループ・メイトリックス　7, 10, 41
グループ・メイトリックス概念　185
グループ・メンバーシップ→集団成員性
グループ・リーダー　15, 23, 52
グループ・ロールプレイ　177
グループワーク　166
黒い羊効果　197
クローズド・グループ　26, 50, 75
訓練→トレーニング

け

ケアマネジメント　91
経験主義心理学　184
芸術の役割　77
芸術療法　72, 157
形成期　10
継続グループ　26
系統発生的説明　16
刑務所　168
契約　37, 180（集団契約も参照）
契約段階　11
ケース・マネジメント　143, 167
劇化　57, 60, 70, 71
劇的な場面　60
ゲシュタルト　202
ゲシュタルト心理学　77, 179, 184, 186
ゲシュタルト療法　59, 139, 155, 179
欠陥症状群　111

決定者サブシステム　26
権威　126, 127
権威構造　134
権威像　16
喧嘩好き　14
言語性 IQ　107
言語性検査　107
言語的コミュニケーション　83, 87, 93, 185, 186, 201
言語的表現　9, 99, 158, 159, 201
現在―力動的　20, 188
原子価　14, 17
原始群仮説　16
現実　56
現実化　56, 57, 59
現実吟味　9
現実原則　11, 36, 160
現実検討　8, 58, 72, 125, 149
現実検討能力　20, 171, 175
現実への直面化　126, 134, 149
原始的対象関係　5
原始的同一化　15
原始的防衛　5
研修　68
権力　127
権力の委譲　127

こ

合意による確認　6
効果測定　104, 105, 108, 109
効果測定バッテリー　202
攻撃療法　141
高次脳機能障害　110
向社会的行動　200
更生　141
抗精神病薬（神経遮断剤）　90, 101, 102, 111, 181
構成的集団　163
厚生白書　111
厚生労働省（厚生省）　177, 216
構造化・分化段階　11
構造的相互作用集団精神療法　27
拘置所　168
行動化　5, 18, 19, 21, 24, 31, 36, 69, 167

行動観察　104, 107, 108
行動形成（シェイピング）　34, 90, 98, 99
行動主義　186
行動評定　109
行動変容　155
合同面接　123
行動療法　84, 97, 116
行動療法的家族援助　86, 103, 114
行動理論　95
抗ドーパミン作用　90
交流分析派　40
交流分析　161, 180
高齢者　66
ゴーイング・アラウンド　4
ゴーサインとノーゴーサイン　102
コーシャス・シフト　198, 199
コーチング　96
国際集団精神療法学会 (IAGP)　41, 48, 63, 64, 78, 80
国際障害分類　108, 112
国際 TA 協会　180
国立訓練研究所→ナショナル・トレーニング・ラボラトリー
心の教育　159
ゴシップ　23
個人　53
個人契約　28, 29
個人差　198
個人性格抵抗　18
個人抵抗　16, 18, 24
個人的アイデンティティ　199
個人同一視　12
個人目標　29, 189
個人力動　32
コ・セラピー　31, 177
コ・セラピスト　19, 31, 172
コ・セラピストの分裂　31
古典的集団療法　155
コミュニケーション　4, 7, 9, 15, 30, 32, 34, 36, 93, 99, 103, 105, 124, 132, 140, 148, 149, 150, 157, 183, 185, 186, 188, 191, 193, 195, 197, 200, 201
コミュニケーション技能　102

コミュニケーション・ネットワーク　125
コミュニケーション・ネットワーク構造　200
コミュニケーションの3つの段階　92
コミュニケーション練習　163
コミュニティ　121
コミュニティ・ケア　167
コミュニティ・アプローチ　162, 185
コミュニティ・サービス・モデル　143
コミュニティ心理学　142
コミュニティ全体　122
コミュニティ中心主義　143
コミュニティにおける実践　68
コミュニティ・ミーティング　14, 121, 122, 124, 128, 143, 166
コラボレイティヴ・アプローチ　157
コ・リーダー　94, 116
コレクティブ・フィードバック　94, 95, 96
コンジョイント・セラピー　12, 32, 158, 167, 168
コンセンサス　128, 129
コンダクター　124
コンテイナー　21
コンテイニング　34
コンテイン　16, 36
コンテント　201, 202
困難患者　31, 173
コンバインド・セラピー　12, 31, 32, 158, 167, 168, 174
コンフロンテーション（つきあげ，直面化）　124, 125, 126, 127, 130

さ

再演　93, 94, 96, 177
再構成　33
サイコエデュケーション・プログラム　103（心理教育も参照）
サイコドラマ　45, 65
サイコドラマ・シアター　63

サイコドラマとSST　48
サイコドラマと精神分析　47
サイコドラマと森田療法　48
サイコドラマの5つの道具　45
サイコドラマの定義　45
サイコドラマの4つの公準　51
サイコドラマの基本技法　50
再接近期危機　16
再発（性）　90, 111
再発兆候　102
再発防止　101
作業　176
作業活動　162
作業活動分析　176
作業所→共同作業所
作業所指導員　94
作業スタイル　202
作業段階　11
作業同盟　16, 32, 35, 37
作業分析　176
作業療法　72, 111, 131, 135, 136, 162, 166, 176
作業療法グループ　160
作業療法士　94
作働グループ（作働集団、ワーク・グループ）　17, 36, 121, 138, 150, 193
サナトリウム　63
サブグループ　22
サブグループ化　22
サブシステム　25
サボリ魔　14
サマーヒル・スクール　141
サミング　26, 33
サリヴァン学派　6, 41
三者関係力動　173
参与しながらの観察　31, 146

し

シェアリング　53, 55, 60, 67, 74, 75, 164, 167
シェイピング→行動形成
使役　135
シェパード・アンド・イノック・ブラット病院　146
自我　36, 38
自我状態　180

自我心理学　131, 144
自我同一性　61, 168, 171, 196
自我の統御　125
自我の奉仕による一時的・部分的退行　20
自我の抑制　12
時間　52
自己愛ロール　58
思考障害　110
持効性注射薬　101
自己開示　50, 56
自己概念　141
自己カテゴリー化　199
自己観察　105
自己管理　116
自己教示　84
自己決断　58
自己効力感　48, 84, 89, 90, 106, 116
自己効力感尺度　104, 106
自己コーピング戦略　88
自己主張訓練（アサーション・トレーニング）　84, 85
自己心理学　21
自己制御　70
自己中心的協同集団　155
自己と非自己　125
自己評価　104
自己分析グループ　6
自己モニタリング　84
支持　100
指示的－教授的集団療法　155
思春期　31, 35, 38, 39, 144, 169, 171
思春期後半　170
思春期前半　170
自助グループ→セルフヘルプ・グループ
システミング　26, 33
システム　24, 25, 189
システムズ概念　25
システムズ・センタード・セラピー　4, 5, 202
システムズ理論　33
システム論的役割理論　49, 58
施設神経症　131
施設病　131, 133, 134

疾患　112
実行委員会方式　136
実存的投企　58
疾病コントロール　88
疾病自己管理技能　88, 92
指導　167
児童期　23, 35, 162, 169
シナノン・グループ　141, 176
自発性　45, 46, 48, 50, 51, 53, 55, 58, 59, 60, 63, 65, 70, 71, 72, 85, 136, 137, 160, 180
自発性劇場　76
自発性の理論　46
自閉症　70, 157
自閉症、情緒障害児（者）への実践　70
嗜癖　75, 173
自明なもの　139
社会化　172
社会学　137
社会学習　124, 129, 131
社会環境　130
社会技能訓練　150
社会教育　47
社会構成主義　157
社会行動の対人間－集団間連続性　199
社会資源の有効利用　101
社会システム理論　195
社会障害　112
社会心理学　183, 187
社会心理学的モデル　174
社会生活　86
社会生活機能　83, 88
社会生活技能　86, 87, 92, 94, 99, 109, 110, 117, 168
社会生活技能訓練→SST
社会生活技能モデル　89
社会生活能力　108
社会生活能力スケール　89
社会性の回復　131
社会的風土　6, 185, 203
社会的アイデンティティ　199
社会的影響　198
社会的影響過程　190, 196, 198
社会適応尺度→SAS-II
社会適応スケール　89

社会適応能力　88, 162
社会的学習理論　83, 84, 90, 96, 106, 116, 117
社会的機能低下　110
社会的サポート　92
社会的サポート・システム　143, 158
社会的スキル訓練→SST
社会的相互行為　148
社会的相互作用　192
社会的知覚　187
社会的統合力　65
社会的認知　187
社会的認知理論　116
社会的ネットワーク　143
社会的ネットワーク・セラピー　158
社会的引きこもり　111, 161
社会復帰促進事業　67
社会的不利　112
社会的問題　47
社会的問題解決バッテリー　117
社会的リアリティ　196
社会的リハビリテーション　132
社会的ロール　47
社会復帰　102
社会復帰施設　166
社会復帰するために必要なこと　88
社会療法　129, 130, 134, 135, 136, 144, 147
自由　125, 128
宗教的基盤　122
終決　56
終結段階　11, 12
自由集団連想　124
修正感情体験　9
修正情動体験　8, 37, 169
集団過程（グループ・プロセス）　4, 10, 14, 21, 30, 33, 61, 68, 141, 155, 166, 177, 183, 188, 189, 190, 191, 193, 194, 202
集団間行動　200
集団間比較　199
集団儀式　18

集団機能　189, 190, 194
集団規範　23, 95, 190, 191, 192, 193, 194, 195
集団凝集性　11, 26, 30, 32, 42, 45, 53, 54, 72, 75, 93, 100, 163, 171, 183, 191, 192, 193, 194, 195, 196, 200
集団極性化　198, 199
集団芸術療法　157, 161
集団形成（グループ形成）　12, 194
集団契約（グループ契約）　10, 11, 18, 24, 29, 39
集団現象　188, 190
集団構成（グループ構成）　29, 32, 156
集団構造　185, 189
集団サイズの影響　30, 194
集団作業療法　162
集団実体との同一視　19
集団所属性→集団成員性
集団心　23
集団遂行　189
集団ステレオタイプ　187
集団成員　31
集団成員性（グループ・メンバーシップ）　31, 171, 191
集団成員の充足　192
集団精神分析　4
集団精神療法システム　29
集団精神療法の始まり　50, 121
集団精神療法の倫理　177, 178
集団設計（グループ設計）　13, 24, 28, 30
集団全体　53
集団抵抗　10, 13, 16, 18, 24, 39, 40
集団伝統　23
集団伝播　15
集団同一視　12, 19, 172, 195
集団同一性（グループ・アイデンティティ）　11, 196
集団における相互作用　131
集団の維持機能　189
集団の型　188
集団の構成　74
集団の代弁者　15

集団発達→グループ発達
集団標準　183, 191
集団雰囲気　6, 185, 193, 194
集団分析→グループ・アナリシス
集団ボディ・ワーク・プログラム　164
集団目標　29, 183, 185, 189, 190, 192, 193, 194, 196
集団遊戯療法　71
集団力学（グループ・ダイナミックス、集団力動）　8, 14, 32, 39, 66, 158, 183, 202, 203
集団力学の対象　183
集団力動→集団力学
集団を活用する技術　100
集中的グループ体験　140
集中的多元統合集団精神療法　4, 158
自由に漂う議論　124
自由連想　37
自由連想的発話　29
就労援助プログラム　114
就労支援　92
主演者　53
主観的QOL　115
主観的障害　112
宿題　61, 83, 84, 85, 93, 94, 96, 97, 98, 101, 105, 110, 114
宿題カード　97
宿題報告　105
受信技能　87, 92
主題セッション　27
受動的治療者　37
守秘義務　178
主役　45, 48, 50, 52, 53, 54, 55, 56, 57, 58, 59, 60, 61, 62, 67, 70, 75, 80
主役選択　53
受容　8
ジョイニング　34, 39
障害者職業センター　114
障害者労働医療研究会精神障害部会　107
障害受容　112, 113, 167
障害の構造　112, 113
障害を持つ人　70

小規模作業所　72
小規模作業所でのプレイバックシアター　72
『小社会としての精神病院』　132, 147
小集団　85
小集団事態　156
小集団精神療法の定義　3
小集団精神療法　166
症状アセスメント　104
症状自己管理　87, 88
症状自己管理モジュール　92, 100, 101, 103
病状の再燃　74
少数派の影響　198
冗長性　201
象徴的現実化　56
情緒障害　70
情緒的相互作用　3
衝動　170
情動　171
少年院　168
少年鑑別所　168
情報処理　110, 200
情報処理技能　86, 92
照明　54
剰余現実　52, 57, 62
初期位相　12, 20
初期依存位相　12
処遇プログラム　168
職業的資格　178
職業的リハビリテーション　132
職業リハビリテーション・プログラム　91
食生活　100
触媒者　14
触媒プロセス　150
女性　73
所属感　20
処理技能　86, 87, 92
ジョルジュ　76, 79
自立　83, 89, 92, 100, 115, 155
自律性　180
自立生活技能評価尺度　87, 105
自立生活技能プログラム　87, 92

自立生活の技能　86, 87
人格の再構成　3
自立生活技能プログラム　117
人格機能　177
人格機能の修復　3
人格障害　74
人格変容　155
神経遮断剤→抗精神病薬
神経症（者）　8, 9, 35, 48, 85, 122, 138, 150, 160, 164, 166, 169, 172, 173
神経性過食症　175
神経性無食欲症　175
神経認知欠損　110
神経の結節点　7
診察外場面　69
真実　52, 53, 56
身体運動・表現　164
身体的・性的成熟　170
身体動作　163
診断　7
心的外傷後ストレス障害（PTSD）　126, 138
人道的処遇　122, 144
親密性　50
心理学における認知革命　186
心理教育　32, 84, 86, 103, 114, 150, 165, 169, 173, 174, 175, 183
心理教育グループ　188
心理劇　45, 65, 70, 78, 155, 166
心理社会的治療　117
心理損傷　9, 21, 42
心理的緊張　184
心理的な実験　12
心理的場　185
心理力動　177

す

遂行期　10
垂直的様式　38
水平的様式　38
スーパービジョン　55, 67, 177
スープラ・システム　25
スキーマ　84
スキル獲得の3段階　90
スキルの細分化　98

スクール・オブ・プレイバックシアター　77
スクリーニング・オリエンテーション・グループ　27, 28, 30
スケープゴーティング　11, 22, 168
スケープゴート　9, 13, 22, 197
スタッフ　54
スタッフ・トレーニング　124
スタディ・グループ　6
スティグマ　148, 164
ステレオタイプ　22, 46, 187, 197, 199, 200
ステレオタイプ・サブグループ　5
ステレオタイプ・サブグルーピング　22
図と地の現象　184
図と地の反転　179
ストレス　89, 145
ストレス−脆弱性−対処技能モデル　83, 89, 105, 111, 117
ストレス・マネジメント・グループ　127
ストレス免疫訓練　84
スポークス・パーソン　15
スロー・オープン・グループ　26

せ

斉一性　191
斉一性への圧力　196
全員一致　128
性格神経症　143
生活学習状況　129
生活学習体験　129
生活環境　112
生活技能　85, 92
生活技能訓練→SST
『生活技能訓練基礎マニュアル』　85
生活技能訓練の定義　83
生活技能構築　91, 111
生活技能のアセスメント　104
生活技能プロフィール→LSP
生活空間　183, 185, 202
生活空間概念　184

生活しつつ学ぶこと　134
生活指導　135, 166
生活障害　83, 107, 112
生活障害モデル　107
生活の質→QOL
生活の発見会　138, 176, 188
生活療法　135, 166
世紀末　62
性差別　73
脆弱性　89
脆弱性マーカー　110
成熟集団　155
精神医学的能力障害評価面接基準→DAS
精神科医　94
精神科コンサルテーション　179
精神科慢性疾患患者　174
精神科リハビリテーション　115
精神外科的手術　135
精神疾患　110
精神障害一元論　145
精神障害者　113
精神障害者社会生活評価尺度→LASMI
精神障害者職業自立支援事業　114
精神障害リハビリテーション　89
精神性の発達　11
精神遅滞　157, 172
成人知能検査→Wechsler-Bellevue Intelligence Scale
精神内界派　40
精神病院　133, 166
精神病院改革　148
精神病院の治療構造　134
精神病院批判　135
精神病的不安　5, 16
精神分析　3, 4, 28, 29, 47, 48, 73
精神分析志向集団精神療法　3, 40
精神分析的支持的・表現的集団精神療法　175
精神分析的システムズ・アプローチ　4, 40

精神分析的システムズ技法　33
精神分析的集団精神療法　3, 4, 5, 18, 19, 29, 32, 33, 155, 161, 169, 172, 175
精神保健従事者　94
精神保健従事者の訓練　67
精神保健福祉活動　67
精神保健福祉士　94
精神保健福祉士養成セミナー編集委員会　132, 223
精神療法　7
精神療法準備処方　174
精神療法適性　175
生成文法理論　186
生体システム　25
成長グループ　161, 188
性の逸脱行動　22
性の虐待　73
青年期　16, 23, 31, 35, 38, 39, 162, 168, 170, 171, 173, 196
正の強化　95, 98
正のフィードバック　25, 83, 85, 93, 94, 95, 96, 98, 110, 114
責任　122, 127, 128
セクシャリティーへの恐怖　172
積極的生活態度　113
接在共存状況　65, 78
摂食障害　84, 103, 173, 175
セッション　3, 13, 26, 29, 31, 33, 41, 50, 54, 56, 60, 61, 69, 74, 75, 76, 84, 93, 94, 95, 97, 98, 106
説得的コミュニケーション　198
セマンティク・ディファレンシャル法　185
セミクローズド・グループ　27
セラグノーシス　7
セルフヘルプ・クリアリングハウス　160
セルフヘルプ・グループ（自助グループ）　73, 75, 115, 127, 138, 141, 143, 155, 159, 160, 164, 165, 168, 173, 174, 175, 176, 188
セルフヘルプ・グループとサイコドラマ　75

世話焼きハンナ　14
前衛芸術　76
前エディプス葛藤　8
前エディプス的母親　20
前エディプス力動　5, 16, 20
全家連→全国精神障害者家族会連合会
全家連30年史編集委員会　165, 228
全検査IQ　107
全国精神障害者家族会連合会（全家連）　164
前思春期　146, 169
全人的復権　132
先生のペット　14
戦争神経症　121, 143, 144, 149, 155
全体施設　133
全体状況　124
「全体としてのグループ」　4, 5, 8, 20, 23, 24, 32, 124, 149, 150, 185, 193
「全体としてのグループ」アプローチ　32, 38
選択的同一視　19
選択と排斥　45
全般的の行動　109
専門家中心主義　143
専門性　63
占有者　13

そ

躁うつ病（双極性障害）　101, 102, 111
葬儀　61
早期の母子関係　130
総合学習　47
相互作用　100, 129
相互作用過程　193
相互作用分析　201
相互支援　176
相互受容　113
喪失　113
喪失体験　14, 112, 164, 172
送信技能　87, 92
創造性　46, 58, 72
躁の否認　21

双方向コミュニケーション
　　124, 129
ソーシャル・アトム　45, 46, 62
ソーシャル・クラブ　136
ソシオグラム　62, 200
ソシオドラマ　45, 47, 65, 66,
　　68, 69, 74, 75, 76
ソシオメトリー　45, 49, 69, 78,
　　80, 183, 192
ソシオメトリック・テスト　45,
　　200
組織　5
組織づくり　131
組織的防衛　142
組織のダイナミクス　142
即興劇　53, 64, 76
卒業証書　61
外集団　200
外枠機能　54
ソリューション・フォーカス・
　　アプローチ　86
存在すること　130

た

ターミナルケア　115
第1次ノースフィールド実験
　　149
第1次予防　137
大グループ　121
体系的訓練　177
体験過程　33
体験自我　37
体験的グループ・トレーニング
　　140
体験的洞察　12
退行　6, 9, 12, 16, 20, 37, 126,
　　135, 142, 146, 150, 162, 170
大集団精神療法　166
対処　89
対象関係集団精神療法　5, 39,
　　155
対象関係論　5, 144
対象喪失　12, 131
代償的アプローチ　110
対処技能　94, 106
対人関係　46, 102, 146, 172
対人関係集団精神療法　6, 33,

41, 42
対人関係能力　165
対人関係派　40
対人関係療法　175
対人関係論　146
対人間比較　199
対人技能　85, 86, 87
対人的感受性訓練　139
対人的効果訓練　85
対人的行動　87
対人的情緒的技能　99
対人的相互作用による学習　8
対人認知　187
対人場面　106
対人病理　3, 173
大統領教書（Kennedyの）
　　131
態度変容　198
第二次性徴　169
第2次ノースフィールド実験
　　149
タイムマシン　56
『ダイモン』　76
代理学習　8, 100
高田式評価尺度　55
多重逆転移　19
多重転移　18
多職種チーム　148
多数者　195
タックマン・モデル　10
脱施設化　131, 148, 164
脱文化過程　133
脱落→ドロップ・アウト
楽しむこと　62, 114
タビストック・クリニック　6,
　　63, 145, 149
タビストック・グループ　6, 35
タビストック人間関係研究所
　　121
ダブル　49, 50, 59, 66
短期集団精神療法　32
短期入院集団精神療法　174
断酒会　155, 160, 165, 176, 188
　　（AAも参照）
ダンス・セラピー　163

ち

地位　127
地位一致　192
地域　108
地域ケアシステム　145
地域雇用支援ネットワーク
　　114
地域社会資源　166
地域精神医療　131, 132
地域精神保健活動　137
地域で生きるための技術　87
地域への再参加プログラム
　　102, 103
チーム医療　145
チェストナット・ロッジ　146
チェストナット・ロッジ病院
　　146
父親殺し　16
父親転移　16
知能指数　107
ちゃちゃ　201
チャムシップ・ペア　171
注意サイン　88, 101
注意の焦点付け　93, 98
注意力障害　111
中心人物　15
中立性　19, 28, 35, 38
中和者　14
彫刻技法　62
超自我　38
調整会合　27
調停人　14
挑発者　14
直面化　32, 35, 48, 53, 57, 62,
　　71, 125, 126, 173（コンフロン
　　テーションも参照）
直観　49
治療過程→治療プロセス
治療共同体　121, 122, 124, 125,
　　127, 128, 129, 130, 131, 132,
　　134, 135, 136, 137, 141, 143,
　　144, 145, 146, 148, 149, 160
治療共同体運動　141, 144
治療共同体のイデオロギー
　　134
治療契約　22, 29

治療効果　137
治療効果判定　106
治療構造　28, 30, 31, 32, 134, 160, 176
治療構造空間　28
治療者　177
治療者主導型　156
治療者代理　14
治療者役割　52
治療責任　3
治療チーム　123, 136
治療的エージェント　30
治療的グループ　159, 188
治療的グループワーク　150
治療的コミュニケーション・システム　157
治療的作業　19, 20, 29, 32, 37
治療的社交クラブ　155
治療的ソーシャル・クラブ　136
治療的雰囲気　6, 29, 95, 136, 174
治療的分裂　37
治療的リクリエーション　163
治療同盟　28, 30, 37
治療媒体　177
治療プロセス　3, 10, 14, 18, 32, 166, 196
治療文化　135
治療目標　23, 27, 29, 30, 32
治療要因　6, 7, 8, 10, 42
沈黙メンバー　13

つ

つがい基底的想定グループ　17, 21, 150, 193
つがいグループ　17, 138
つきあげ→コンフロンテーション
償い　57

て

出会い　140
ディーズ・マッケンジー・モデル　11
デイケア　67, 89, 91, 144, 166
デイケアにおける実践　66

定型夢　59
抵抗　3, 4, 6, 11, 13, 17, 22, 24, 28, 29, 31, 32, 34, 37, 39, 129, 169, 171, 173, 174, 188, 196
定常状態　25
デイホスピタル　136
ディレクター→監督
ディングルトン病院　143
適応　46, 197
適応性　27
徹底操作　11, 35, 129
徹底操作過程　5, 12, 18, 196
デポ剤　101
テューク家　122
デュオ・セラピー　162
テレ　49
転移　3, 4, 6, 9, 12, 16, 18, 19, 24, 31, 32, 33, 37, 38, 49, 74, 139, 169, 173, 178, 188, 194
転移−逆転移　19
転移施設病　131
転移神経症　9, 37
転移性の満足　37
転移対象　18
転移の希釈　18
転移の分裂　18

と

同一化→同一視
同一化転移　18
同一視（同一化）　8, 12, 13, 14, 15, 19, 20, 61, 172, 188, 192, 194, 195, 199
同一性　195
投影　5, 16, 21, 22, 31, 36, 52, 74, 125, 142
投影性同一視（投影性同一化，投影同一化）　5, 14, 17, 21, 23, 36, 38, 74
透過性　25
投企　58
動機付け　95, 156
東京シューレ　141, 225
道具的技能　99
道具的コミュニケーション　186
同型性　26

統合化　53
統合失調症（者）　34, 35, 36, 40, 41, 67, 74, 83, 84, 85, 86, 88, 91, 92, 97, 98, 101, 102, 103, 104, 105, 107, 108, 109, 110, 111, 117, 122, 145, 146, 150, 155, 158, 164, 166, 172, 174
統合失調症症状　90
統合失調症リハビリテーション　89
統合心理療法　110
統合派　40
動作性IQ　107
動作性検査　107
洞察　8, 48
同時性の原理　184
同質性　30, 32
等終局性　26
統制　69, 167
闘争−逃避基底的想定グループ　17, 150, 193
闘争−逃避グループ　17, 138
東大生活技能訓練研究会　219
同調　191, 193, 198
同調性　23, 195, 198
道徳療法　131, 144
導入面接　28
同胞葛藤　24
同胞間転移　18
動乱期　7, 10
特殊作働グループ　17
独白　51
匿名断酒会→断酒会
ドメスティク・バイオレンス　143
ドライラン　93, 94, 96
ドラマ化　14, 69
取り入れ　61
トレーニング（訓練）　19, 67, 91, 130, 176, 177
トレーニング・グループ　139
ドロップ・アウト　11, 15, 24, 39, 174

な

内在化　11, 57, 58, 61, 196, 199
内集団−外集団　194

内集団-外集団バイアス　200
内集団規範　195
内潜的過程　84
内部社会　45
内的対象　61
内密性　24, 29
内面化　198
内容　36
仲間からの援助　8
仲間集団（ピア集団）　24, 170, 171
仲間集団現象　24
仲間体験　157
仲間同一視　19
仲間のサポート　160
ナショナル・トレーニング・ラボラトリー　140, 165, 179
ナラティヴ・セラピー　157

に

二次過程　36
二次的同一視　19, 196
二次的な心理的ハンディキャップ　172
二重自我法　51
日常生活　122
日常生活技能　87, 92
日本SST普及協会　83, 98, 115, 116, 224
日本関係学会　65, 215
日本関係状況療法研究会　65, 215
日本心理劇学会　52, 65
入院患者　109
ニューラル・ネットワーク　7
人間関係訓練グループ　139
人間研究センター（CSP）　140, 151
人間性心理学　4, 161, 186
人間的接触　136
認知　110
認知・学習理論　4, 85
認知機能障害　105, 110, 117
認知構造　84, 185
認知・行動の機能不全　174
認知行動療法　48, 83, 85, 90, 117, 155, 164, 166, 174, 175,

185
認知社会心理学　187, 188
認知心理学　186, 187
認知スタイル　197
認知地図　185, 186
認知的カテゴリー化　197
認知的再体制化　84, 86
認知的不協和理論　187
認知要素　187
認知リハビリテーション　110
認知療法　84, 185
認定講師　115, 116

ね

ネガティブ・フィードバック　95
ネクロマンシー　56, 57
ネットワーク　200
ネットワーク・セラピー　158

の

ノイズ　201
能動的治療者　37
能力　106
能力障害　108, 112
ノースフィールド実験　121, 144, 149
ノースフィールド病院　121, 144
ノーダル・ポイント　7, 10
野口体操　164

は

パーソン・センタード・アプローチ　140, 150
バーンアウト予防　127
バイオエナジェティックス　164
バウンダリー　124
バウンダリー形成　16
バウンダリー通過体験　159
バウンドリング　4
破壊的行動　22
パターニング　34
働きかけ　131, 135, 143, 163, 195
発生-退行的　21, 188

発生的認識論　186
発達過程　169
発達集団　155, 162
発達促進　168
母親代理　150
場面設定　50
パラタクシックなゆがみ　6
パラディグマティック・アプローチ　34, 40
場理論　5, 38, 179, 180, 183, 185, 186, 193, 202, 203
場理論と集団力動論　203
バルコニー　54
バルバラ　76, 79
ハローワーク　114
反依存　16
般化　83, 85, 90, 97, 105, 107, 110, 139
般化の測定　106
反抗　16
半構造化面接　109
犯罪　137, 168
反精神医学　146
反発　49
反復性うつ病　111
反復パターン　12

ひ

悲哀　12
ピア関係　162
ピア集団→仲間集団
ビーコン・サナトリウム　80
ビーコン・ハウス　54, 63
非営利団体　176
ヒエラルキー構造　134
ビオン・タビストック・グループ　6
非言語的コミュニケーション　83, 87, 93, 102, 106, 185, 186
非言語的精神療法　163
非言語的表現　99
非行　168
非公式　134
非拘束運動　131
非指示的カウンセリング　140
非指示的療法　151
非専門家　143, 151

非定型抗精神病薬　90
人と環境の適合性　142
否認　173
ヒューマン・リレーションズ・
　ラボラトリー　165
病院運営　144
病院精神医学　145
病院の管理運営　133
評価　55, 56, 83, 84, 86, 87, 88,
　90, 91, 94, 99, 103, **104**, 106,
　107, 108, 109, 110, 112, 117,
　123, 137, 176
評価尺度　104, 106
表現教育　164
費用効果性　32
病棟適応　28
病棟の開放化　131
病棟雰囲気尺度　136
ヒル相互作用メイトリックス-
　グループ版→HIM-G

ふ

ファシリテーター　140, 161
不安　50, 160
フィードバック　8, 9, 25, 30, 34,
　37, 83, 84, 90, **95**, 100, 123,
　139, 165, 168, 183
フィラデルフィア協会　145
フークスの概念　9
夫婦療法　156
フェミニスト・サイコドラマ
　73
福岡大学式社会生活技能評価尺
　度　105
複合家族療法　114
副作用　101
複次統合療法　158
服薬自己管理　87, 88
服薬自己管理モジュール　90,
　92, 100, **101**, 103
不合理な信念　84
父性転移　20
舞台　45, 50, 52, 53, **54**, 56, 58,
　60, 61, 62, 69, 74
物質濫用　22
不適切な言語活動　70
不登校　157

負のエントロピー　25
負の強化　98
負のフィードバック　25, 95
普遍性　8
フリー・グループ　**161**, 168
ブリーフセラピー　86, 157
振り返り　123
プリトレーニング　173
フルセッション　59
プレイ・グループ→活動グルー
　プ
プレイバックシアター　65, 72,
　77
プレ・ミーティング・セッショ
　ン　27
プロジェクション　139
プロセシング　55
プロセス・グループ　30, 177
プロンプティング　96
文化　133
文化的遺残　47, 62
文化変容　133
分析家役割　52
分析的小グループ　138
分析の人工性　48
分離期　10
分離個体化過程　174
分裂　31

へ

ペアリング・グループ→つがい
　グループ
並行集団　**155**, 163
並行療法　31, 32
閉鎖システム　25
ベーシック・エンカウンター・
　グループ　140
ベクタリング　5
ヘテロ・グループ　29
ヘテロ構成　174
ベルモント病院　134, 143, 148
変化のフォローアップ　12
変化への抵抗　12
変形　26
偏見　197, 200
ヘンダーソン病院　143, 148

ほ

防衛　35
防衛機制　21
防衛修正　5
防御因子　92
法的問題　177
ホーシャム精神病院　64
ホールディング（抱え込む）
　35, 130
ホールディング環境→抱え込む
　環境
ホールディング体験　174
ぼけ予防　66
保健所デイケアにおける実践
　67
保険点数化　178
保健婦　94
ポジティブ・フィードバック
　95
母子二者関係力動　173
補助自我　45, 50, 53, **54**, 56, 57,
　59, 61, 62, 70, 75, 76
ポスト・セッション　27
ポスト・レヴィン派　202
ホスピタリズム　131
母性像　20
母性剥奪　131
ボディ・ワーク　139
ほど良い母親　35, 130
ホメオスタシス　25, 179
ホモ・グループ　30
ボランティア　143, **166**, **176**
ボランティア団体　176
翻訳　9

ま

マザー・グループ　16, **20**, 39
マジック・ショップ　60
待合室セッション　27
松沢病院　135
魔法の店→マジック・ショップ
マルチプル・リーダーシップ
　127, 128
慢性期病棟での実践　75
慢性精神障害（者）　83, 84, 85,
　86, 88, 91, 92, 95, 98, 99, 100,
　111, 117

満足度　115
マンダラ　56

み

未完結の経験　179
身だしなみと身辺の清潔維持
　100
ミニグループ　162
ミラー　50, 66
ミラー・パーソナリティ　30
ミラー反応　9, 30
ミラーリング　9, 34, 39
未来投影法　52, 56
未来の予測　56
魅了　49
未練　57
民主化　128
民主主義　127, 134, 149
民主主義教育　167
民主主義と治療共同体　127
民主的　127
民主的リーダーシップ　193

め

明確化　35, 48
名声　127
メニンガー・クリニック　144,
　145
メンタルヘルス　159
メンタル・メイトリックス　7,
　41
メンタル・メイトリックス空間
　177
メンバー個人　138
メンバーシップ機能　31

も

妄想一分裂態勢　5, 16, 17, 21,
　51
燃えつき（バーンアウト）
　175
モールディング　34
目標達成機能　189
モザイク・メイトリックス　29,
　34, 172
モジュール　84, 86, 91, 92, 100,
　101, 102, 110, 111, 117

モジュール型SST　110
モデリング　8, 34, 66, 83, 84, 85,
　90, 93, 94, 96, 110, 116, 129
モニタリング　105
喪の過程　12
喪の作業　12, 24, 57, 61
模倣　15
モラル　129
モリー先生　147（Schwartz,
　M.S.参照）
森田神経質　160
森田療法　48, 138, 147, 160, 166
モレノ・インスティチュート
　64, 73
問題解決技能　87, 100
問題解決技能訓練　86, 91, 93,
　103
問題解決劇場　64
問題解決療法　86
問題患者　13, 144
問題の受容　160
問題の同質性　100
門番　14

や

薬物　173
薬物維持療法　90
薬物依存症　141
薬物乱用　150
役割　13, 15, 49, 192
役割期待　192
役割演技　71, 94（ロールプレ
　イ参照）
役割解除　61
役割吸引　15
役割交換→ロール・リヴァーサ
　ル
役割配分　13
役割分化　11, 192
役割分析　46
役割理論　49, 52, 78

ゆ

遊戯療法とサイコドラマ　71
癒着性　195
ゆとり　62
夢のサイコドラマ　58

夢のワーク　139

よ

容器　36
陽性・陰性症状評価尺度　104
陽性症状　111
余暇活動　87, 89
余暇の過ごし方　92, 100, 102
予期機能　116
抑うつ性障害→うつ病
抑うつ態勢　5, 17, 51, 57
予行演習→ドライラン
欲求－充足関係　20
欲求不満　37
予防　137

ら

烙印→スティグマ
らせん状の相互作用　157
らせん理論　57
らせん図式　57
ラベリング理論　137
ラ・ホイヤ・プログラム　140

り

リアリティ・コンフロンテーシ
　ョン　126, 129
リーダー　15, 94
リーダー機能　31
リーダーシップ　15, 126, 127,
　130, 141, 168, 173, 183, 185,
　188, 189, 190, 193, 194, 198,
　202
リーダーシップ・スタイル
　203
リーダー役割　193
力動的集団精神療法　3, 150
力量　89
リクリエーション（レクリエー
　ション）　102, 135, 163
リクリエーション療法　72, 131,
　163, 166
リスキー・シフト　198, 199
理想化　14, 21, 172
リチュアル　65
リハーサル　83, 94
リハビリテーション　49, 66, 84,

89, 102, 108, 110, 111, 112, 114,
121, 130, **132**, 135, 143, 147,
149, 163, 171
リハビリテーション・モデル
　91
リピーター　14
リフレキシビリティ　128
療養生活の技能　88
リラックス　50
理論構築法　4
臨床心理学的サービス　167
臨床心理士　94
倫理　178
倫理的問題　177

れ

レクリエーション→リクリエー
　ション
レッテル　137
レトリート　**122**, 130, 144
レビュー　27, 57, **123**, 139
レビュー・セッション　27
レビュー・ミーティング　121,
　143
連鎖反応　9
連鎖反応現象　24
練習課題　99, 100, 105
練習課題設定　97
連想的思考　7

ろ

老人施設（老健施設）での実践
　66
老年期　162, 171
ロジャーズ学派　168
ロール・トレーニング　68, 69,
　70, 74
ロールプレイ（ロールプレイン
　グ）　49, 65, 68, 70, 71, 72, 75,
　78, 83, 84, 93, **94**, 95, 96, 97,
　100, 101, 106, 110, 114, 139
ロールプレイ・テスト　105,
　106, 117
ロールリヴァーサル　50, 59, 66,
　68, 74, 85
ロールリハーサル　106
論理情動療法　84

わ

ワーク・グループ→作働グルー
　プ
若きウィーン　63
別れ　12
悪い母親グループ　16, 20, 39

集団精神療法に関係のある団体（事務局の連絡先）

日本集団精神療法学会
　〒130-0013　東京都墨田区錦糸2-6-10-B1　クボタ心理福祉研究所内
　TEL 03-3623-1835（FAX 共通）
　ホームページ　http://www.bekkoame.ne.jp/ha/jagp/

日本SST普及協会
　〒272-0827　千葉県市川市国府台1-7-3　国立精神・神経センター精神保健研究所社会精神保健部内
　FAX 047-372-0141／E-mail jasst@ma3.justnet.ne.jp／ホームページ　http://www.jasst.net/

日本家族研究・家族療法学会
　〒520-2144　大津市大萱1-19-25　湖南クリニック内
　TEL 077-545-8514／FAX 077-543-9095／E-mail JAFT-office@konan-psy.or.jp

日本家族心理学会
　〒214-8565　川崎市多摩区西生田1-1-1　日本女子大学人間社会学部心理学科　平木研究室内
　TEL 044-952-6894（FAX 共通）／E-mail jafp-jwu@office.so-net.ne.jp／ホームページ　http://www.soc.nii.ac.jp/jafp/

日本関係学会
　〒194-0292　町田市相原町2600　東京家政学院大学児童学研究室内
　TEL 042-782-0927（FAX 共通）

日本看護学会
　〒204-0024　東京都清瀬市梅園1-2-3
　TEL 0424-92-9120／Fax 0424-92-9048
　E-mail gakkai@kiyose.nurse.or.jp／ホームページ　http://www.nurse.or.jp/

日本グループ・ダイナミックス学会
　〒565-0082　大阪府豊中市新千里東町1-4-2　千里ライフサイエンスセンタービル14階　日本学会事務センター大阪事務所内
　Tel 06-6873-2301／Fax 06-6873-2300／E-mail nyamada@bcasj.or.jp／ホームページ　http://www.soc.nii.ac.jp/jgda/

日本芸術療法学会
　〒162-0851　東京都新宿区弁天町91　神経研究所内
　TEL 03-3260-5598（FAX 共通）／E-mail jspa@rio.odn.ne.jp／ホームページ　http://wwwsoc.nii.ac.jp/jspa/

日本行動療法学会
　〒889-2192　宮崎市学園木花台西1-1　宮崎大学教育文化学部　佐藤正二研究室内
　TEL 0985-58-7458（FAX 共通）／E-mail okayasu@cc.miyazaki-u.ac.jp／ホームページ　http://www.soc.nii.ac.jp/jabt/

日本交流分析学会
　〒173-0032　東京都板橋区大谷口上町30-1　日大板橋病院心療内科内
　TEL 03-3972-8111（内3222）

日本コミュニティ心理学会
〒352-8558 埼玉県新座市北野 1-2-26　立教大学コミュニティ福祉学部　箕口研究室内
TEL 048-471-7372（FAX 共通）／ E-mail jscp@grp.rikkyo.ne.jp ／ホームページ　http://www.rikkyo.ne.jp/grp/jscp/

日本社会精神医学会
〒272-0827 市川市国府台 1-7-3　国立精神・神経センター精神保健研究所内
Tel 047-375-4742 内 1312　Fax 047-371-2900

日本心理劇学会
〒202-8585　東京都西東京市新町 1-1-20　武蔵野大学人間関係学部人間関係学科第 7 研究室
Fax 0424-68-3089 ／ E-mail s-geki@musashino-wu.ac.jp

日本心理劇協会
〒150-0031　東京都渋谷区桜丘町 13-9-501　関係学研究所
FAX 03-3770-4850

日本心理臨床学会
〒113-8622　東京都文京区本駒込 5-16-9　日本学会事務センター内
TEL 03-3817-5851 ／ FAX 03-3817-5858
ホームページ　http://www.u-netsurf.ne.jp/pajcp/

（財）日本精神衛生会
〒162-0851　東京都新宿区弁天町 91
TEL 03-3269-6932 ／ Fax 03-3269-6932
E-mail z-seisin@dc4.so-net.ne.jp ／ホームページ　http://www.jamh.gr.jp/

日本精神障害者リハビリテーション学会
〒112-0012　東京都文京区大塚 3-29-1　筑波大学教育研究科カウンセリング専攻リハビリテーションコース内

日本精神分析学会
〒113-8622　文京区本駒込 5-16-9　日本学会事務センター
TEL 03-5814-5801 ／ Fax 03-5814-5820

日本精神保健看護学会
〒113-8622　東京都文京区本駒込 5-16-9　日本学会事務センター内
Tel 03-5814-5801 ／ Fax 03-5814-5820

日本 TA 協会
〒167-0042　東京都杉並区西荻北 3-13-4　メゾンドール西荻窪 401
TEL 03-3397-0482（FAX 共通）
ホームページ　http://www.taaj.gr.jp/index.html

日本デイケア学会
〒160-0023　東京都新宿区西新宿 6-7-1　東京医科大学精神医学教室内
TEL 03-3342-6111（内線 5754）
E-mail info@daycare.gr.jp ／ホームページ　http://www.daycare.gr.jp/

日本認知療法学会
〒772-8502　鳴門市鳴門町高島　鳴門教育大学教育臨床講座　井上和臣研究室内

TEL 088-687-6293（FAX 共通）／ E-mail jact-admin@umin.ac.jp ／ホームページ　http://jact.umin.jp/

日本森田療法学会
〒201-8601　東京都狛江市和泉本町4-11-1　東京慈恵会医科大学第三病院精神神経科内
TEL 03-3480-1151 ／ FAX 03-5497-0631 ／ E-mail Gpjimkyoku@aol.com

西日本心理劇学会
〒812-8581　福岡市東区箱崎6-19-1　九州大学大学院人間環境学府発達臨床心理センター（発達相談部門）内
TEL 092-642-3158 ／ FAX 092-642-3588

千葉ロールプレイング研究会
〒263-0022　千葉市稲毛区弥生町1-33　千葉大学教育学部附属小学校内
TEL 043-290-2462 ／ FAX 043-290-2461 ／ E-mail tanaka@el.chiba-u.ac.jp

東京サイコドラマ協会
〒204-0023　東京都清瀬市竹丘3-4-25　山崎病院内
TEL 0424-91-2711 ／ FAX 0424-92-7866

栃木ロールプレイング研究会
〒320-0064　栃木県宇都宮市西の宮1-22-8　教育カウンセリング研究所内
TEL 028-647-1467 ／ FAX 028-647-1470 ／ E-mail mtaka.k@d8.dion.ne.jp

International Association of Group Psychotherapy (IAGP)
E-mail info@iagp.com ／ホームページ http://www.iagpweb.org/

American Group Psychotherapy Association (AGPA)
E-mail info@agpa.org ／ホームページ　http://www.groupsinc.org/

（財）全国精神障害者家族会連合会
〒110-0004　東京都台東区下谷1-4-5　恵友記念会館
TEL 03-3845-5084（代表） ／ FAX 03-3845-5974

全国精神障害者地域生活支援協議会
〒160-0022 東京都新宿区新宿1-17-11　ＧＢ６階
TEL 03-5312-1950 ／ FAX 03-5312-1951 ／ E-mail info@ami.or.jp ／ホームページ　http://www.ami.or.jp/

日本医師会
〒113-8621　東京都文京区本駒込2-28-16　日本医師会館
TEL 03-3946-2121（代表） ／ FAX 03-3946-6295 ／ホームページ　http://www.med.or.jp/

（社）日本作業療法士協会
〒111-0042　東京都台東区寿1-5-9　盛光伸光ビル7階
TEL 03-5826-7871 ／ FAX 03-5826-7872 ／ホームページ　http://www.jaot.or.jp/

（社）日本精神科看護技術協会
〒103-0002　東京都中央区日本橋馬喰町2-3-2　セントピアビル8階
E-mail jpnamate@jpna.or.jp ／ホームページ　http://www.jpna.or.jp/

日本精神科病院協会
〒108-8554　東京都港区芝浦3-15-14
TEL 03-5232-3311 ／ FAX 03-5232-3309 ／ E-mail office@nisseikyo.or.jp ／ホームページ　http://www.nisseikyo.or.jp/

日本精神保健福祉士協会
〒160-0022　東京都新宿区新宿1-11-4　TSKビル7階－B
TEL 03-5366-3152／FAX 03-5366-2993／E-mail psw@japan.email.ne.jp／ホームページ http://www.mmjp.or.jp/psw/

日本臨床心理士会
〒113-0033　東京都文京区本郷2-40-14　山崎ビル301
TEL 03-3817-6801／FAX 03-3817-6802／E-mail jsccp@ma.kcom.ne.jp／ホームページ http://webclub.kcom.ne.jp/ma/jsccp/

編者一覧

北西　憲二（日本女子大学・森田療法研究所）〈編集代表〉
小谷　英文（国際基督教大学高等臨床心理学研究所）〈編集代表〉

池淵　恵美（帝京大学医学部精神科学教室）〈担当：SST〉
磯田雄二郎（静岡大学大学院人文社会科学研究科）〈担当：サイコドラマ〉
武井　麻子（日本赤十字看護大学看護学部）〈担当：大集団精神療法〉
西川　昌弘（国際基督教大学高等臨床心理学研究所）
　　　　　　　　　　　　　　　　　　　〈担当：各種アプローチ, 集団力学〉
西村　馨（国際基督教大学高等臨床心理学研究所）〈担当：小集団精神療法〉

項目執筆者一覧 (五十音順，編者は除く)

秋山朋子	天笠　崇	雨宮基博	池田真人
石川与志也	磯崎三喜年	磯田由美子	磯部修一
伊藤哲寛	稲村　茂	井上直子	宇田川一夫
大澤多美子	太田裕一	大野孝浩	大野木嗣子
小笠原美江	小山内實	鍛冶（荻原）美幸	角谷慶子
川端壮康	川幡政道	衣笠隆幸	窪田　彰
熊谷直樹	倉知延章	倉戸ヨシヤ	黒石憲洋
河野貴子	小林夏子	近藤喬一	皿田洋子
鈴木浩二	髙橋哲郎	髙橋美紀	髙松　里
高良　聖	田代浩二	丹野ひろみ	土屋明美
藤堂宗継	中川剛太	中込ひろみ	能　幸夫
野末浩之	橋本和典	長谷川美紀子	針塚　進
樋掛忠彦	髭香代子	舳松克代	星野法昭
堀川公平	袰岩秀章	前田ケイ	増野　肇
松井紀和	箕口雅博	宗像佳代	室城隆之
森田展彰	山内　学	山田恵美子	横山太範
連理貴司			

集団精神療法の基礎用語
しゅうだんせいしんりょうほう　　き　そ　よう　ご

2014年3月30日　オンデマンド版発行

著　者　　日本集団精神療法学会 監修
発行者　　立石正信

発行所　　株式会社 金剛出版　〒112-0005　東京都文京区水道1-5-16
　　　　　tel. 03-3815-6661　fax. 03-3818-6848　http://kongoshuppan.co.jp

印刷・製本　株式会社デジタルパブリッシングサービス
　　　　　http://www.d-pub.co.jp

ISBN978-4-7724-9012-2 C3011　Printed in Japan © 2014　　　　　　　　AM031